临床麻醉与重症监护

主　编　　陈华永　李成兰　李　孟　陈海丽
　　　　　孙荣芳　王晓鹏　徐芬兰　任海娟

吉林科学技术出版社

图书在版编目（CIP）数据

临床麻醉与重症监护 / 陈华永等主编. -- 长春：
吉林科学技术出版社, 2021.6
ISBN 978-7-5578-8101-6

Ⅰ.①临… Ⅱ.①陈… Ⅲ.①麻醉学②险症 - 护理
Ⅳ.①R614②R472.2

中国版本图书馆CIP数据核字(2021)第103139号

临床麻醉与重症监护

主　　编	陈华永　李成兰　李孟　陈海丽　孙荣芳　王晓鹏　徐芬兰　任海娟	
出 版 人	宛　霞	
责任编辑	刘建民	
封面设计	周砚喜	
制　　版	山东道克图文快印有限公司	
幅面尺寸	185mm×260mm	
开　　本	16	
印　　张	15.25	
字　　数	240 千字	
页　　数	244	
印　　数	1-1 500册	
版　　次	2021年6月第1版	
印　　次	2022年5月第2次印刷	

出　　版　吉林科学技术出版社
发　　行　吉林科学技术出版社
地　　址　长春市净月区福祉大路5788号
邮　　编　130118
发行部传真 / 电话　0431-81629529　81629530　81629531
　　　　　　　　　　81629532　81629533　81629534
储运部电话　0431-86059116
编辑部电话　0431-81629518
印　　刷　保定市铭泰达印刷有限公司

书　　号　ISBN 978-7-5578-8101-6
定　　价　68.00元

编 委 会

主　编　陈华永（潍坊市益都中心医院）
　　　　李成兰（潍坊市人民医院）
　　　　李　孟（潍坊市中医院）
　　　　陈海丽（潍坊市中医院）
　　　　孙荣芳（潍坊市人民医院）
　　　　王晓鹏（潍坊市人民医院）
　　　　徐芬兰（成都市公共卫生临床医疗中心）
　　　　任海娟（潍坊市脑科医院）

副主编（按姓氏笔画排序）
　　　　王　慧（潍坊市人民医院）
　　　　王文龙（潍坊市人民医院）
　　　　朱阁玲（潍坊市人民医院）
　　　　刘　璐（潍坊市人民医院）
　　　　刘红娟（潍坊市人民医院）
　　　　刘雅芝（潍坊市人民医院）
　　　　闫玉雪（潍坊市人民医院）
　　　　衣汉坤（潍坊玛丽妇产医院）
　　　　李罗那（潍坊市人民医院）
　　　　杜源淑（潍坊市人民医院）
　　　　张晓玙（潍坊市人民医院）
　　　　张雪露（成都儿童专科医院）
　　　　赵秀荣（潍坊市人民医院）
　　　　袁美玲（潍坊市中医院）
　　　　唐作垒（三六三医院）
　　　　盛忠云（潍坊市人民医院）
　　　　韩晓双（潍坊市人民医院）
　　　　楚艳萍（潍坊市人民医院）

目 录

第一章　麻醉概述

一、麻醉

"麻醉"一词源于希腊文，顾名思义，"麻"为麻木、麻痹、昏迷、感觉（包括痛觉、知觉）缺失，"醉"为酒醉昏迷、知觉意识缺失。麻醉的临床定义旨在人为地消除痛觉以利于手术安全顺利进行。其基本要求是有效地消除疼痛和不适感，并使局部肌肉松弛，便于手术操作，同时是安全、可逆和易于恢复的。

随着现代外科学和麻醉学的发展，麻醉学范畴已经不仅仅限于麻醉镇痛，而是涉及麻醉前、后整个围术期的准备与治疗，监测手术麻醉时重要生理功能的变化，调控和维持机体内环境的稳态，维护患者生理功能，为手术提供良好的条件，为患者安全度过手术期提供保障。此外，麻醉医师还承担危重患者复苏急救、呼吸治疗、休克治疗、疼痛治疗等诸多方面的工作。

二、有趣的麻醉学发展史

麻醉学的发展历史虽然非常古老，但这一学科的形成是从19世纪中期开始的，直到20世纪中期才真正完整地建立起来。

1. 古代麻醉学发展阶段——麻醉的发现与萌芽　自古巴比伦、古希腊、古埃及时代起，就有将大麻、曼陀罗花用于医治牙痛和手术疼痛的记载，甚至有通过放血使患者意识丧失等方法来进行外科手术。古时的区域麻醉是通过压迫神经干（神经缺血）或使用冷冻（冷冻止痛）来完成的。古时候没有麻醉医师，因此评价一名外科医师是否成功的主要标准就是手术速度。

在我国的春秋战国时期，《黄帝内经》就记载有针刺治疗头痛、牙痛、耳痛、腰痛、关节痛和胃痛等内容，扁鹊是这一时代的名医；后汉的华佗（145—208）用酒冲服麻沸散，使人全身麻醉后施行剖腹手术。

2. 近代麻醉学发展阶段——临床麻醉学形成　从19世纪开始，乙醚等全身麻醉药陆续成功地应用于外科手术，是近代麻醉学的开端。1846年10月16日，美国的Morton医生在波士顿首次公开演示使用乙醚进行全身麻醉，取得了巨大成功。1847年，由Simpson首次使用氯仿为产妇进行了分娩镇痛，成为近代分娩镇痛历史的开端。1846—1956年乙醚麻醉占据了麻醉方法统治地位100余年，但人们逐渐发现乙醚有易燃易爆、毒性作用及对呼吸和循环系统的抑制作用等缺点，渐渐地，乙醚和氯仿被淘汰了。伴随

1

着新型麻醉药的不断发明与应用，麻醉方法在临床的应用也呈现多样化，针对手术麻醉过程中的问题，也由单纯的镇痛发展到麻醉前后比较全面的处理，逐步地形成了临床麻醉学。

3. 现代麻醉学发展阶段　进入20世纪50年代，在临床麻醉学发展的基础上，麻醉的工作范围进一步扩展，麻醉学的基础理论和专业知识不断充实提高，麻醉操作技术不断改进完善，麻醉学科进一步发展壮大，逐渐迈进现代麻醉学的发展阶段。

三、近代麻醉技术发明之前手术的进行

手术必需麻醉，这是如今再正常不过的事情。但在150多年前，医学界对手术疼痛的控制却一筹莫展。那个年代，忍受疾病折磨还是选择手术治疗成为一种艰难选择，甚至有不少患者选择了轻生。

古埃及人在清醒状态下进行截肢和睾丸切除术。西亚古国阿西利亚还曾用压迫颈部血管引起病人昏迷的方法实施包皮环切术。《药物论》中描述曼陀罗花和白酒能产生麻醉作用。此外，放血、致人昏迷、催眠术、术前疼痛布道宣教等方式，也都曾是术前的准备方法。

我国古人在这一领域也有研究。据《华佗列传》记载，华佗曾发明"麻沸散"，以此麻醉病人进行腹腔手术。公元652年和1596年，孙思邈和李时珍分别在《备急千金药方》和《本草纲目》中介绍过曼陀罗花的麻醉作用。

直到19世纪40年代，美国波士顿的一群年轻牙医开创性地为人类找到了止痛良方——乙醚，全身麻醉自此出现，标志着近代麻醉技术的诞生，人类正式告别了疼痛。美国总统布什于1993年签署总统令，将人类历史上施行第一例乙醚麻醉的那一天即3月30日，定为"国家医生节"，以纪念麻醉科医师Craw ford Long。

四、麻醉科医师职责

麻醉科医师的工作职责在近代医学发展中逐渐形成，并且不断地更新变化。现如今，麻醉医师的工作已远远超过了单纯手术止痛，不仅局限于麻醉镇痛，而且涉及围麻醉期（围术期）的准备和治疗，监测手术麻醉时重要生理功能的变化，调控和维持机体内环境的稳态，维持患者生理功能，为手术提供良好的条件，为患者安全度过手术提供保障，一旦遇到手术麻醉意外，能及时采取有效的紧急措施抢救患者；此外还承担为重症患者复苏抢救、疼痛治疗等工作。归纳起来，麻醉医师有临床麻醉工作、麻醉恢复室和加强监测治疗室工作、急救复苏、疼痛治疗等四方面的工作，工作范围从手术室扩展到病室、门诊、急诊室等场所，从临床医疗到教学、科学研究等领域。

五、需要麻醉的手术

任何可能引起疼痛或不适的手术和检查均有必要进行麻醉，如外科（包括普通外科、心血管外科、胸外科、神经外科、矫形外科、泌尿外科、血管外科、小儿外科

等）、妇产科、眼耳鼻喉科、口腔科等各种大小手术及胃肠镜检查治疗、纤维支气管镜检查、人工流产、分娩和介入治疗等，这些都需要麻醉科医师的参与。而体表小肿物切除术、重睑术、眼科的人工晶状体植入术、拔牙等小手术，只需由外科医师自己实施局部麻醉即可。但这些接受局部麻醉的患者若并发高血压、冠心病等全身疾病，手术时也需麻醉科医师进行心电监护，以确保患者术中安全。

六、麻醉与手术的关系

有效且成功的手术，无论术前、术中或术后，都需要专业的麻醉医师协助合作来完成。

外科医师与麻醉科医师彼此之间是密切合作关系。麻醉业内有句行话说："外科医师治病，麻醉医师保命""在手术台上，外科医师专心致志地在病变部位动刀子，麻醉科医师则必须眼观六路、耳听八方。"现代麻醉医师的角色集会诊医师和主诊医师于一身，说他们是会诊医师的角色更为恰当，因为麻醉科医师的主要任务是保证患者安全、舒适地度过围术期，这一过程通常只经历较短时间（数分钟至数小时），但由于麻醉科医师需要应对围术期"非手术"的其他所有问题，所以也担当了主诊医师一职。

外科医师与麻醉科医师共同承担职责，但最终都要对患者负责，而不是相互推卸责任。手术台上的"总指挥官"应是麻醉科医师，当发现患者出现不良征兆时，麻醉科医师应马上提示暂停手术，外科医师应配合执行，因为确保患者的生命安全比手术本身更重要。

第二章　麻醉与手术安全

第一节　麻醉风险的一些问题

一、麻醉意外和麻醉并发症的区别

（一）麻醉意外与麻醉并发症是两个不同概念

麻醉意外是指麻醉期间，由于麻醉操作、药物的特殊作用、手术不良刺激（例如神经反射）以及患者自身存在的病理、生理改变等因素，导致一些意想不到的险情发生，严重者甚至死亡。麻醉并发症是指在实施麻醉技术操作和管理过程中，完全按操作规范工作，因患者本身的病理因素、麻醉方法和药物的直接作用而产生某些疾病症状和综合征。

（二）麻醉意外和并发症的出现与多种因素有关

1. 患者　患者病情的严重程度、病变性质、主要脏器功能状况、潜在疾病以及患者对治疗、操作和各种处理措施的反应性等均可影响麻醉的安全性。

2. 麻醉医师　在麻醉意外和并发症的预防和处理中，麻醉医师起着决定性的作用，医师本人的临床经验、操作技巧、理论知识、工作作风和态度、精神与情绪、应变能力等均能明显影响对病情的观察和判断水平、处理措施准确程度及时效性。

3. 手术医师及护士　手术是一项综合工程，除了手术医师需具备扎实的基础理论和娴熟的技能外，参与手术的各不同岗位间密切、协调配合也使手术在更为安全的条件下进行。这种协调性主要取决于工作人员的整体素质，以及技术操作的规范程度。

4. 周围环境　包括设备物品与周围环境条件等方面。手术过程中需要大量仪器设备、药品、消耗性材料，其性能的优劣或使用是否得当，也将明显影响手术的安全性；手术进行场所的监测设备、救治和应急条件也常成为麻醉意外的隐患。此外，医疗护理规章制度、医护质量管理措施和控制模式等也发挥着重要的作用。

二、如何降低麻醉意外及避免麻醉并发症的发生

影响麻醉安全的因素很多，麻醉意外及并发症种类也繁多，可能出现在整个围术期的任何时间，对患者危害程度轻重不一，但处理不当或不及时，可能对患者造成严重

不良影响或带来经济负担，甚至危及患者的生命安全。

因此，麻醉意外与并发症的防范措施也应当是多方面的。

（一）患者方面

1. 术前充分了解病情是保证麻醉安全的最基本条件。

2. 麻醉期间要充分利用仪器设备的监测指标和功能，最大限度地严密监测各项生命体征的变化。

3. 重视医患关系，尊重服务对象，加强信任和理解。

（二）医师方面

1. 麻醉人员理论和技术水平的提高。

2. 热爱本职工作。

3. 严格遵守规章制度和管理措施，坚持"规范操作、依法上岗、预防为主"的基本原则。

4. 善于积累和总结临床经验。

（三）周围环境

1. 要树立对患者高度负责的观念，完善监测条件。

2. 要充分了解并熟练使用周围各种仪器设备，尤其对更新的设施应及时培训。

3. 不论手术大小，要注重各岗位之间、专科之间的协调配合，以便及时、准确应对和处理各种紧急情况。

4. 要从医院管理思路方面加强认识，改善麻醉和手术条件，补充必要的技术力量。

三、手术大小与麻醉风险有无关系

所有的手术和麻醉都有一定的风险，这种风险是由手术的方式、患者的身体状况等多种因素决定的。

小手术通常是指那些手术范围局限、手术时间短、手术操作相对简单的体表手术，手术过程中不会出现明显出血，也不会损伤重要器官，更不会对患者的生命造成危险。而针对小手术进行的"小"麻醉，可能仅仅是单一的神经阻滞或简单的镇静及镇痛监护，也可能只是拆线或换药这些简单操作。

不论手术是大还是小，不管麻醉是简单还是复杂，都要求麻醉医师有高度的责任心，认真、细致地做好麻醉工作的各个环节。也就是说，手术可能有大小之分，而麻醉则没有重要不重要的区别，麻醉医师从接触患者的第一刻起，直到把患者安全、平稳地送出手术室、麻醉恢复室，都必须保持高度的警惕，把患者的安全放在第一位。唯有如此，麻醉医师才能不断地成长，才能避免许多不必要的危险，才能最大限度地为患者的安全提供保障。

例如，拔智齿对于口腔科医师来说是一个再小不过的手术，通常这种手术前需要打麻醉药，如果医师不小心误将麻醉药注入血管里，则很可能发生中毒，引起呼吸困难，甚至窒息。

四、常用的麻醉药是否都要做过敏试验

麻醉用药属于一种相对特殊的用药方式，通常需要在较短的手术过程中使用多种药物。然而任何药物的使用都可能导致严重的过敏反应，麻醉药物也不例外。总体而言，麻醉中真正具有威胁生命的过敏反应仅占手术总量的 $1/10000 \sim 1/5000$，而绝大多数的过敏反应在麻醉中仅表现为一过性的皮肤潮红症状。因此，除了普鲁卡因，其他麻醉药物无须术前做过敏试验。

对于过敏反应，主要以预防为主。术前患者要告知麻醉科医师既往过敏病史，包括花粉、食物以及各种药物过敏史。疑似过敏病例，应尽量避免可能诱发过敏反应的麻醉药物。术中麻醉科医师应提高警惕，一旦发生严重的过敏反应，必须果断迅速地处理。

五、麻醉药用量是不是越大越好

用药剂量与疗效关系十分密切，麻醉药物也不例外。但有些患者由于担心手术效果，害怕手术中麻醉药量少会引起疼痛或者麻醉苏醒，便要求麻醉医师加大麻醉药用量。这种顾虑是不必要的，并且不符合用药规定。因为药物都有严格的用药剂量，也就是规定在一个安全范围内，若超出这个范围则有中毒或致人死亡的危险。麻醉科医师是根据病情和用药范围以及患者性别、年龄等因素来确定用药剂量的，不可随意加大剂量，否则就可能会发生意外。

六、麻醉是不是"打一针手腿麻、推点药睡一觉"这么简单

"打一针手腿麻、推点药睡一觉"是对麻醉科医师工作职责的片面理解。

保证患者的生命安全是麻醉医师的首要责任，无痛与维持生命体征的稳定是麻醉医师的主要任务。麻醉医师不只是通过药物治疗解除疼痛，并使患者失去知觉，更重要的是在手术期间和麻醉恢复期对由多种因素（原发疾病、麻醉、手术等）引起的重要生命功能的变化进行监测、诊断，并进行及时的治疗，确保患者的生命始终控制在正常的生理水平，保证围术期患者的安全。

基本上，任何进入手术室的患者或是需要自救的人都必须经过麻醉科医师的处理，所以麻醉医师会接触到不同专科、不同年龄的患者。麻醉本身是一项高风险的医疗工作，对于不了解麻醉科医师的人来说，麻醉医师可能就是在手术中让患者"打一针手腿麻、推点药睡睡觉"的医师，但对于麻醉科医师来说，麻醉的意义便大有不同。

七、手术前看麻醉门诊有什么好处

欧美等国家手术前都要求患者看麻醉门诊，国内一些大型医院也陆续开设了麻醉

门诊。麻醉门诊的主要工作包括如下几方面：①麻醉前检查与准备；②麻醉前会诊或咨询；③出院患者麻醉后随访或麻醉并发症的诊断和治疗。

麻醉门诊的好处如下：①完善术前检查与准备，患者入院后可尽早安排手术，缩短住院时间；②避免因麻醉前检查不全面而延期手术，造成患者不必要的痛苦和经济上的损失；③避免手术医师与麻醉医师因对术前准备意见不一致而发生的争执，避免对麻醉前准备的干扰；④麻醉前准备比较充分，在患者入院前麻醉医师已能充分了解到病情及麻醉处理的难度，便于安排麻醉工作；⑤患者在手术前已见到麻醉医师，对麻醉的疑问得到解答，能够减轻病人的焦虑和紧张情绪，减少术前应激反应。

八、长期吸烟或嗜酒在麻醉中会产生什么后果

众所周知，吸烟有害身体健康。长期吸烟的患者多患有不同程度的慢性支气管炎，表现为对冷、热及异味刺激比不吸烟的人敏感，容易有咳嗽症状。腹部手术后患者本来腹部张力就较大，如果发生剧烈咳嗽，除了引起伤口疼痛外，还会引起伤口裂开。吸烟患者麻醉中会导致呼吸道分泌物增多，使肺功能下降，容易诱发哮喘、支气管炎、肺气肿等。吸烟患者手术后发生各种呼吸道并发症的机会大大高于不吸烟者。同时吸烟者的血液中碳氧血红蛋白增多，使血液中的含氧血红蛋白减少，容易导致人体缺氧。因此，患者在外科手术前至少两周就应该戒烟。

酒的主要成分是乙醇（酒精），人体的神经系统对酒精最为敏感。经常喝酒会使麻醉药的用量增加，增加耐药性；同时，还会导致全身麻醉后的麻醉苏醒延迟，影响手术后的恢复。因此，手术前患者必须戒酒。

九、肥胖患者是不是麻醉风险高

肥胖是一种代谢性疾病，随着体重的增加，各脏器功能可出现明显的异常改变，功能负荷显著增加，以致并发许多相关慢性疾病，因此，相比普通人，肥胖患者的麻醉风险要高。在麻醉选择上，由于肥胖患者的脂肪堆积、骨性标志不明显，所以进行区域阻滞或者椎管内麻醉穿刺时相当困难。近年来由于采用了外周神经刺激仪、超声等设备辅助定位，穿刺成功率和麻醉效果有了显著提高。另外，全身麻醉时的诱导插管和拔管对于肥胖患者来说也会比较困难，应该谨慎并做好应急措施。麻醉用药方面，肥胖也会对麻醉药物代谢产生影响。此外，在麻醉过程中，麻醉管理特别是呼吸管理尤为重要，以避免产生低氧血症或发生术后肺部并发症，从而对患者的健康或生命造成影响。

第二节　麻醉前的准备

一、麻醉医师麻醉前准备

如果已开设麻醉门诊，麻醉科医师麻醉前要做的准备基本上可以在麻醉门诊完成，具体准备工作包括以下几个方面。

（一）麻醉前访视患者

1. 病史　重点是神经系统、心脑血管系统、呼吸系统、内分泌系统、肝肾、血液等系统的疾病史。

2. 过敏史　对药物（尤其是麻醉药）和食物是否过敏？过敏反应是否很严重？

3. 手术及麻醉史　是否接受过手术和麻醉，有无不良反应等。麻醉科医师根据患者的不同情况制定相应的麻醉方案，同时向患者及家属解释有关的麻醉注意事项，回答患者提出的问题。此外，签署麻醉同意书及决定术后镇痛方式一般也于访视时完成。

（二）麻醉科医师会诊

麻醉科医师承担着全院全部手术科室有并发症患者的术前会诊，通常在术前一周或数日内进行，目的是完善术前化验检查，尽可能改善患者的生理指标，最好调整到正常范围内，以降低围术期的危险发生率。

（三）手术或麻醉前讨论

凡重大手术和危重病麻醉、疑难手术和麻醉、重要脏器切除和首次开展的新技术和麻醉等都要进行手术和麻醉前的讨论，分析手术和麻醉中可能发生的问题，提出处理措施，并填写重大手术和麻醉审批报告，上报院级管理部门。同时，征得患者及家属的同意，并在手术及麻醉同意书上签字。

二、患者手术前准备

1. 预防性训练　床上大小便、深呼吸及咳嗽等。

2. 一般情况下，术前禁食、禁水6～8小时，哺乳婴儿为4小时，小儿术前2小时可饮用适量清水。

3. 手术前一天晚上应保证睡眠，如果无法安睡，可以在医师的同意下服用安定类药物帮助睡眠。

4. 胃肠道手术等还需要进行灌肠。

5. 进手术室前，先去掉诸如活动假牙、齿托及贵重物品，如眼镜、耳环、戒指、手表、手镯、发夹、项链等，交给亲属或病房护士长保管。

6. 请勿化妆（尤其是唇、指甲等），以免影响观察正常肤色。

三、麻醉医师术前访视时为什么要问患者许多问题

为减少麻醉手术后并发症，增加手术安全性，加强医患之间的沟通和理解，麻醉科医师术前要做访视，提出许多问题，以便尽可能全面了解患者，帮助医师对可能发生的情况做出快速、准确的判断和治疗，为患者提供最适宜的麻醉方案。由于麻醉科医师手术中除使患者解除疼痛外，还要对重要生命功能的维持负责任，所以术前了解患者的身体状况尤为重要。通常的问题包括患者本人及父母、兄弟姐妹的疾病史，患者近期用药、过敏史，以往麻醉史、输血史等。

针对麻醉医师提出的问题，患者应该详尽、如实地把自己的情况告知医师，当然对一些隐私情况，医师会保密。

四、手术前一天因紧张睡不好觉该怎么办

多数患者在手术前往往会有种种思想顾虑，如恐惧、紧张或焦虑，可引起心理波动、情绪激动或彻底失眠，导致中枢神经系统活动过度，麻醉手术耐受力明显减弱，术中或术后容易发生血压波动。为此，术前必须设法了解患者的思想顾虑和焦急情绪，从关怀、安慰、解释和鼓励着手，酌情恰当阐明手术目的、麻醉方式、手术体位，以及麻醉或手术中可能出现的不适等情况，用亲切的语言向患者做具体的介绍，针对存在的顾虑和疑问进行交谈和疏导，以取得患者信任，争取充分合作。对过度紧张而不能自控的患者，术前数日起即可开始服用适量镇静安定类药物。

五、在手术前一段时间为什么不能进饮食

手术前一段时间内不能进饮食（即胃肠道的准备）是术前的必要准备。择期手术中，除表浅小手术采用局部浸润麻醉外，其他手术不论采用何种麻醉方式，均应常规禁饮食，这样做的主要目的是为了防止在麻醉或手术过程中出现呕吐反应、反流误吸而引起吸入性肺炎甚至窒息。因为一些麻醉药物会减弱人体正常的保护性反射，所以呕吐反应在麻醉过程中，特别在气管插管、吸痰管吸痰及拔出导管时比较容易发生。

六、感冒患者是否可以手术

在临床工作中，感冒是一个经常会遇到的问题，这种情况下麻醉医师决定是否要延期手术，主要考虑的是：①手术紧急程度；②患者全身状态条件；③手术条件，包括外科医师、护士的能力，仪器、器具的准备情况；④麻醉医师的能力。感冒的诊断标准难以确定，一般症状是指有发热、头痛、流鼻涕、咳嗽、咽喉痛、四肢乏力等，是否手术一般是以患者需要手术的紧急性来决定。一些紧急性手术，如急性阑尾炎、胃穿孔、消化道出血、败血性胆道炎以及外伤、难产或胎儿窘迫等情况下，如不尽快手术可能会危及生命，因此此刻不管是否有感冒，都要马上施行麻醉及手术。若手术的紧急性不高时，应延期手术。

如果患者有急性上呼吸道感染时，应选择术后并发症少的麻醉方法，尽可能避免使用气管内插管术，避免使用吸入麻醉药，以硬脊膜外麻醉、腰麻或面罩吸氧，局部浸润麻醉复合静脉麻醉施行麻醉。如果呼吸道分泌物太多，仍须做插管时，手术中也可经由气管内管将分泌物抽出，手术后要注意针对呼吸系统疾病给予治疗，适当的抗生素以预防发生肺炎或中耳炎。

总之在手术不急时，一般不要在感冒发生时手术。

七、麻醉前用药是否必要

据调查，手术前60%的患者对手术存在疑虑，50%以上的患者对手术非常恐惧，30%~38%的患者担心手术有损健康或者危及生命，17%的患者对麻醉存在恐惧，12%的患者顾虑术后疼痛、呕吐难以忍受。因此，麻醉前应该使用一些药物以减轻患者术前的精神负担（紧张、焦虑），提高患者的痛阈，减轻自主神经应激性，减弱副交感反射兴奋性，预防呕吐误吸，并完善麻醉效果。常用的麻醉前用药有苯巴比妥（鲁米那）、吗啡、哌替啶、地西泮（安定）、咪达唑仑（力月西）、阿托品、东莨菪碱、甲氧氯普胺（胃复安）、雷米替丁等。

八、如何选择麻醉方式

手术时麻醉方式的选择取决于患者的具体情况，如年龄、身体素质、病情的危重程度等；手术性质和要求，如手术部位、肌肉松弛要求、手术创伤大小和出血多少、手术时间长短、体位等；麻醉方法本身的优缺点，如区域麻醉对身体功能影响较少，全身麻醉常用在病情复杂、手术范围较大的患者；麻醉医师的理论水平和技术经验、设备条件以及患者意愿等几方面因素。

部分手术可以采用多种麻醉方法，麻醉医师在了解、分析手术要求与患者具体情况之后，应根据其安全性和需要，考虑患者的意见制订安全、有效、舒适的麻醉方案。

九、麻醉前为什么要签麻醉同意书

术前麻醉医师进行访视评估可以减少患者麻醉手术后并发症，增加手术安全性。但由于个体差异及合并疾病的不同，每个患者对麻醉的耐受和反应都不一样。任何麻醉都有风险，作为患者及家属，有必要也有权利充分了解麻醉存在的风险，这就是为什么手术患者都要进行麻醉前谈话并在麻醉同意书上签字的原因。一般由患者本人、其直系亲属或患儿监护人在麻醉同意书上签字。

十、麻醉前为什么医师、护士要和患者填写核对"手术安全核查表"

国家卫健委印发了《手术安全核查制度》的通知。通知要求，手术安全核查是由具有执业资质的手术医师、麻醉医师和手术室护士三方，分别在麻醉实施前、手术开始前和患者离开手术室前，共同对患者身份和手术部位等内容进行核查。

该制度适用于各级各类手术，手术患者均应佩戴有患者身份识别信息的标识以便核查。

根据规定，麻醉实施前三方需依次核对患者身份（姓名、性别、年龄、病案号）、手术方式、知情同意情况、手术部位与标识、麻醉安全检查、术野皮肤准备、静脉通道建立情况、患者过敏史、抗菌药物皮试结果、术前备血情况、假体、体内置（植）入物、影像学资料等内容。

手术安全核查应由手术医师或麻醉医师主持，三方共同执行并逐项填写"手术安全核查表"，并签字。核查必须按照上述步骤依次进行，每一步核查无误后方可进行下一步操作。

第三节　麻醉方式的选择和麻醉过程中的一些问题

一、全身麻醉的过程

全身麻醉过程可分为麻醉诱导、麻醉维持和麻醉苏醒。

麻醉诱导：让患者由清醒状态转为麻醉状态（类似于又不同于睡眠），是由静脉滴入或吸入全麻药、镇痛药、肌松药等几种药物的综合作用实现的。患者在几分钟之内发生如下变化：意识由清醒状态到意识消失，正常呼吸到呼吸停止（此过程需要气管插管，由麻醉机控制患者的呼吸），痛觉存在到痛觉消失等。

麻醉维持：诱导期过后，外科医师准备手术，麻醉医师根据麻醉药物对患者的影响调整用药（静脉全麻药、吸入全麻药、镇痛药、肌松药等），以维持一定的麻醉深度。

麻醉苏醒：手术接近结束时，麻醉医师停止使用麻醉药物，使其在体内被代谢殆尽，麻醉状态便不能继续保持，患者进入麻醉苏醒阶段。患者睁开双眼，听到医师呼唤，全身肌肉力量恢复时，气管导管会被拔出，随后患者将进入麻醉后监护室继续观察治疗，直至麻醉完全恢复返回病房。

二、全身麻醉过程中麻醉医师在做什么

全麻过程中麻醉医师的工作如同飞机在飞行过程中飞行员的工作。麻醉诱导和苏醒恢复就相当于飞机助跑起飞和降落着陆阶段，这期间患者生命功能发生较大变化，需严密监测，随时准备处理发生的情况；麻醉维持阶段相当于飞机空中巡航，麻醉药、肌松药和机械呼吸则相当于飞行时用的自动驾驶仪，这个阶段需要麻醉医师持续地监测患者的生命体征，随时观察手术操作对患者生命的影响，必要时对药物（包括麻醉药、肌松药等）作一些调整，以尽可能维持手术患者生理功能平稳，并在紧急情况下施行急救复苏处理。

三、半身麻醉有几种

脊神经分布在脊柱的不同位置而管理身体不同部位的感觉和运动，根据这种情况，麻醉医师从背后的脊椎间隙注入麻醉药来暂时阻断某些脊神经的作用，以达到对该脊神经所管理的区域手术时患者不会感到疼痛的目的，这种麻醉方式叫作椎管内麻醉。由于麻醉过程中患者不会丧失意识，只有下半身麻木不能动，所以称为半身麻醉。半身麻醉包括：

1. 蛛网膜下腔麻醉（又称腰麻）　利用很细的针将麻醉药打入脊神经所在的蛛网膜下腔，达到阻断脊神经的作用。

2. 硬膜外麻醉（包括骶管阻滞）　用细针（但较腰麻的针粗）将麻醉药注入硬膜外腔，直接作用于脊神经根。其起始时间较腰麻慢，对感觉及运动神经的阻断程度也较腰麻小，以分节的方式进行选择性的阻断，可因麻醉时间和需求不同而多次给药。

3. 硬膜外-脊椎联合麻醉（腰硬联合麻醉）　保留了腰麻起效快，镇痛与肌松完善的特点，也便于调节麻醉平面，经硬膜外导管追加局麻药可弥补单纯腰麻麻醉平面不理想或阻滞时间不够的情况。

四、手术选择全身麻醉还是半身麻醉的原因

很多患者在手术前都要问麻醉医师半麻和全麻哪种好?实际上这要根据具体情况来选择。各种麻醉方法及所用的麻醉药物各有其特点、适应证、禁忌证，选择哪种麻醉方式是根据手术要求、患者情况以及麻醉医师三方面共同决定的。没有哪一种麻醉方法绝对优于其他麻醉方法，对于患者具体的一次手术而言，只能说选择什么样的麻醉方案比较合适。其实对于多数手术来说，在患者经济条件和身体条件都能够承受的情况下，最好采用全身麻醉。我们认为全身麻醉是安全的麻醉方式。①正常的全身麻醉一般不会有持久的"后遗症"，其药效基本在24小时内消失；②现在所有的麻醉方式，仅全身麻醉可以直接观察各个操作步骤和参数，其他麻醉方式都比较依赖经验和感觉；③椎管内麻醉（半麻）在操作过程中需要患者的积极配合，摆好体位，而全麻基本不需要配合。麻醉医生的主要目的是给患者提供安全、舒适、个体化的麻醉方式。

五、麻醉过程中如何配合麻醉医师

医务人员的技术水平、认真负责的工作态度、医患之间的积极配合直接决定麻醉与手术能否顺利进行。麻醉过程中患者从下面几个方面与麻醉医师配合。

（1）建立良好的医患关系，医患充分沟通，充分相信医师，消除紧张情绪。

（2）要严格按照医师的嘱咐进行准备，实事求是地回答医师提出的所有问题。

（3）进入手术室前，排空大小便，取下假牙，将贵重物品交给病房护士长或亲属保管，按规定更换鞋子，戴上手术帽。

（4）积极配合医师摆体位和麻醉操作，如有不适或疼痛，可告诉医师。

（5）接受导尿管或胃管（或可在麻醉下）。

（6）非全身麻醉手术，患者在手术台上处于清醒状态，应安静闭目接受手术，如有不适或紧张可告诉医师。

六、麻醉药和麻醉性药品的区别

麻醉药和麻醉性药品是有区别的。为能正确区别这两类药物，2000年原国家卫生部已将麻醉性药品改成"医疗用毒性药品"。

七、麻醉后感觉不到疼痛的原因

人体内有一整套传递信息的系统——神经系统，它是由成千上万个神经元（神经细胞）组成，使大脑、脊髓相互连接成网络系统，感知疼痛的信号需要靠神经纤维（即神经元的突触）将某些部位受到创伤的消息传向大脑后，人体才能感知到疼痛。因此，麻醉医师只需要用麻醉药将准备接受手术区域的周围感觉和传送神经纤维麻痹，让它暂时失去传递疼痛信号的作用，或者直接作用于大脑使其感觉不到疼痛伤害，这样患者在某部位进行手术时就不会感到疼痛了，这就是麻醉的基本原理。

麻醉主要分为局麻、区域阻滞、全麻，它们在不同部位阻断痛觉的传导。做个形象的比喻，神经系统是一个电话系统，大脑是总机，神经是电话线，身体的疼痛部位是电话分机，局麻作用于电话分机，区域阻滞作用于电话线，全麻主要作用于总机。局部麻醉只是使手术部位的神经阻断，不能传达到神经系统，通常适用于很小的手术。区域神经阻滞，如硬膜外麻醉，它是通过临时性阻断大量的神经丛，使痛觉信号不能上传到脊髓、大脑以达到大范围的消除疼痛的目的；全麻会暂时使患者的意识丧失，察觉不到神经系统传递来的疼痛信号，不能形成意识、痛觉、情绪。

八、半身麻醉后手术过程中患者仍然有感觉的原因

半身麻醉后，许多患者都会问麻醉医师这一问题。其实半身麻醉后，患者的意识不受影响，头脑是清醒的，由于局麻药对有髓鞘的本体感觉纤维敏感性差，所以患者的神经阻滞区域（已被麻醉部位）的本体感觉依然存在。

由于进入手术室后大多数患者都会有不同程度的紧张，部分患者甚至会感到不舒服，此时麻醉医师一般会给予适当镇静药物使患者入睡即可。

九、患者手术结束后转入麻醉恢复室的原因

麻醉恢复室是手术结束后继续观察病情，预防和处理麻醉后近期并发症，保障患者安全，提高医疗质量的重要场所。凡是麻醉结束后尚未清醒（包括嗜睡），或虽清醒但肌张力恢复不满意、呼吸循环功能不稳定等需要持续监护的患者，都应转入麻醉恢复室。麻醉恢复室内配备有专职医务人员及齐全的设备，能实施及时、有效地监测及抢救，使患者顺利度过术后、麻醉后的不稳定时期，进一步保障患者的安全。

十、麻醉恢复后注意事项

麻醉恢复后回到病房，患者要配合医护人员预防麻醉后并发症和不良后果的发生，需要注意以下几个问题。

1. 保持术后的良好体位　全身麻醉的患者，应去枕平卧，头偏向一侧，以防唾液或呕吐物吸入呼吸道，引起呼吸道感染。腰硬联合麻醉或腰麻的患者，术后要去枕或低枕平卧6~8小时，以减少因脑脊液外漏而导致的头痛发生。

2. 吸氧　尤其是针对全身麻醉（气管插管）后或者术前合并呼吸功能不全的患者，术后吸入氧气利于机体恢复。

3. 持续的心电监护　持续时间因人而异。

4. 加强饮食配合　一般的手术患者（非全麻患者），术后即可少量进食。腹部手术患者，要待肠蠕动恢复、肠道排气（即放屁）后，方可进流食。胃肠手术患者，禁食的同时行胃肠减压，待胃肠减压停止后方能进流食，以后慢慢恢复到正常饮食。大手术或全身麻醉手术后，患者多有短期消化功能减退，常常无食欲，甚至恶心、呕吐，可以要求输液治疗。严重者医师会插胃管，通过胃管注入流食，术后需待肠通气（放屁）后方可进食。具体请遵医嘱。

5. 偶尔可出现恶心、呕吐等症状，多于术后1~2日自愈或可要求使用止呕药。呕吐时头偏向一侧，以便呕吐物排出，避免误吸。

6. 根据手术的大小和术后的病情，在经过医师准许，患者术后要早期活动。争取早期下床活动，起床时先坐片刻，然后再起床，以防止快速起身引起头晕目眩。椎管内麻醉后下半身不能动，不必太担心，一般在术后3~6小时药物代谢后可自行恢复。若长时间不能完全恢复，请联系医师处理。

7. 术后可能会出现暂时性排小便困难，通常在6小时内都会恢复正常。若使用术后镇痛，小便恢复时间可能会相应延长。

8. 使用术后镇痛泵的患者，翻身、起床、走动时注意保护好连接镇痛泵的管道，避免管道脱出。

第四节　手术麻醉恢复的一些问题

一、术后疼痛

研究证实，术后疼痛会对体内诸多系统产生不良影响，从而延缓身体的复原，而完善的术后镇痛能使患者早日活动，减少下肢静脉血栓形成及肺栓塞的发生概率，也可促进胃肠功能的早期恢复，从而减少手术的并发症和死亡率。目前临床工作中，常见的止痛方法有药物治疗（口服、贴剂、皮下、肌注、静脉等）、患者自控镇痛法（patient control analgesia，PCA）、神经阻滞、教育心理治疗等诸多方法，其中PCA是目前最理想的镇痛方法之一，包括静脉自控镇痛、硬膜外腔自控镇痛、皮下自控镇痛和区域神经自控镇痛。

PCA给药系统可以有效地减少不同患者个体之间药代动力学和药效动力学的波动，防止用药过量，即医生设定PCA的药物种类、给药浓度、给药间隔时间，患者根据自身疼痛感受，通过PCA控制机制自行给药，达到疼痛减缓的目的。PCA给药系统的特点为及时、有效、安全。

二、术后镇痛会影响伤口愈合吗

手术后的疼痛刺激会影响伤口愈合，而有效地术后镇痛不会增加伤口的感染率及影响切口边缘组织的生长，可以改善患者的睡眠，有利于患者咳嗽排痰，有利于患者早日下床活动等，从而加快术后康复。

三、术中或术后镇痛使用麻醉药（包括麻醉性镇痛药）后会成瘾吗

理论上部分麻醉药具有成瘾性，但是麻醉的过程，应该说是一个时间很短的过程，即使使用了阿片类的镇痛药，由于用量少、时间短，仅就麻醉过程而言，也不会造成成瘾。所以对麻醉科来说，术中麻醉药的使用造成成瘾的机会是很少的。

麻醉中尤其是全麻和术后镇痛中，常常使用麻醉性镇痛药物（阿片类药物），这类药物可以产生躯体依赖性、精神依赖性和耐药性。一旦产生了依赖性，如果停止使用该药物，则会出现全身无力、烦躁焦虑、流泪、流涎、精神萎靡等严重戒断症状，重新使用该药后症状立即消失。成瘾性一旦形成，对个人、家庭、社会都将造成极大的危害。但在手术过程中，麻醉科医师多使用的是芬太尼类阿片类药物，此类药物镇痛作用强，成瘾性很小，临床中麻醉科医师完全可以做到合理使用麻醉性镇痛药，消除人们对麻醉药品的"成瘾恐惧症"。

四、为什么麻醉后会出现寒战现象

麻醉后寒战是指麻醉后患者出现不能自主的肌肉收缩抽动，表现为外周血管收缩和中心体温下降，是机体对低体温的代偿反应，其具体原因尚不清楚，发生率通常在5%～65%，局麻药、吸入性麻醉气体、长时间手术、术中大量输血、输液及术野暴露、缺氧等都会使寒战的发生率增高。

危害表现为：①机体代谢率显著升高，机体耗氧量增加，心肺负荷因此增加；②心脏意外风险增加，动态心电图证实，体温低于35℃的病人，心肌缺血的比例明显高于体温正常的患者；③对凝血功能的影响，血小板功能会遭损害，凝血级联反应抑制，失血量显著增加。

防治方法：①及时沟通，心理安慰。②注意围术期保温，利用保温毯、提高手术

室环境温度、麻醉期加热和湿化吸入气体，可减少气管内散热，手术消毒完成后尽快铺单，减少患者体温下降。③药物治疗（曲马朵等）。

五、术后患者躁动

术后躁动是全麻患者术后十分常见的并发症之一，是术后患者处于全麻苏醒期的一种不恰当的行为，常表现为心率增快、血压升高，并存在兴奋躁动和定向障碍等。当全麻术后患者不按指令行动，程度不同的不自主运动时，即被认为是术后躁动，是患者情绪反应和反射性对抗的表现。术后躁动发作严重时，可引起意外伤害等不良后果，若处理不当，甚至可危及患者安全。

处理原则是去除病因，解除诱发因素和对症治疗。在原因未明确之前，主要是加强防护，避免发生意外伤害或严重并发症。若原因一旦明确，应立即予以消除。

（1）术前麻醉医师必须访视患者，加强医患之间的信任，指导患者配合麻醉，解除患者的焦虑与恐惧心理。

（2）术中尽量维持合适的麻醉深度，充分通气供氧，维持血流动力学平稳，维持水电解质酸碱平衡。

（3）气管导管、导尿管、胃管、引流管等的不良刺激也要给予处理，患者术后符合拔管标准时可拔除气管导管，减少其对患者的刺激。

（4）适当使用肌松药拮抗药。

（5）术后充分的镇痛。

六、术后出现恶心呕吐的原因及处理措施

全身麻醉术后恶心、呕吐（postoperative nausea and vomiting，PONV）是常见的麻醉并发症之一，整体发生率为25% ~ 30%。易发生PONV的危险因素有：

（1）倾向性因素：年轻、女性、早期妊娠、肥胖、既往有术后呕吐史、糖尿病和焦虑患者等。

（2）麻醉用药和方法：全身麻醉、术中使用阿片类药物或吸入药物。

（3）手术部位和方式：斜视手术、腹腔镜手术、耳外科手术、睾丸固定术、卵巢或宫颈手术等。

（4）术后因素：术后疼痛、低血压和术后镇痛。

（5）采取的预防措施为：麻醉科医师术中常规给予止吐药物，并对发生恶心、呕吐的高危患者选择适当的麻醉方法和麻醉药物组合。

七、术后麻醉医师随访的必要性

同麻醉术前访视一样，麻醉术后随访制度，也是医疗工作制度重要的一环。麻醉医师术后进行随访体现了麻醉医师对患者的一种人文关怀，同时也能反馈麻醉过程中的很多信息。具体内容如下。

（1）一般应在术后1~3天对麻醉后患者进行随访，以了解麻醉后医嘱执行情况和有关麻醉并发症等。

（2）将随访结果详细记录在麻醉记录单上，必要时在病历上记录。

（3）遇到与麻醉有关的并发症，应会同经治医师共同处理或提出处理意见，随访至情况好转。

第五节　老年人、儿童和孕产妇等特殊患者的麻醉问题

一、老年患者麻醉风险更大吗

老年人由于全身生理功能降低，对药物的耐受性和需要量均降低，对手术和麻醉的耐受性较差，并存其他疾病的发生率高，因而麻醉风险较青壮年患者高。

老年人麻醉、手术的危险，主要与原发病的轻重，并存疾病的多少及其严重程度密切相关。在评估麻醉和手术的风险程度时，一般均需要考虑患者、手术、麻醉三方面的危险因素，这些因素越多、程度越重或者性质越严重则风险越大。因此，术前应对老年患者的全身情况和重要器官功能进行检查，对其生理和病理状态作全面评估，对原发病和并存病积极治疗，使其在最佳生理状态下实施麻醉，从而提高麻醉手术成功率和安全性，降低术后并发症和死亡率。

二、小儿麻醉比成人麻醉风险高吗

由于小儿的各个器官发育还不完善，身体代偿功能较成人差一些，所以更容易发生麻醉意外，因此从这个角度考量，小儿麻醉确实比成人麻醉的风险性要高。

从事小儿麻醉的医师必须熟悉与麻醉有关的小儿解剖、生理、药理特点，并应用相应的麻醉方法和适合小儿的监测设备，使小儿在麻醉期间能处于生理内环境相对恒定的状态，从而使小儿安全度过麻醉和手术，并在术后顺利康复。

三、小儿手术常施行全身麻醉的原因

小儿年龄范围为自出生至14岁，这个阶段正是生长发育的年龄，年龄越小，在解剖、生理、药理方面和成人的差别越大，与医师的合作程度就越差。因此，对小儿施行麻醉时应谨慎使用部位麻醉，除小手术可在面罩紧闭法吸入麻醉、静脉或肌内注射麻醉下完成外，其他较大手术均应在气管内麻醉下进行。

四、为什么小儿容易发生麻醉并发症

由于小儿对麻醉的代偿能力有限，因此小儿较成人更容易发生麻醉并发症，可能与下面因素有关。

（1）麻醉前准备不足：术前未认真询问病史、未做必要的体格检查和生化检查、未对已存在的疾病进行及时的处理治疗。

（2）麻醉器械准备不足：小儿无论实施何种麻醉方法，都应该做好全身麻醉的准备。

（3）麻醉方法选择不当或者用药不当：不要过分迷信任何一种麻醉方法，用药时要谨小慎微。

（4）麻醉期间观察和监测不够：由于小儿麻醉期间机体生理状况改变很快，因此麻醉过程中要求麻醉医师要认真负责，要做到早发现、早处理。

（5）输液、输血不当：常见的麻醉并发症有：呼吸道阻塞或喉痉挛引起的缺氧、手术或者药物原因引起的心动过缓，各种原因引起的体温升高或者降低，麻醉或者药物引起的肝肾损害、呕吐等。

五、小儿需要术后镇痛吗

答案是肯定的。由于过去对小儿应用镇痛药尤其是麻醉镇痛药认识不够，并且对小儿术后疼痛缺乏满意的判断方法，因此很长一段时间，认为小儿不需要术后镇痛。显然这种认识是错误的。

近年来研究证实，疼痛会在短时间内诱发孩子体内发生剧烈的内分泌和代谢反应，使得孩子心率增快、血压升高、耗氧增加。若小儿反复遭受疼痛会导致其痛觉改变，发生慢性疼痛综合征，从远期来看，孩子长大后有可能出现学习注意力不集中，学习困难等行为功能障碍。而完善的术后镇痛可以减轻这些反应的发生。

六、女性月经期、妊娠期间能否耐受麻醉或者手术

月经是女性特有的生理变化，这种变化除维持女性特征和生理功能外，还常会影响到人体血液的出血和凝血机制。据研究，月经期血小板会有较大变化，在月经的第一天常常降低，直到第三四天方能回升到原来的水平。另外，月经期间，人体子宫内膜可释放出较多的组织激活物质，能将血液中的纤维蛋白溶酶原激活为具有抗凝血作用的纤维蛋白溶酶，使人体的出血倾向加大。所以，在月经期手术会造成出血量较多。如无特殊情况，妇女手术应避开月经期，尤其对于有可能出血较多的手术，更应缓期进行。据临床观察，妇女如能在月经过后5~10天手术，不仅安全、出血少，而且感染及其他并发症的发生概率也减小。针对妊娠期间能否耐受麻醉（或）手术的问题，孕妇最为担心的还是麻醉药是否会使胎儿致畸，现有研究表明，现有的麻醉药物并没有发现有胎儿致畸问题。但这只是药物的安全性得到研究证明。一般认为，妊娠3个月内是胚胎形成时期，也是不稳定时期，孕妇用药、手术刺激和心理的担心、紧张、焦虑等会影响胚胎正常发育，所以如果没有特别严重的紧急病情，妊娠期3个月内不建议手术。3个月胚胎发育完全了，6个月前可以做手术。如果妊娠6个月后，因为担心刺激触动子宫收缩造成早产，所以也不建议麻醉手术。

七、剖宫产麻醉药对胎儿有影响吗

这是很多产妇非常关心的问题。理论上讲，几乎所有的麻醉药及镇痛药对中枢系统都有抑制作用，都较易通过胎盘屏障而进入胎儿体内。麻醉药物会通过直接抑制胎儿呼吸、循环中枢，或通过抑制母体呼吸、循环而间接对胎儿产生影响。在选择剖宫产麻醉时，麻醉医师必须慎重考虑用药的种类、剂量、时机和方法，以防止对胎儿产生直接或间接的不利影响。

目前采用的椎管内麻醉是剖宫产最常用的麻醉方法，是大家公认的对母亲和胎儿影响最小的方法。当然有些产妇的情况需要做全身麻醉，也应尽可能选择对胎儿影响小的麻醉药物，在正常的情况下，这些影响完全是可以接受的。

八、剖宫产术选择半身麻醉的原因

半身麻醉（包括腰硬联合麻醉、腰麻、连续硬膜外麻醉）是目前国内外施行剖宫产手术所普遍使用的麻醉方法，优点是麻醉效果较为确切、麻醉平面和血压容易控制、肌松效果可满足手术需要，对胎儿呼吸、循环无抑制，亦方便进行术后镇痛。相比而言，全麻虽可以消除产妇紧张恐惧心理，但由于麻醉操作复杂，对新生儿呼吸、循环抑制明显，产妇容易发生呕吐误吸，仅仅作为有半身麻醉禁忌时使用。局部浸润麻醉现在几乎不用作剖宫产术常规麻醉方法使用，原因是镇痛效果不完全、肌松差、用药量大，容易中毒。

第三章 全身麻醉的实施

全身麻醉的首要目标是维持患者的健康和安全，提供遗忘、催眠（无意识）、无痛和最佳手术状态（例如无体动现象）。次要目标可能会有所不同，这取决于患者的病情、手术方法以及手术设施。围术期计划涉及术前、术中医疗与术后整体护理，灵活性是这一计划的实质内容，要考虑到针对麻醉诱导、维持和苏醒的各种方法。此外，术中可能发生手术术式和患者病情的改变，这就需要对麻醉目标和计划进行适当调整。

第一节 术前准备

当患者接受麻醉前用药时，麻醉医师即对患者承担了责任。在送入手术室的过程中，病情不稳定的患者需由麻醉医师或其他负责的医师陪同送入。

一、麻醉前评估

可能在实施麻醉前几分钟到几周进行，并且有的时候麻醉工作并非由记录的麻醉医师进行。麻醉医师需再次行气道检查并了解患者身体状况的临时变化、诊治情况、实验室检查数据及会诊记录。确定末次进食时间，与患者一同回顾此麻醉计划，并且获得施行麻醉的患者或其合法代理人的知情同意。

二、血容量

患者进入手术室可能因长期禁食、严重的感染性疾病、出血、发热、呕吐或利尿剂的应用而出现血管内容量的不足。现在实行的等渗肠道准备，可能不会直接引起水分的丢失，但可能减少手术前摄入液体的吸收。评估患者的容量状态可以通过临床方法或者合适的监测来达到。当出现液体不足的情况时，就应该在麻醉诱导前对患者进行充分的补液治疗。对于禁食的成年人来说，评估其液体缺乏按以下公式进行：

$$60+（体重-20）\times 1$$

其中体重按kg计算，液体缺乏为mL·h^{-1}。

通常情况下，缺乏的容量一般在诱导前至少补充一半，其余在术中补充。补液的种类和量应该根据患者全身疾病或根据其特殊的手术方案进行调整。

三、静脉通路

静脉导管的型号和数量需根据手术方法、预计血液丢失量和是否需要连续静脉给药而有所不同。当预计需快速输液或输血时，至少需要放置一个14C或16C静脉导管。如果在快速输液的同时需要连续静脉给药，则需再放置一个静脉导管。一些心血管活性药物（如去甲肾上腺素）的应用最好通过中心静脉导管给药。

四、术前用药

（一）抗焦虑

手术前这一阶段是一个高度紧张的时刻，尤其对于麻醉医师未进行访视的患者更是如此。这种焦虑可以通过安慰和表达出对患者健康的关心来加以平息。如果认为合适，可以使用苯二氮䓬类药物，另外可加或不加小剂量阿片类药物（如芬太尼、吗啡）。口服的地西泮或劳拉西泮可在术前30~60分钟以少量水服下。到达手术室患者诉有疼痛应加大阿片类药物剂量以缓解症状。剂量应根据患者年龄、内科情况和预计出院时间。给予适当的监护，并准备好复苏设备。

（二）中和胃酸和减少胃内容物的药物

当患者发生胃内容物误吸的危险性增高时（如刚进食、创伤、肠梗阻、妊娠、胃部手术史、腹腔内压增加或有反流病史），要使用中和胃酸和减少胃内容量的药物。

五、监测

麻醉诱导前要进行标准监测。如合并内科疾病或麻醉潜在风险时（如对可能发生脑供血不足的患者），应在诱导前安置有创监测（如动脉导管、中心静脉导管、肺动脉导管）。如果有创监测主要为手术所需（如患者行择期主动脉手术时所使用的中心导管），则可在诱导后安置。

六、外伤、心脏、胸部、主动脉和颅脑手术

对患者有很大风险，这些患者往往需要延长严密监测和精心看护的时间。如果必要的话，要在择期手术前确认ICU病床；对急诊手术者也应安排好。

第二节　麻醉诱导

麻醉诱导使患者意识消失，反射被抑制。这使患者完全依靠麻醉医师来维持内环境稳态及生命安全。

一、环境

手术室环境应当温暖、安静，并且所有注意力应放在患者身上。

二、诱导时体位

麻醉诱导时患者通常取仰卧位，四肢以解剖中立位舒适地放于平坦床面上，将头舒适地安放在枕上固定，稍抬高，处于鼻孔朝天位置。常规在诱导前给予患者吸氧，可使麻醉诱导期间出现低氧血症的风险性降到最低。将面罩轻柔地置于患者面部，给患者高流量（$8 \sim 10L \cdot min^{-1}$）供氧，可以嘱患者做深呼吸并且彻底呼气以加速氧气的交换。

三、诱导方法

诱导方法取决于患者的病情，预期气道管理中的问题（误吸的风险，困难插管或气道不畅）以及患者的意愿。

（一）静脉诱导

开始使用强力短效催眠药，意识消失之后，应给予吸入或其他静脉药物维持麻醉。患者可保留自主通气或辅助通气。

（二）吸入麻醉药的诱导

当呼吸道通气不畅需保持自主通气，或为了推迟放置静脉导管单独采用吸入麻醉药诱导（例如儿科患者）。预先吸氧氧合之后，吸入低浓度（0.5MAC）麻醉药，然后每 $3 \sim 4$ 次呼吸增加一定浓度，直到麻醉深度满足静脉置管或呼吸道处理的需要。另一种方法是用高浓度、低刺激性药物，如氟烷或七氟醚，"单次肺活量呼吸"吸入诱导。要严密观察生理征象来评估麻醉深度。

（三）特殊患者

肌注氯胺酮，口服黏膜吸收芬太尼和口服咪达唑仑通常适用于不合作的患者和小儿。

四、气道管理

在麻醉诱导期间患者气道通畅至关重要。困难气道和气道状态不稳定者应于麻醉诱导前行气管内插管。麻醉的患者可以通过面罩、口咽或鼻咽通气道、带气囊的口咽通气道、喉罩（laryngeal mask，LMA）或气管导管（endotracheal tube，ETT）进行通气。若计划行气管插管可使用肌松药方便喉镜检查及插管，但在应用肌松药之前，要对患者行面罩通气能力评估。对于存在肺误吸风险的患者，可不遵守这一规则而进行快速诱导插管。

五、喉镜检查和插管

可引起重度交感神经反应，表现为高血压和心动过速，这些反应可通过事先给予额外的催眠药、吸入性麻醉药、阿片类药和 β 受体阻滞药使之减弱。

六、手术体位

通常在全麻插管后安置患者手术体位。对于体位变化可引发神经损伤的高危患者，应采用清醒插管，而后于诱导前安置其手术体位。仰卧位的麻醉患者变换为其他体位，可能会引起低血压，因为其缺乏完整的血流动力学代偿反应。给患者安置体位应有条不紊地进行，并对患者的心血管状态进行严密评估，密切注意患者的气道和呼吸，麻醉医师应该确定患者的头和四肢受到保护，并且充分地垫好，以防止压迫性缺血和神经损伤。患者的颈部和关节要防止过度的伸展和旋转。

第三节　麻醉维持

当患者已处于足够的麻醉深度，即对手术刺激无意识和运动反应的时候，就是麻醉维持开始的标志。麻醉医师要处于警觉状态，要维持患者的内环境稳定（生命体征、酸碱平衡、温度、凝血、容量状况）和麻醉的深度。

一、目标

全身麻醉的目标就是使患者意识丧失和产生遗忘。全麻术中知晓伴回忆，估计发生率在0.1%～0.2%，且经常更多地发生在特定的高危手术人群中（如创伤、心脏手术、产科手术和困难气道等）。引起术中知晓发生危险性增高的因素包括在浅麻醉技术下应用肌松剂，如应用氧化亚氮-阿片类-肌松剂。酒精中毒或长期应用镇静药或（和）阿片类药物可能增加术中应用全麻药物的剂量。患者如出现可能引起术中知晓的危险因素，建议在术前患者知情同意之前与患者为之进行商讨。从麻醉诱导到复苏要持续地对患者的麻醉深度进行评估。麻醉医师应当预计到手术刺激强度的改变可能引起麻醉深度快速变化这一状况。麻醉深度不足的反应是非特异性的且不可靠，这些反应包括躯体的（运动、咳嗽、呼吸方式的改变）或自主神经的（心动过速、高血压、瞳孔扩大、出汗、流泪）变化。对外科手术刺激或声音指令反映出有目的的活动，是发生"感知"的征象，但可不发生回忆。这些活动应首先通过确保充分的镇静和镇痛来得以缓解，而后如有指征应给予肌肉松弛剂。对于瘫痪患者，其生理征象的变化能够提示麻醉深度的不足，但这些并不可靠。知晓可发生于无任何自主神经征象的情况下，并且交感神经兴奋反应可能由非知晓或疼痛的其他刺激引发（如低氧、高碳酸血症、低血容量、腔静脉受压、挤压肾上腺）。此外自主神经反射可通过静脉镇痛药、局部麻醉药、抗高血压药物和其他药物予以改善。术中应用可分析皮层脑电图和听觉诱发电位特征的监护仪，已显示出其可协助预测许多，但不是所有类型全麻的催眠状态。应用脑电双谱指数监测来指导麻醉，已显示出其可降低高危患者术中知晓伴回忆反应的发生率。

二、方法

（一）吸入性麻醉药

吸入性麻醉药合并最小剂量阿片类药物经常可保留自主呼吸。吸入性麻醉药的浓度依据患者有无动作（如果没有应用肌松药）、血压（随麻醉加深而下降）和通气来调整。如果应用N_2O还要保证充足的供氧。存在封闭气室（如气胸、颅腔积气、肠梗阻、眼科手术中玻璃体的气室）的患者应用N_2O属于相对禁忌。对于伴有维生素B_{12}、叶酸缺乏和蛋氨酸合成酶缺陷的患者应用N_2O，有使血液和神经系统疾病恶化的潜在可能。

（二）N_2O-阿片类药-肌松药技术

吸入混有65%~75%的N_2O气体合并静脉阿片类药物，通过患者对手术刺激所反映的心律和血压变化来调整阿片类药的剂量。因为应用了肌松药和阿片类药，此过程需应用控制呼吸以防止患者出现通气不足。应该计算阿片类药物的总需要量，而且在手术接近结束时不要大剂量使用，以免发生苏醒延迟和低通气量。依据N_2O浓度、患者年龄、身体状况、术中意识，可能需要追加一些遗忘和催眠类药物。

（三）静脉麻醉

静脉麻醉应用持续输注或反复、定量推注短效镇静药物（如丙泊酚），给予或不给予阿片类药（如雷米芬太尼）或肌松药。这种技术适用于快速复苏，特别适用于通气经常中断的情况（如支气管镜检查、激光气道手术），并且可以避免应用其他触发恶性高热的药物。

（四）复合使用

上述方法经常复合使用。低浓度吸入性麻醉药（0.3~0.5MAC）并用N_2O-阿片类药-肌松药可以减少知晓的可能性。N_2O通常与静脉麻醉药复合使用。镇痛剂量的氯胺酮持续输入，合并应用其他吸入或静脉麻醉药可减少术中或术后阿片类药物的应用剂量。复合应用麻醉药物降低了单纯应用一种药物的剂量，并且降低了大剂量单一用药的毒性反应，然而药物不良反应和相互作用会随着用药数目的增多而增多。

（五）全身麻醉

全身麻醉可以与局部麻醉（例如周围神经阻滞）复合使用。阻滞手术痛觉刺激使全麻用药量显著减少，但应用肌松药时仍需足够剂量来确保无意识。

三、通气

全身麻醉中患者可行自主通气、辅助通气或控制通气。

（一）自主通气

自主或辅助通气时，麻醉医师可通过观察呼吸频率和模式来判断麻醉深度。患者可以在有或没有辅助的情况下通过面罩、喉罩、气管内插管进行呼吸。术中患者呼吸功能可能严重受损，原因包括：患者的自身状态、体位、胸腹部外部压力、手术操作（腹腔注气、开放胸腔、手术包扎）和用药（如阿片类药）。大多数吸入和静脉麻醉药会抑制呼吸，其程度与剂量相关，使动脉血二氧化碳分压（partial pressure of carbon dioxide in arterial blood，arterial partial pressure of carbon dioxide，$PaCO_2$）中度增高。

（二）控制通气

虽然可用面罩或喉罩，但是如果须在相当长时间里控制呼吸则通常要使用气管内插管和机械通气机。健康人使用呼吸机的始动设置是潮气量$10 \sim 12mL \cdot kg^{-1}$，呼吸频率$8 \sim 10$次/分钟。低潮气量（$6 \sim 7mL \cdot kg^{-1}$）和额外的呼气末正压通气（positive end-expiratory pressure ventilation，PEEP）对肺部有病理改变的患者可减少气压伤的发生率。应记录吸气峰压（peak inspiratory pressure，PIP）。出现呼吸道压力过高（非肥胖患者$>25 \sim 30cmH_2O$）或出现PIP的变化应立即寻找原因，多提示呼吸环路的问题，气管导管阻塞或移动，肺顺应性和阻力的改变，肌肉松弛度的改变，或手术压迫。

（三）通气的评估

通过连续不断观察患者，听诊呼吸音，查看麻醉机（如储气囊、通气风箱、气道压和气流）和对患者监测（如二氧化碳浓度监测仪、脉搏氧饱和度仪）来确保足够的通气。术中患者通气过程中还可能需要进行动脉血气的测量和调整。如果出现气体交换不足，就要通过手动控制通气，增加吸入氧浓度，PEEP或特殊的通气模式（有时需要独立呼吸机）来纠正，同时寻找问题来源并解决问题。

四、静脉输液

（一）手术中需要的静脉输液

1. 在第一节中描述的维持需液量，在手术中应持续进行。在一些情况下（如应用止血带的四肢手术）这一部分可能成为术中总需液量的主要部分。

2. 第三间隙损失是由于手术损伤后的组织水肿引起的。不显性丢失是由气道和手术伤口的水分蒸发引起的。这些损失难以估计并且量大（达$20mL \cdot kg^{-1} \cdot h^{-1}$），其取决于手术部位和外科范围。发热患者蒸发丢失率会有所增加。

3. 血液丢失可能难以估计。要注意监测吸引瓶中的血量，但要考虑到其可能出现的其他类型液体（如冲洗液、腹腔积液）。用过的纱布要检查并且称重，可提高对出血量的评估。手术野内（如手术单）的血液和流在地板上的血液均应当估计。如果血液丢失量大，应连续监测血细胞比容。

（二）静脉输液以纠正术前液体不足和术中损失

1. 晶体液　用来补充维持量、蒸发损失和第三间隙丢失液。静脉输液应当是一种等张平衡盐溶液（如乳酸林格液）。对于有其他特殊代谢状况的患者，包括对接受胰岛素治疗的糖尿病患者增加葡萄糖的输入，对尿崩症患者减少钠盐输入和对抗利尿激素非适当分泌综合征的患者增加钠盐的输入。血液丢失也可通过输入平衡盐溶液来补充，按照与估计血液丢失量3∶1的比例给予平衡盐溶液。连续失血情况，这个比例要增加。

2. 胶体溶液　（举例：5%白蛋白、6%羟乙基淀粉）用来补充失血和恢复血管内容量。为替代失血量，胶体溶液应按与估计失血量1∶1的比例输入。

（三）评估

通过心率、血压、尿量的趋势来评估血管内容量状态和输液治疗是否充足。当术中损失量较大或因严重心肺疾病需严格控制患者中心静脉压时，可通过测量中心静脉压、肺动脉楔压、左右心室舒张末容积（应用经食管超声心动图）和心排血量提供指导输液治疗的其他数据。血细胞比容、血小板计数、纤维蛋白原浓度、凝血酶原时间和部分凝血活酶时间可用于评估血制品的治疗效果。

第四节　全身麻醉的苏醒

在这一阶段，患者从无意识状态向清醒状态转变并恢复完整的保护性反射。

一、目标

患者应清醒并且有反应，充分的肌力和足够的疼痛控制。气道反应和肌肉功能的完全恢复可使气道梗阻危险性和拔管时误吸的危险性降到最低，并且有助于立即进行神经系统评估。对心血管疾病的患者，应控制血流动力学变化。

二、技术

手术接近完成，外科刺激减少，麻醉深度也应减浅，以促进迅速苏醒。对残余的肌松药作用进行拮抗，患者开始自主呼吸。镇痛药需要计算好并在苏醒前给予。

三、环境

手术室应当温暖，要给患者盖上毯子，并尽量减少噪音和谈话。

四、体位

在拔管前患者通常恢复仰卧位。如果麻醉医师能确保患者的气道通畅并受到保护，可以在侧卧或俯卧位下拔管。必须保证有可使患者尽快恢复至仰卧位的办法。

五、面罩通气

对于接受面罩通气的患者，在麻醉苏醒阶段要继续通过面罩吸入100％的氧气。在恢复意识之前，患者经常会出现浅麻醉阶段。这一阶段刺激（尤其是气道刺激）可能会诱发呕吐或喉痉挛，最好避免其发生。当患者已完全清醒，能遵从口令，并保证足够的通气和氧合时，可以搬动。

六、拔管

从气管内将插入的导管拔除是重要的时刻。对于伴有呼吸衰竭、低体温、感觉神经损伤，显著的血流动力学不稳定的患者或者那些有严重气道危险性的患者（如广泛口腔手术，或由于颈部手术或头低位时间过长，增加喉水肿可能性的患者），术后可保留气管内插管，直至上述情况得以恢复。

（一）清醒拔管

经常是当患者完全恢复其保护性反射后才拔除气管导管。清醒拔管适用于有胃内容物误吸危险性、困难气道和刚刚进行过气管和颌面部手术的患者。

1. 标准　拔管前，患者必须清醒并且血流动力学稳定。患者必须完全恢复肌力，可以听从简单口令（如抬头），并且能自主呼吸，氧合和通气在可接受的范围内。

2. 技术　对于从麻醉苏醒的患者来说气管内导管是一个刺激。利多卡因（$0.50 \sim 1.0 mg \cdot kg^{-1}$静注）可抑制咳嗽反射，但可能延迟苏醒。患者需吸入100％氧气，并且进行口咽吸引。在保持气管导管内轻度正压（$20 cmH_2O$）的条件下，套囊放气并拔出导管，经面罩持续吸入纯氧。此时麻醉医师的注意力仍应放在患者身上，直到确保患者能呼吸，氧合良好，并且气道保护性反射恢复。当刺激减小时，已拔管的患者可能再次入睡并且其气道保护性反射消失。

3. 交换管　对于不能确定气道通畅或者再次插管有困难的患者，可以通过可弯曲导丝（如气管插管换管导管、喷射管芯、纤维支气管镜）拔除气管导管。首先，通过气管内导管注入$0.3 \sim 0.5 mg \cdot kg^{-1}$利多卡因麻醉气道，让患者自主呼吸。润滑的交换管通过气管导管插入气管中，气管导管套囊放气，拔出交换管，把交换管留在气管内，直到麻醉医师确定气道稳定为止。如果发生气道梗阻，可通过换管器内的管道吹入氧或以留置的交换管做引导再次插入交换管。

（二）深麻醉状态下拔管

当患者仍在深麻醉状态下（Ⅲ期），拔除气管导管可以避免苏醒期间由刺激引起的气道反应。由于减小了喉痉挛和支气管痉挛的危险性，使其成为处理严重支气管哮喘患者拔管的一项有用的技术，它也可用来避免中耳手术、开放性眼科手术、腹腔和腹股沟疝缝合术后因咳嗽和屏气导致的不良后果。

1. 标准　深麻醉下拔管的禁忌证在上文已提到。为避免气道刺激反应，麻醉要保持足够深度。可以静脉注射短效静脉麻醉药，或用高浓度吸入性麻醉药通气来增加麻醉深度。

2. 技术　置换ETT时，一切所需的气道设备和药物都应该准备好。患者手术的体位必须保证麻醉医师可以不受限制地接触其头部，以便管理气道。口咽部要充分吸引，将气囊放气，如果气囊放气时没有反应，拔除气管导管。可用面罩继续进行吸入麻醉，苏醒问题按前述处理。

七、躁动

偶尔可以在全身麻醉苏醒期见到严重的躁动，必须排除生理性原因（如低氧血症。高碳酸血症，气道梗阻或膀胱充盈）。疼痛是引起躁动的主要原因，可在保证生命体征和氧合稳定的情况下，仔细滴定阿片类药物（如静脉滴注芬太尼0.025mg，或哌替啶25mg）予以治疗。

八、苏醒延迟

有时患者在全身麻醉之后不能迅速清醒。此时应继续进行通气支持和气道保护，同时查明病因。

第五节　运送

麻醉医师要陪同患者从手术室到麻醉后复苏室（post-anesthesia recovery room，PACU）或重症加强护理病房（ntensive Care Unit，ICU）。在转运至ICU途中要继续监测患者血压、血氧饱和度和心电图，但转运病情稳定患者至PACU时通常不需监测。供氧设备备用，并且继续观察患者的气道、呼吸和整体状况。将患者置于侧卧位将可以帮助患者防止误吸和上呼吸道梗阻。当患者情况不稳定或需要运送距离较远，则在运送过程中需准备好药物和处理气道的设备。到达PACU或ICU，对患者进行交接时，麻醉医师应该对患者的病史、手术过程、术后情况及当前治疗做一个简明而全面的总结。

第六节　术后访视

麻醉医师要在术后24～48小时内完成术后访视工作，并且记录在病历上。访视应包括回顾病史、患者查体并且探讨围术期经验。寻找特殊的并发症如恶心、喉痛、牙齿损伤、神经损伤、眼损伤、肺功能的改变或精神状态的改变。通过提问，引出患者全麻术中知晓的迹象。

对于该评估及计划的反应如果必要应该记录在患者的图表里，如有需要进一步治疗或会诊的并发症，应积极处理并且跟踪患者治疗过程直至问题得以解决。

第四章 区域阻滞麻醉

第一节 概述

一、周围神经阻滞

具有安全、经济、患者舒适、不影响自主功能、术后恢复快等优点，保证最佳手术条件，同时提供较持久术后镇痛，对许多外科手术来说是一种不错的选择。

二、术前评估

像做其他麻醉一样，行周围神经阻滞前，也必须对患者情况做相应评估。周围神经阻滞时，术前准备、术中监测与全麻患者一样。可能情况下，医患间需要相互配合。麻醉医生不能仅因为能够避免饱胃和困难气道而选择局麻，放弃合适的神经阻滞方法。

三、知情同意书

实施周围神经阻滞也应填写知情同意书。知情同意书内容包括对麻醉方法选择、麻醉风险、麻醉方式的优点和一般副作用的详细描述，其次，有需要补充的麻醉、镇静、镇痛，或辅助全麻情况均应详细告知。

四、术前用药

合理使用术前药可消除患者焦虑、保持情绪稳定而合作，或可起到预防局麻药中毒、增强麻醉效果的作用。通常选择短效药如芬太尼、咪达唑仑等。

五、无菌技术

如器械消毒、皮肤消毒准备等，穿刺应在局麻下进行。

第二节 设备

一、神经阻滞穿刺针

1. 穿刺针 穿刺针通常要刺入深部组织，要求材料不易变形、扭折。直径应尽可能小些，以避免不适和不必要的组织损伤。腋路臂丛阻滞，可选用23号针。大多数外周神经阻滞，选择22号针即可。

2. 30°～45°小斜面穿刺针 与常规使用穿刺针相比，小斜面针穿刺可减少神经损伤，降低误穿血管可能性，已成为周围神经阻滞的标准用针。不同意见认为周围神经有"自身修复"功能，细针穿刺对减少神经损伤没有多大帮助。Sprotte或Whitacre两种笔尖式穿刺针组织损伤均较小。

3. 针的长度 上、下肢神经阻滞最好用50～150mm针；臂丛神经阻滞一般采用小于100mm的穿刺针。

二、神经刺激仪

神经刺激仪可提供0.1～10.0mA强度的刺激电流和每秒1～2次的脉冲频率。带绝缘外套的穿刺针效果更好。

三、注射器

神经阻滞一般是在穿刺成功后单次注入一定量的局麻药。无菌延长管将一枚20mL注射器与穿刺针连在一起，可保证注药过程中针的位置稳定。如需更大剂量局麻药时，可换接更大容量的注射器。

四、连续导管技术

穿刺成功后，经穿刺针内芯置入一特制导管，通过该导管间断注药，达到对神经（丛、干）进行持续阻滞的目的。目前已有商业公司专业提供该器械包。

五、超声定位技术特点

1. 高分辨率 超声分辨率受多种因素影响，包括超声波频率、探头压电体密度，硬件感受和表现力等。

2. 轻巧、便携。

3. 声像记录可回顾以前的操作记录和穿刺过程，方便学习及学术使用。

4. 网络连接。

5. 探测能力 不同探头可用于不同超声频率。不同形状、大小和频率的探头可探测并形成机体不同部位的影像。

6. 打印。

7. 彩色多普勒　外周神经阻滞时，可用于分辨主要的血管，还可用来分辨神经组织。

第三节　神经定位技术

一、寻找异感

靠变换穿刺针尖位置在组织内寻找神经，引出异感，进行神经定位。这种操作方法会引起患者局部疼痛与不适，还可能存在寻找异感过程中损伤神经组织，造成麻醉后感觉迟钝和神经病变的风险。

二、电刺激

一定强度的刺激电流可引起神经冲动，使受其支配的相应肌肉（群）发生无痛性收缩反应。目前临床所用的电刺激仪即是依据此原理设计。

（一）连接电极

将刺激器正极连接于患者机体某一部位，负极连接穿刺针。

（二）穿刺

将刺激器电流设置在1.0~1.5mA，按解剖定位进针，并适当移动穿刺针，直到引出该神经控制的肌群出现一连串的颤搐为止。刺激电流过强时，肌肉本身也可能发生颤搐，应注意避免。无论是刺激神经还是直接刺激肌肉引发的颤搐，如果患者感到不舒服，就应该适当减小刺激电流强度，调整穿刺针位置和刺激器输出功率，应保证在最小有效刺激电流下（通常是<0.5mA，有人认为应<0.3mA作为成功阻滞的最低水平）引出最大颤搐，这意味着穿刺针最接近神经丛（干），此时注入局麻药，效果最佳。

（三）禁忌证

神经刺激器也可用于不合作和（或）反应迟钝患者。如果穿刺时患者自觉不适，或术前已明确有神经病变者，应适当减少局麻药用量。深昏迷或全麻下患者不宜使用神经刺激器。

三、超声引导下周围神经阻滞

（一）频率范围

医学成像的频率范围一般在1~15MHz。高频率可以增加分辨率，但同时可减小声波对组织的穿透力（高频波仅适用于体表组织，如乳腺和甲状腺等结构的细微检查）。

相反，低频率可增加穿透力，但同时减小分辨力（适用于机体深部结构如心脏、腹部器官和子宫等的检查）。许多神经阻滞（例如锁骨上、锁骨下、股神经、坐骨神经等）都是在中等深度和中等频率下进行的，但腋路和肌间沟阻滞更趋表浅，在高频率下进行较合理。肥胖患者超声引导穿刺时，频率应选择合适，尤其是行锁骨下和腘窝神经阻滞时。

（二）技术要点

实施有效神经阻滞依赖相互联系的三个要素：即穿刺点、进针方向和进针深度。一般情况下，将超声探头置于穿刺点处，此时进针点有两种选择，即穿刺针在探头中部的上方或下方进针，然后垂直刺向超声探测到的待阻滞神经，此时仅可以获得一个二维影像，可看到针尖为一个很小的白光点。还可以在离探头几厘米的部位进针，然后再使穿刺针尖指向超声波探测到的待阻滞神经。这时超声下见到的穿刺针就是一条强回声白线。采用更复杂的技术还可以获得血管、神经和其他组织的影像。

第四节　一般禁忌证

像其他麻醉方法一样，局部麻醉有其适应证与禁忌证。

一、绝对禁忌证

（1）患者本人拒绝接受神经阻滞。

（2）神经阻滞妨碍手术操作。

二、相对禁忌证

（1）凝血功能障碍。

（2）穿刺部位皮肤感染。

（3）患者过度焦虑。

（4）精神疾病。

（5）解剖畸形。

（6）麻醉医生不能熟练运用神经阻滞技术等。

（7）外周神经阻滞可以加重某些疾病，如多发性硬化症、脊髓灰质炎、脊髓休克、肌营养不良等。

第五节　神经阻滞的并发症

一、局麻药的并发症

局麻药误入血管内、局麻药过量、过敏反应等。给予试探剂量和（或）注药前、注药过程中回吸，可防止局麻药误入血管内。术前给予苯二氮䓬类药物，可提高癫痫发作阈值，减少局麻药的神经毒性，有预防局麻药中毒效果。

二、神经损伤

可由穿刺针直接损伤，或误将药物注入神经组织内造成，极少见，这样引起的疼痛常易与注射造成的局部疼痛相混淆。如注入几毫升局麻药后，疼痛不减轻，甚或加重，有误伤神经的可能，操作者就应重新调整穿刺针进针点或进针深度。

三、血肿

可因穿刺时，穿刺针误穿动脉造成，一般过一段时间即能恢复，不留任何后遗症。

第六节　颈神经丛阻滞

一、解剖

颈神经丛位于第1至第4颈椎的椎旁区域。它由$C_{1\sim4}$脊神经前支组成，向下延深到胸锁乳突肌和中斜角肌的前面，与神经根连续，组成臂神经丛。颈神经丛分深丛和浅丛两部分。颈浅神经丛在胸锁乳突肌中点后缘成放射状分布，向前即颈前神经，向下为锁骨上神经，向后上为耳大神经，分布于颌下、锁骨、整个颈部及枕区皮肤，呈披肩状，支配此区域的感觉。颈深神经丛主要支配颈前及颈侧面深层组织。

二、适应证

浅丛阻滞可用于锁骨上颈部表浅手术。深丛阻滞是$C_{1\sim4}$的神经根阻滞，可选择单侧深丛和浅丛一起阻滞，但应注意不可同时阻滞双侧颈深丛，以免造成膈神经麻痹，引起呼吸抑制。颈神经丛阻滞的一般适应证如下：颈部淋巴结活检；颈动脉内膜剥除；甲状腺切除术；气管造口术。

三、操作步骤

（一）颈浅神经丛阻滞

沿胸锁乳突肌中点后缘，在皮下注入5~10mL局麻药。

（二）颈深神经丛阻滞

患者去枕仰卧，头偏向对侧，两肩胛间垫一小枕。由乳突尖至chassaignac结节（第6颈椎横突结节）作一连线，该连线后1cm划第二条线。C_2横突可在乳突尖下1~2cm处摸到。C_3和C_4在第二条线上相隔1.5cm处。用22号5cm针头垂直于皮肤进针，方向轻微偏尾侧，进针1.5~3.0cm，直到针头触及横突，回吸无血和（或）脑脊液，在每点注入局麻药5~10mL。

四、并发症

1. 神经和血管损伤　深丛阻滞时，穿刺针很容易触及神经和血管，此并发症几乎不可避免。
2. 膈神经阻滞　最为常见，肺储备量减小，患者应加倍小心。
3. 高位全脊麻　局麻药误注入蛛网膜下腔，造成高位全脊麻。
4. 高位硬膜外阻滞　穿刺针误入并局麻药误注入硬膜外腔，造成双侧颈部高位硬膜外阻滞。
5. 误入椎动脉　穿刺针误入椎动脉，很小剂量局麻药就可能造成中枢神经系统毒性。
6. 喉返神经阻滞　导致患者声音嘶哑，甚至失声。
7. 颈交感神经阻滞　注药后出现典型的Horner's综合征。

第七节　上肢神经阻滞

一、解剖

（一）上肢神经

除肩部和腋窝部位皮肤外，上肢主要由臂神经丛及其分支所支配。

（二）臂神经丛

臂神经丛由C_5~C_8及T_1脊神经前支组成，部分个体有少部分C_4及T_2脊神经前支发出的小分支参与。各神经根分别从相应椎间孔发出，沿相应椎骨横突的脊神经沟向外走行，绕过椎动脉后方。臂丛各根在锁骨下动脉第二段上方通过前、中斜角肌间隙，穿出该间隙前后，形成上（C_5、C_6）、中（C_7）和下（C_8、T_1）三干。

（三）臂丛三干

臂丛三干在颈外侧下部，与锁骨下动脉伴行越过第1肋骨表面，上、中干行于锁骨下动脉上方，下干行于该动脉后方。臂丛三干经过前、中斜角肌间隙和锁骨下血管一起被浅筋膜包绕，称锁骨下血管鞘，鞘与血管之间称锁骨下血管旁间隙。神经根和干发出许多分支，支配胸廓、颈、肩部肌肉运动和皮肤感觉。

（四）臂丛三束

三干穿过第一肋和锁骨下后，组成臂神经丛三个束。三束随腋动脉行至腋窝后，各发出一主要分支，继续分出许多小分支，即支配上肢的终末神经。外侧束和中间束汇合成正中神经。外侧束分出一支形成肌皮神经。中间束延续为尺神经、前臂内侧皮神经和正中神经内侧束。在腋窝，正中神经位于腋动脉外侧、桡神经后面、尺神经中部。腋神经和肌皮神经在腋窝上部出鞘，肌皮神经沿喙肱肌走行，在肘部以下移行至皮下。

（五）臂神经丛及其分支的体表投影

臂神经丛各主要神经及分支在深部组织的分布与体表投影并不完全吻合，因此，实施麻醉前，了解各神经体表投影，有利于提高局部麻醉成功率。

（六）上肢神经的功能

1. 腋神经　肩部外展（三角肌收缩）。
2. 肌皮神经　肘部屈曲（二头肌收缩）。
3. 桡神经　肘部（三头肌收缩），腕部和屈伸手指（桡侧腕伸肌屈伸）。

二、适应证

（一）臂神经丛阻滞

于不同水平阻滞臂神经丛，可麻醉上臂不同的区域。阻滞哪个水平的神经丛与手术部位、神经阻滞适应证及风险、麻醉医生操作经验密切相关。

1. 肌间沟入路　该入路行臂神经丛阻滞时，阻滞臂神经丛的同时，也可阻滞颈神经丛，可获得肩部皮肤良好麻醉。这种阻滞法适用于锁骨、肩部和肱骨近端区域手术。该入路因尺神经阻滞不全，少用于前臂和手部手术。

2. 锁骨上入路　可阻滞整个臂神经丛，因进针位置特殊，可阻滞神经干。

3. 锁骨下血管旁入路　用于上臂手术。

4. 腋路　常用，但有肌皮神经和内侧皮神经阻滞不全，不适用于肘部手术。

（二）肋间臂神经

在做手臂中部或近肩部手术时必须另外阻滞该神经。

（三）周围神经阻滞

可用于局部麻醉或神经丛阻滞效果不完善时。肌皮神经可在腋窝或肘部阻滞。每条主要神经都可以在肘部或腕部获得满意阻滞。

三、操作

（一）肌间沟入路臂丛阻滞

1. 患者仰卧，去枕或肩胛间垫一小枕，头转向对侧。

2. 令患者抬头，显露胸锁乳突肌后缘，前斜角肌位于胸锁乳突肌锁骨头后缘底端。用左手食指将前斜角肌拨向后，在前斜角肌和中斜角肌之间触摸到肌间沟，沿肌间沟向下，于锁骨上约1cm处，可触及细条横向走行肌肉，即肩胛舌骨肌，该肌与前斜角肌、中斜角肌共同构成一个三角区域—斜角肌三角。该三角靠肩胛舌骨肌处即为穿刺点，进针并略向同侧第一足趾方向推进，即可进入肌间沟。斜角肌是呼吸辅助肌，嘱患者做深、慢呼吸，有助于摸得更清楚。颈外静脉在近C6横突位置跨越肌间沟，也可作为一个明显的体表标志。

3. 以25～50mm穿刺针与皮肤成45°角进针，针尖指向同侧第一足趾方向，针尖抵达神经丛时，患者可出现异感或三角肌、肱二头肌等臂丛神经支配的主要肌肉颤搐。如异感或颤搐仅局限在肩部，是由于只有肩胛上或颈丛神经受刺激，提示穿刺针位于臂神经丛深面；如发生膈肌抽动，提示穿刺针位于臂神经丛的浅面。不是每次操作穿刺针都能准确地刺入肌间沟内，有时会碰到颈神经丛，此时应退针，然后，稍垂直一点进针即可以进入。

4. 匀速注入局麻药30～40mL。

5. 加压注射在阻滞臂神经丛的同时还可以阻滞部分颈神经丛分支。

6. 并发症同颈神经丛阻滞。

7. 超声引导下肌间沟阻滞　患者仰卧或半斜卧位，手贴体旁。超声探头放在胸锁乳突肌上环状软骨（C6）水平。超声可探测到颈内动、静脉。向外侧稍移动探头，即可分辨出前斜角肌和中斜角肌。这时神经根和神经干就会出现在视野里，超声下缩减为低密度暗色点。在屏幕上，这些暗点集中在一起，穿刺点距离探头旁开2cm。用22号50mm穿刺针，与皮肤45°角刺入，保持穿刺针在超声下的影像，屏幕上可见针尖穿过中斜角肌，回吸无血和脑脊液后，在两斜角肌间注入局麻药15～20mL。

（二）锁骨上臂丛阻滞

在此部位注入局麻药可直接阻滞到神经干，为肘部、前臂和手部手术提供良好麻醉。有三种入路，分述如下。每种入路操作时，患者均需去枕平卧，头转向对侧，针尖指向外侧。应避免针尖指向躯干中线，以防损伤胸膜，造成张力性气胸。

（1）斜角肌旁入路：用手扪及胸锁乳突肌锁骨头后缘。在锁骨上1～2cm可扪及肌间沟。用22号50mm穿刺针刺入，方向居中位。针尖触及神经丛时，如用神经刺激仪，可引出相应肌肉（群）颤搐。针尖触及第一肋骨时，回吸无血后，注入局麻药30～40mL。

（2）经典锁骨上入路：摆好体位，扪及肌间沟，在此可摸到锁骨下动脉搏动。用22号50mm穿刺针向尾端刺入。体会到刺破臂丛鞘感觉时，用神经刺激仪可确认，注入局麻药20～30mL。

（3）铅锤（plumb-bob）法：在锁骨中点上方用22号50mm穿刺针向尾侧方向进针，直到触及第一肋。如果用神经刺激仪不能引出异感或肌颤搐，可调整方向，先向头侧进针，再向尾侧跨过第一肋。找到神经丛后回吸无血、无气，注入局麻药25～40mL。

（4）并发症：同其他阻滞。

（三）锁骨下入路适用于手臂到桡骨中部的手术

阻滞成功后，可获得较长时间的麻醉，并有利于术后镇痛（如骨和关节手术）。软组织手术最适用于Bier阻滞。

（1）患者仰卧去枕，头转向对侧，阻滞侧上肢外展，手掌向上。

（2）体表标志包括锁骨、喙突和胸壁。在喙突缘向下2cm、向内2cm位置进针，确保进针点在胸壁上方。

（3）用100mm穿刺针接神经刺激仪，刺激电流调至1.0～1.5mA，与plumb-bob法进针相同，直到引出肌颤搐，如未引出肌肉收缩，第一次进针点应远离胸壁。

（4）刺激侧束后使腕部向桡侧屈曲（正中神经）。刺激后束会使肘部和（或）腕部拉伸（桡神经）。刺激中间束会使腕向尺侧屈曲，腕部和手指屈曲（正中和尺神经）。

（5）将神经刺激仪调到0.3mA以下都能引出肌颤搐时，即表明定位正确。

（6）回吸无血液后，每次注入局麻药3～5mL，注入局麻药总量40mL。

（7）并发症包括感染、血肿、气胸、神经损伤和阻滞失败。

（8）超声引导下锁骨下臂丛阻滞：患者仰卧去枕，头转向对侧，阻滞侧上肢外展90°，手掌向上。超声探头放在锁骨下窝，屏幕中央可显示腋动脉。穿刺点在比探头高2.5cm位置，用17～18号穿刺针，以便于肥胖或肌肉发达患者放入导管。20～22号针用于身材瘦小者。针尖与皮肤成45°刺入皮肤，保持在超声视野内，直到针尖抵达腋动脉后方。回吸无血后，注入30～40mL局麻药。局麻药需在腋动脉两边等量注射（即6点和9点位之间以及6点和3点位之间）。第一次注入部分后，再进行第二次注射，避免短时间注入过量局麻药，发生局麻药中毒。

（四）腋入路臂丛阻滞

（1）患者仰卧，头转向对侧，阻滞侧上肢外展90°，肘屈曲，前臂外旋，手背贴床且靠近头部，作"行军礼"状。

（2）在腋窝摸到腋动脉搏动最高点，如腋动脉难摸到，将患者手向侧面移动或减小肩部外展角度。

（3）用22号穿刺针，在腋动脉搏动最高点处刺入皮肤。用神经刺激仪确认针尖在颈神经丛鞘内，注入局麻药40~50mL。

（4）如穿刺针刺入动脉，可继续进针，使针尖穿过动脉后壁，直至回吸无血，注入局麻药。

（5）通常当穿刺针刺入腋鞘时会有落空感，松开持针手指，针头随动脉搏动而摆动，即认为针已进入腋鞘内，回吸无血即可注药。

（6）经腋路阻滞时，肌皮神经和肋间神经常不能阻滞。上述注药完毕后，改变穿刺针方向，使针头位于腋动脉上方并与皮肤垂直进针，直至触及肱骨，然后，针尖向上移动30°，呈扇形注入局麻药5mL，可阻滞肌皮神经。

（7）将5mL局麻药注入腋动脉下方，腋窝下缘皮下，即可阻滞肋间臂神经。

（8）最常见并发症为局麻药误入腋动脉内。

（9）加压注药有利于局麻药扩散范围更广泛。

（10）超声引导下的腋路臂丛神经阻滞：与普通腋路法体位相同。超声探头放在腋窝下壁，屏幕的中央可显示腋动脉。探头前1~2cm处为穿刺点。用22号50mm穿刺针，与皮肤呈30°角刺入。在超声引导下，针尖向腋动脉上方12点位处前进，回吸无血后，注入局麻药10~15mL。退针至皮下，再向6点位方向前进，同样回吸无血后，注入局麻药15~20mL。为使腋动脉周围360°范围内都充满局麻药，需再次穿刺。肌皮神经在屏幕上位于喙肱肌和肱二头肌之间，截面呈白色椭圆形或三角形。不改变进针点，垂直进针，使针尖在此神经周围，注入局麻药2~4mL，便可阻滞此神经。

（五）腋路经动脉阻滞。

（1）患者体位如上述，摸到腋动脉搏动，用24号穿刺针与皮肤成30°角刺入腋动脉，回吸有血，此时，继续进针刺穿腋动脉后壁，直到回吸无血。注入局麻药20~40mL，每注3~5mL回吸，以保证无血。

（2）加压注射有利于局麻药扩散。

（3）最常见的并发症有血管痉挛和血肿。

（六）尺神经阻滞

（1）肘部阻滞在肱骨内上髁处扪及尺神经沟，在此沟周围3~5cm处，呈扇形注入局麻药3~5mL。

（2）腕部阻滞从尺骨茎突水平横过画一直线，此线于尺侧腕屈肌桡侧交点即为穿刺点。穿刺针垂直于皮肤穿过深筋膜，注入局麻药3~6mL。

（七）正中神经阻滞

1. 肘部阻滞　正中神经位于肱动脉旁，在动脉搏动点旁开1～2cm处，呈扇形注入局麻药3～5mL。

2. 腕部阻滞　在腕部，正中神经位于掌长肌腱和桡侧腕屈肌腱之间，腕横纹2～3cm附近。穿刺针在掌长肌腱后缘垂直于皮肤穿过深筋膜，注入局麻药3～5mL。

（八）桡神经阻滞

1. 肘部阻滞　在肘部，桡神经位于肱二头肌腱外侧，肱桡肌内侧，与肱骨外上髁处同一水平。在肱二头肌腱外侧进针，直到触到肱骨外上髁，略提针，注入局麻药3～5mL。

2. 腕部阻滞　腕部桡神经分支细而多，可在桡骨茎突前端作皮下浸润，并向掌面及背面分别注药，在腕部形成半环状浸润即可。

（九）肌皮神经阻滞

可在腋窝处阻滞肌皮神经。其体表分支可在阻滞桡神经时同时被阻滞。

（十）静脉局部麻醉（Bier阻滞）

肢体远端上止血带，由远端静脉注入局麻药，以阻滞止血带以下部位的麻醉方法，称静脉局部麻醉。

（1）用肝素封好的22号套管针穿刺肢体远端。在肢体近端缚一双套囊止血带，用弹力绷带自肢体远端紧绕至近端，以驱除肢体内血液。

（2）用前检查好双套囊止血带，将肢体近端止血带充气至压力超过该侧肢体收缩压150mmHg，使动脉闭塞。去除弹力绷带，经22号套管针注入局麻药。药物剂量是上肢0.5%的利多卡因50mL，下肢0.25%的利多卡因100mL，注意局麻药中不能加血管收缩药，以防肢体缺血或坏死。

（3）手、肘和前臂的短小手术，用一个单套囊止血带绑在前臂即可。一般用0.5%的利多卡因25～30mL，可提供满意的麻醉条件。

（4）一般注药后5分钟，就可以开始手术。手术开始1小时后，会发生止血带痛，常难忍受。此时可将远端止血带充气至压力达前述标准，放松近端止血带。

（5）局麻药中毒：是静脉局部麻醉主要并发症。可发生在放松止血带后，或止血带漏气，致大量局麻药进入体循环，尤多见于止血带充气后25分钟内。仔细核对药物剂量，确保加压后动脉被闭塞，可减少这种风险。如需止血带在25分钟内放气，麻醉医生应密切观察患者，以防中毒。

第八节　下肢局部麻醉

一、解剖

支配下肢的神经主要来自腰神经丛和骶神经丛。

（一）腰神经丛

腰神经丛由T12前支一部分、L1～L3前支和L4前支一部分组成。出椎间孔后，行于腰大肌后、内方与腰方肌间形成的腰肌筋膜间隙中，上端三分支分别为髂腹下神经、髂腹股沟神经和生殖股神经。三神经向前穿过腹肌，分布到髋、腹股沟区，支配髋部和腹股沟区皮肤。下腹部由肋间神经支配，下端三支神经分别为股外侧皮神经、股神经和闭孔神经。

1. 股外侧皮神经　神经干发出后，在髂前上棘内侧1.5cm处，腹股沟韧带外侧深面穿出骨盆，支配大腿外侧和臀部皮肤。

2. 股神经　位于股动脉外侧与之伴行，于腹股沟韧带近中点外侧深面向下穿出骨盆，分支支配股四头肌、股薄肌、缝匠肌，大腿前内侧上部、膝和髋关节周围感觉，主干延续为隐神经。隐神经主要是感觉神经，支配小腿中部和足部皮肤感觉，是支配膝以下小腿及足部的唯一一条神经。

3. 闭孔神经　自坐骨的闭孔管与同名动、静脉伴行穿出骨盆，支配内收肌群，臀部、膝关节和大腿中部部分皮肤感觉。

（二）骶神经丛

由腰骶干及S1～S3脊神经组成，主要分支有坐骨神经和股后皮神经。

1. 股后皮神经　前段与坐骨神经伴行，支配大腿后部皮肤感觉，坐骨神经阻滞同时，也可阻滞该神经。

2. 坐骨神经　是人体内最粗大的神经结构，自梨状股下孔出骨盆后，行于臀大肌深面，经股骨大转子和坐骨结节之间下行至大腿后方，在腘窝处潜行，并分支为胫神经和腓总神经。

3. 胫神经　沿小腿后部下行，抵达内踝后分为胫前、胫后神经，支配足底及足内侧皮肤感觉。

4. 腓总神经　绕过腓骨小头后分为腓浅神经、腓深神经两支，支配小腿前外侧及足背、足趾皮肤感觉。

5. 腓浅神经　为感觉神经，行走于腓肠肌外侧，在外踝处分为终末支，支配前部皮肤。

6. 腓深神经　主要是足背屈运动神经，行走于踝部上缘，同时也分出感觉支，分布到趾间皮肤。

7. 腓肠神经　为胫神经和腓总神经发出的分支形成的感觉神经，绕过外踝后下方，支配足外侧皮肤感觉。

二、适应证

整个下肢麻醉时，需同时阻滞腰神经丛和骶神经丛，因需注入大量局麻药，且操作不方便，临床应用不广。但当需要麻醉的部位较局限或椎管内麻醉有禁忌时，可应用腰、骶神经丛阻滞。另外，腰、骶神经丛阻滞还可作为全身麻醉的辅助措施，用于术后镇痛。

1. 下腹部手术　腰神经阻滞复合肋间神经阻滞虽可用于下腹部手术，但临床很少应用。髂腹下神经与髂腹股沟神经联合阻滞是简单而实用的麻醉方法，可用于髂腹下神经与髂腹股沟神经支配区域（如腹股沟斜疝）的手术。

2. 髋部手术　需阻滞除髂腹下和髂腹股沟神经以外的全部腰神经，最简便的方法是经腰大肌间隙阻滞腰神经丛。

3. 大腿手术　需麻醉股外侧皮神经、股神经、闭孔神经及坐骨神经，可行腰大肌间隙腰丛阻滞，联合坐骨神经阻滞（二合一阻滞）。

4. 大腿前部手术　可行股外侧皮神经和股神经联合或分别阻滞，亦可以采用三合一阻滞法。单纯股外侧皮神经阻滞可用于皮肤移植皮区麻醉。单纯股神经阻滞适用于股骨干骨折后止痛、股四头肌成形术或髌骨骨折修复术。

5. 下腹手术止痛　因为闭孔神经支配皮肤区域很少，股外侧皮神经和股神经联合阻滞加坐骨神经阻滞，通常可用于防止下肢手术止血带疼痛。

6. 膝关节开放手术　需阻滞股外侧皮神经、股神经、闭孔神经和坐骨神经，最简单的方法是实施腰大肌间隙腰神经丛阻滞联合坐骨神经阻滞。采用股神经、坐骨神经联合阻滞也可满足手术要求。

7. 膝远端手术　需阻滞坐骨神经和股神经的分支隐神经，踝部阻滞仅适用于足部手术。

三、操作步骤

下肢神经阻滞时也可寻找异感，如采用神经刺激仪，定位会更准确，超声引导下穿刺则更加安全，提高阻滞成功率。

（一）腰神经丛阻滞

（1）将适量局麻药注入腰大肌间隙，可阻滞整个腰神经丛。

（2）患者侧卧，屈髋，术侧在上。以两侧髂嵴连线向头端上移3cm，后正中线外旁开5cm处为穿刺点。用22号100mm穿刺针垂直刺，直达L_4横突，遇骨质感后，将针尖滑过L4横突上缘，再进针0.5cm，遇明显落空感，则表明穿刺针已进入腰大肌间隙，或用神经刺激器引发股四头肌颤搐来确认腰丛，回吸无血和脑脊液，注入局麻药30～40mL。

（3）硬膜外阻滞是腰神经丛阻滞的严重并发症，发生率近10%。预防方法主要是穿刺时针尖不要过度向中线侧偏斜，注药前常规回吸。

（二）三合一阻滞

（1）一次性注药阻滞腰神经丛三个主要分支。

（2）患者仰卧，操作者在腹股沟韧带下方扪及股动脉搏动，用左手食指将其推向内侧，穿刺针在股动脉外侧缘进针，与皮肤呈45°角向头侧刺入，直至出现异感或引发股四头肌颤搐。回吸无血后，注入局麻药30mL，注药同时在穿刺点远端加压，促使局麻药向覆神经丛近侧扩散，可增强阻滞效果。

（3）另一种选择是进行髂筋膜间隙阻滞。在腹股沟韧带中、外1/3处穿刺注入局麻药，用手指加压促使药液向上扩散。

（三）髂腹股沟-髂腹下神经阻滞

用40mm穿刺针在髂前上棘内侧3cm处垂直刺入。触到髂前上棘时，注入局麻药10～15mL，边退针，边注药，直至退到皮下。

（四）股外侧皮神经阻滞

穿刺点选在髂前上棘下、内各2.5cm处，用40mm穿刺针穿刺。缓慢进针至触及骨质，为耻骨下支，轻微调节穿刺针方向，向外、下进针，滑过耻骨下支外缘，进入闭孔或在其附近，继续进针2～3cm，回抽无血后，注入局麻药5～10mL。

（五）股神经阻滞

与三合一阻滞两者穿刺点相同，均在腹股沟韧带下缘中点稍外，股动脉外侧0.5～1.0cm处。用左手食指扪及股动脉并略向中线侧推开，在股动脉外侧缘1.0cm处，穿刺针与皮肤垂直刺入2.0～3.0cm，穿过皮肤、皮下，调整进针方向，向股动脉深面、头侧继续进针2～3cm。当针尖进入髂筋膜间隙后，注气阻力突然消失，回吸确认无血，注入局麻药15～20mL（单纯股神经阻滞）/20～30mL（三合一阻滞）。边注药，边用另手拇指在穿刺点下方持续压迫5～10分钟，以使药物主要向上扩散（三合一阻滞）。

超声引导下的髂筋膜/股神经阻滞：患者仰卧，探头放在腹股沟近中点下缘股动脉上方向外侧移1cm，屏幕外侧可清晰显示股动脉。在髂腰肌上方，可看到两层分开的筋膜层——浅、深筋膜。进针点选在离超声探头外侧2cm处。用22号100mm穿刺针，与皮肤成60°角刺入，深度约50mm。进针过程中有两次较明显突破感（每次遇到阻力时，紧接着出现阻力消失感），穿刺针尖应在髂筋膜和髂腰肌之间。回吸无血后注入局麻药。单独阻滞股神经时，用20mL局麻药即可。要同时阻滞股外侧皮神经和闭孔神经时，需局麻药40mL。超声引导下阻滞时，无须追求异感或穿刺针刺到股动脉来定位。只要注射足够剂量局麻药，即可获得满意阻滞效果。

（六）闭孔神经阻滞

患者仰卧，确认耻骨结节，在耻骨结节外、下各1.5cm处即为穿刺点。用100mm穿刺针，与皮肤垂直进针，触及骨质后退针，并改变进针方向向外、下进入闭孔管，进针2～3cm，回吸无血后，注入局麻药20mL。

（七）坐骨神经阻滞

1. 适应证

（1）腿部手术：与股神经一起阻滞。

（2）膝部手术：与股神经、股外侧皮神经和闭孔神经一起阻滞。

（3）足、踝部手术：与股神经一起阻滞，适用于足、踝部手术。

2. 传统后入路　患者取Sims位（侧卧、阻滞侧在上、屈膝屈髋）。经股骨大转子与髂后上棘①、股骨大转子与骶裂孔②各做一条连线，经连线①中点做垂直线，该垂直线与连线②之交点即为穿刺点。用100mm 22号穿刺针由上述穿刺点垂直刺入至出现异感。若无异感而触及骨质（髂骨后壁），穿刺针可略偏向内侧再进针，直至滑过骨面，抵达坐骨切迹。出现异感后退针数毫米，注入局麻药20mL，或以神经刺激仪引出坐骨神经支配肌肉运动反应（腘肌或腓肠肌收缩，足屈或趾屈）作为指示。

3. 膀胱截石入路　仰卧，由助手协助患者，使髋关节屈90°并略内收，膝关节屈90°，股骨大转子与坐骨结节连线中点即为穿刺点。由上述穿刺点刺入，穿刺针与床平行，针向头侧而略偏内，直至出现异感或刺激仪引起运动反应后，即可注药20mL。注药时压迫神经远端以促使药液向头侧扩散。

4. 经腘窝坐骨神经阻滞　患者仰卧，膝关节屈曲，暴露腘窝边缘，其下界为腘窝皱褶，外界为股二头肌长头，内侧为重叠的半膜肌腱和半腱肌腱。作一垂直线将腘窝等分为内侧和外侧两个三角形，该垂直线外侧1cm与腘窝皱褶的交点即为穿刺点，穿刺针与皮肤呈45～60°角度刺入，以刺激仪定位，注入局麻药30～40mL。

5. 超声引导下经腘窝坐骨神经阻滞　患者俯卧，超声探头放在腘窝皱褶水平，在屏幕中央显示腘动脉。探头沿动脉向头端上移5～7cm，动脉外上方可见腘静脉，坐骨神经位于腘静脉外上方，屏幕上显示直径10～18mm强回声结构。坐骨神经与半膜肌重叠股二头肌内侧。探头继续向头侧移动，这些肌肉会更清晰。向尾侧移动探头，注意分辨坐骨神经末分成胫神经和腓总神经。保持坐骨神经在屏幕中央，穿刺针在探头外侧2cm处，与皮肤成45°角进针，针尖在坐骨神经12点位置，回吸无血，注入局麻药15～20mL。

（八）隐神经阻滞

可在膝部或踝部阻滞隐神经。在胫骨内上踝内侧，膝盖上缘作皮丘，穿刺针由皮丘垂直刺入，缓慢进针直至皮肤出现异感。若遇到骨质，可在骨面上行扇形穿刺以寻找异感，注入局麻药10mL。

（九）踝关节阻滞

（1）支配足部的五条神经均可在踝关节处被阻滞。用一小枕将足部垫高，使踝关节两侧均放松。

（2）在踝关节上缘，腓深神经在胫骨前肌腱和拇长伸肌腱中间穿过，足背屈或第一趾伸展时可以触摸到该肌肉（腱）。用50mm穿刺针在两肌肉（腱）中间的胫骨前动脉外侧穿刺，触及胫骨后退针，边退针边注入5～10mL局麻药。

（3）在胫骨前面皮下注入局麻药10mL，可阻滞腓浅神经和隐神经。

（4）在内踝后进针至胫后动脉下缘，回吸无血，注入局麻药5～10mL，可阻滞胫后神经。阻滞该神经后，足底部会出现异感。在内踝后方进针至触及骨质后，回退针1cm，5～10mL局麻药作扇形封闭，也可阻滞该神经。

（5）阻滞腓肠神经可在跟腱和外踝中点进针，方向指向外踝后面。触及骨质时，退针注入局麻药5mL。

四、下肢神经阻滞的并发症

包括硬膜外阻滞、局麻药误入血管内、动脉损伤、神经损伤等。

第五章　脊髓、硬膜外和骶管麻醉

第一节　概　述

一、手术前评估

区域麻醉的手术前评估与全麻患者相似，应该考虑到包括手术时间、患者体位以及并存疾病的详细情况，以便确定出适宜的区域阻滞方法。

二、病理检查

应对拟定的阻滞区域进行检查，有无潜在的困难或病理学问题。既往的神经学异常应予以证实，并确定是否存在脊柱侧后凸。

三、病史

患者的异常出血史和用药史，能够提示是否需要做进一步凝血功能检查。

四、解释

应向患者详细解释所拟定麻醉方案的各个细节、优点和风险。说明在手术过程中要辅用一些镇静药和麻醉药以使患者安心；若阻滞失败或手术时间延长或手术超出预想范围，可能改用全身麻醉。在某些情况下，计划开始就采用全身麻醉复合区域阻滞。

五、监测

和全身麻醉时一样，应适当监测患者，并建立静脉通路。此外，供氧、插管用具、正压通气设备以及支持血流动力学的药物应随时备用。

第二节　各种手术所需的麻醉节段平面

一、神经分布

了解脊髓感觉、运动和自主神经的分布知识，有助于麻醉医师为拟行手术选择合适的麻醉平面以及预测阻滞该平面所引起的潜在的生理效应，标明脊神经的皮肤节段分布。

二、脊髓平面

支配内脏感觉和内脏躯体反射的传入自主神经的脊髓节段平面，高于皮肤测定的感觉平面。

三、最低阻滞平面

列出了常见手术的最低阻滞平面。

第三节　椎管内麻醉的禁忌证

一、绝对禁忌证

（1）患者拒绝接受。

（2）穿刺部位皮肤局部感染。

（3）全身脓毒症（如败血症、菌血症）。

（4）凝血功能异常。

（5）颅内压增加。

二、相对禁忌证

（1）穿刺部位附近局限性感染。

（2）低血容量。

（3）中枢神经系统疾病。

（4）慢性背痛。

第四节　脊髓麻醉

将局麻药注入蛛网膜下隙。

一、解剖

1. 椎管　起自枕骨大孔，下达骶裂孔。骨性椎管前方为椎体，两侧为椎弓根，后方为棘突和椎板。

2. 棘突　由三条椎间韧带相互联结。

（1）棘上韧带在棘突尖表面将其联结。

（2）棘间韧带联结棘突的水平部位。

（3）黄韧带联结上位椎板的下缘和下位椎板的上缘。黄韧带由弹力纤维构成，穿刺针通过时可触及其阻力的增加。

3. 脊髓　在胎儿期与椎管长度相同，出生时其末端终于L_3水平，随后逐渐移向头端，两岁时其末端即达成人部位，近于L_1水平。脊髓圆锥、腰、骶和尾神经的分支下行构成马尾。由于马尾神经有一定的活动度，故在L_2以下行腰椎穿刺不易损伤神经。

4. 脊膜　脊髓由三层脊膜包绕。

（1）软膜。

（2）硬膜：是一层包绕着脊髓全长的坚韧的纤维鞘，末端终于S_2。

（3）蛛网膜：位于软膜和硬膜之间。

5. 蛛网膜下隙　位于软膜和蛛网膜之间，其范围由S_2水平的硬膜附着处向上至脑室。此腔内含有脊髓、神经、脑脊液（cerebrospinal fluid，CSF）和供应脊髓的血管。

6. CSF　是无色透明的液体，充满蛛网膜下隙。其总容量为100～150mL，而脊髓段蛛网膜下隙的容量为25～35mL。通过位于侧脑室、第三脑室和第四脑室的脉络丛对血浆的分泌有过滤作用，CSF以$450mL \cdot d^{-1}$的速度持续生成，再经由突出于硬膜且与大脑静脉窦内皮相连的蛛网膜绒毛和颗粒吸收入血液。

二、生理学改变

（一）神经阻滞

传递自主神经冲动的较细的C纤维，比粗大的感觉和运动纤维更容易阻滞。因此，自主神经的阻滞平面较感觉阻滞平面要高出2～3个节段。同样，传递感觉的神经纤维比更粗的运动神经纤维更易被阻滞，故感觉阻滞平面要高于运动阻滞平面。

（二）心血管

低血压与交感神经阻滞的程度直接相关。交感神经阻滞引起动脉和静脉容量血管扩张，导致全身血管阻力降低，静脉回流减少。如阻滞平面低于T_4，压力感受器活动增加，可引起心交感神经纤维活动增加和上肢血管收缩；若阻滞平面超过T_4，则可阻滞心交感神经，导致心动过缓，心排血量减少并进一步降低血压。在低血容量、老年及静脉回流受阻（如孕妇）的患者，上述改变更加明显。脊麻后心动过缓的危险因素包括：基础心率缓慢、β受体阻滞剂使用、年龄小于50，感觉阻滞平面大于T_6。

（三）呼吸系统

低位脊麻对通气没有影响。当阻滞平面高达胸部时，可逐渐出现向上发展的肋间肌麻痹。对于膈神经支配的膈肌功能完好的仰卧位手术患者，肋间肌麻痹对其通气几乎无影响。但对于呼吸储备减少的患者（如病理性肥胖），其通气功能可能显著受损。肋间肌和腹肌均麻痹者，其有效咳嗽的效能降低，这对于慢性阻塞性肺病患者可能有重要意义。通常麻醉平面低于T4时，并不损害通气，当然这对于呼气功能储备有限者以及麻醉平面过高时呼吸会受损。

（四）对内脏的影响

1. 膀胱　骶神经（$S_2 \sim S_4$）阻滞可导致膀胱松弛，使之能储存大量尿液。交感传出神经（$T_5 \sim L_1$）阻滞可增加括约肌张力，导致尿潴留。

2. 肠　脊麻所致的交感神经（$T_5 \sim L_1$）阻滞，副交感神经活动占优势而引起小肠和大肠收缩。

（五）神经内分泌

硬膜外阻滞平面高达T5时，由于阻断了肾上腺髓质的交感传入神经以及调节疼痛的交感和躯体感觉神经径路，抑制了部分应激反应的神经成分。应激反应的其他成分及中枢性体液因子的释放则不受影响，上腹部脏器的迷走神经传入纤维未阻滞，可刺激下丘脑和垂体释放激素，如抗利尿激素和促肾上腺皮质激素。胰岛素释放和糖耐量正常。

（六）体温调节

发生低体温的机制如下：身体中心的热量要向外周重新分布，所以即使体表温度依然保持，机体中心体温也会下降。在脊麻中患者的体温调节功能丧失，所以尽管体温下降，患者自身也会感觉到温暖。颤抖是较常见的。在交感神经阻滞平面以下，以血管收缩来保持体温的代偿机制会丧失。如果发生严重低体温，应以热毯或其他加温设备保温。

（七）中枢神经系统效应

脊麻可以直接抑制患者的意识状态，这可能是继发于抑制网状上行激活系统。因此在脊麻和硬膜外麻醉期间，镇静药的药量应该减少。

三、麻醉方法

（一）脊麻针

新型脊麻穿刺针如Sprotte和Whitacre的针端设计呈铅笔尖样并带侧孔。这些穿刺针与传统的锐尖穿刺针相比，穿刺时是钝性分开硬膜纤维，而不像传统针是切断硬膜纤维，故可减少刺破硬膜后头痛的发生率（<1%）。24G和25G穿刺针容易弯曲，常常经19G导引针内穿刺。22G Quincke穿刺针质硬，容易定向及刺入。老年人穿刺较困难，可用此针穿刺，且刺破硬膜后头痛的发生率低。

（二）患者体位

侧卧位、仰卧位或坐位下穿刺均可采用。

1. 侧卧位　穿刺时，若使用等比重或低比重局麻药，患者应患侧向上；若使用重比重局麻药，则取患侧向下体位。脊柱应保持水平并平行于手术台的边缘。双膝关节屈曲并尽量向胸部靠拢，下颌也尽量向胸部屈曲以使脊柱最大限度弯曲。

2. 低位脊麻　多采用坐位穿刺，用于妇科和泌尿科手术，还常用于肥胖人以利于确定中线。坐位穿刺常使用高比重局麻药。穿刺时，头与双肩弯向躯干，双前臂放于Mayo托盘架。需有助手扶持患者以保持体位不变，且患者不应过度镇静。

3. 俯卧位　穿刺使用低比重或等比重局麻药，用于直肠、会阴及肛门部位的手术。折刀俯卧位既可以进行脊麻，随后又可以实施手术。

（三）穿刺步骤

1. 两侧髂嵴的最高点连线通过L4棘突或L3～L4棘突间隙。脊麻常选用L2～L3、L3～L4或L4～L5棘突间隙穿刺。

2. 应选用适当的消毒液，行大面积皮肤消毒。谨防消毒液沾染脊麻用具，因其具有潜在的神经毒性。

3. 仔细检查针芯与穿刺针是否匹配。

4. 用25G注射针头，以1%利多卡因液在穿刺点注射。

5. 穿刺经路

（1）正中入路：脊麻针（或引导针）通过局麻皮丘刺入棘间韧带。穿刺针应与棘突平行，沿棘突间隙稍向头侧进针进入椎间隙。标准的正中入路从间隙正中穿刺稍向头侧角度进针。如果角度正确（A）将穿过脊间韧带、黄韧带和进入硬膜外隙。如果触及骨质可能是下一节椎体的棘突（B），针头稍向头侧是正确的途径。如果角度向头侧较浅层又触及骨质（C）可能是上一节椎体的棘突。如果数次更换针头的方向还是在同一深度刺到骨头，那么很可能是刺到了侧面的椎板，这时应该重新确定中线的位置。

（2）旁正中入路：此径路适用于因疼痛或棘间韧带骨化而脊背不能充分弯曲的患者。穿刺点位于棘突间隙中点旁开1.5cm，稍偏向尾侧。穿刺针对准中线并稍向头侧，经棘上韧带侧方进入。如触及椎板，应调整进针方向，避开后再向头侧和内侧进针。

（3）进针：为避免穿刺时组织嵌入堵塞针腔，进针时针芯一定要放置到位。穿刺时出现异感，应立即退针，待异感消失后重新进行穿刺。穿刺针推进至黄韧带可感觉到阻力增加。当穿刺针通过黄韧带和穿破硬膜时，会感觉到阻力突然消失。

（4）取出针芯：若CSF经穿刺针座顺利流出，则证明穿刺针的位置正确。如需进一步证实CSF流出通畅，可将穿刺针旋转90°。

（5）注入局麻药：将装有预定量的局麻药的注射器接于穿刺针，并轻轻回吸，CSF可在含有葡萄糖的药液中见到不同介质的光束影像，证实CSF流出通畅后，缓慢注入局麻药。注药完毕应再次回吸CSF以证实针尖仍位于蛛网膜下隙内。拔除穿刺针后，将患者轻缓置于所需体位。

6. 监测　严密监测血压、脉率，每60～90秒测量一次，每10～15分钟测定呼吸功能。用针刺法或凉的酒精棉签测定麻醉平面的上界，麻醉平面的固定约需20分钟。

7. 连续脊麻　此法是用分次小剂量局麻药以达到所需的感觉阻滞平面。此种麻醉可避免交感神经阻滞平面过高或发生过快（对代偿能力差的患者更应注意）。对长时间手术，通过脊麻针反复给药可以延长麻醉时间。这种技术经常用于整形手术中，通过脊麻针给一次药后，等待数分钟可再一次给药，这种方法称为"分层给药法"。导管法脊麻可用于长时间手术。将20G导管经亚7G穿刺针插入。导管前端进入蛛网膜下隙2～4cm。送入导管时若刺激神经根应重新定位导管。已有报道，经微细脊麻导管（26～32G）注入含葡萄糖的高比重局麻药对神经有毒性作用，可能与马尾神经周围局麻药浓度过高有关，因此连续脊麻不推荐微细导管。

四、脊麻平面的测定

1. CSF容量　腰骶部CSF容量与等比重的布比卡因和高比重的利多卡因临床相关性较强，虽然无法预测此部位的CSF容量，但与体重有关。

2. 药物剂量　麻醉平面与所用的麻醉药剂量直接相关。

3. 药物容量　注入的药物容量越大，药物在CSF中扩散越广，采用高比重局麻药者尤甚。

4. CSF湍流　注药时和其后所引起的CSF湍流可加速药物的扩散，增宽麻醉平面。注药过快、采用抽液加药注射法（反复小量抽吸CSF，与药液混合后注射）、咳嗽及患者活动过分，均可引起CSF湍流。

5. 局麻药的比重　与CSF的比重（$1.004 \sim 1.007g \cdot mL^{-1}$）相比，局麻药可以分为高比重、等比重和低比重液。

（1）高比重液：通常在局麻药中加入葡萄糖配制。由于比重的缘故，药液流向CSF最低位。

（2）低比重液：用局麻药加灭菌注射用水配制。药液流向CSF最高处。

（3）等比重液：优点在于能预知药液在CSF中的扩散而不受患者体位的影响。加大药量，其延长麻醉时间的作用大于对麻醉平面的影响。患者体位的改变可以限制或增加药液的扩散范围。

6. 增加腹内压　妊娠、肥胖、腹腔积液和腹部肿瘤，均可增加下腔静脉内的压力，从而增加硬膜外静脉丛的血流量，减少椎管内CSF容量，并导致局麻药扩散更广。肥胖患者硬膜外腔脂肪增多，也可以增强这种作用。

7. 脊柱弯曲　腰椎前凸和胸椎后凸可影响高比重药液的扩散。侧卧位患者L_3以上穿刺注药，由于胸部脊柱曲度的限制，药液向头侧扩散止于T_4。

五、影响脊麻时间的因素

1. 药物种类和剂量　各种药物的性质决定了其麻醉持续时间。药液中加入阿片类药物可以改变阻滞的特点。亲水性的阿片类药物（如吗啡）镇痛起效慢，作用时间长，可以发生延迟的呼吸抑制，所以亲水性的阿片类药物鞘内给药后24小时之内应该严密监测；亲脂性的阿片类药物（如芬太尼）发生延迟呼吸抑制危险性小，起效快，作用时间适中。

2. 血管收缩药　加入肾上腺素0.2mg（1∶1000肾上腺素0.2mL）或去氧肾上腺素2～5mg，可以延长某些脊麻药的脊麻作用时间50%。虽然在产科麻醉中，小剂量布比卡因与芬太尼合用可以延长镇痛时间，但是布比卡因的这种效应还未被确切证实。

六、并发症

（一）神经损伤

神经损伤的发生率很低，然而是一个非常严重的问题。以下是可能发生的严重神经损伤。

1. 穿刺和置管时直接损伤神经　送管或注药过程中患者疼痛，可能是穿刺针或导管损伤神经的警示信号，需要重新定位穿刺针或导管。神经阻滞过程中短暂的感觉异常通常不会造成远期后遗症。

2. 短暂的神经综合征　这是一种在脊麻消退后出现并持续2～7天的严重的神经根性疼痛，使用利多卡因发生率最高，但丁卡因、布比卡因和甲哌卡因麻醉也曾发生。肥胖、门诊手术和截石体位则是附加危险因素。

3. 脊麻后可发生背痛　是麻醉时背部韧带松弛所致。发生率与全麻后背痛相似，似乎与全麻药和肌肉松弛剂对背部结构的作用有关。

4. 血性穿刺液　进针时刺破硬膜外静脉可以导致血液或血液与CSF混合液自穿刺针流出，如果此种液体不能很快变清澈既应拔针，重新穿刺。

5. 脊髓血肿　总体的发生率大约是1／1 500 000，通常在48小时内表现出严重的背痛和持续的神经功能丧失的症状与体征，凝血功能失常或用抗凝药的患者危险性增加。凝血功能正常的患者出现血性穿刺液一般不会发生脊髓血肿。抗凝治疗的患者，若出现血性穿刺液可能就是脊髓血肿的危险因子，但是这并不是我们强制暂停手术的依据。我们所要做的应该是与手术医生直接协商，并依据患者的自身情况，尽量权衡好利弊，以制定出最优的解决方案。必须密切监测与血肿相关的体征。通常依靠核磁共振技术诊断。治疗以急症清除血肿为首选，由于拔除硬膜外导管与穿刺时会产生脊髓血肿，因此麻醉医师不但要在穿刺时，而且要在拔出导管时核对患者的凝血状态以及抗凝药的服用情况。

6. 硬膜穿破后头痛　通常在麻醉后3天内发生，70%的患者在7天内痊愈，90%的患者在6个月内痊愈。典型的症状是疼痛向额枕部放射，而颞部是很少受累的；直立姿势加重，卧床时减轻；其他征象还包括视觉障碍、听力减退。年龄小、女性也是发生头痛的危险因素。使用细针或者是非切割性穿刺针（如尖端呈铅笔尖形针）可以减少头痛的发生率。初始对症治疗包括静脉输液、保持仰卧位、镇痛药（阿片类，咖啡因）。将保持仰卧位作为预防措施，既未得到证实也不推荐使用。咖啡因通过收缩颅内血管起作用，其剂量是300～500mg（口服或静脉）。一杯咖啡所含的咖啡因大约是50～100mg。若初始治疗失败或头痛严重并持续24小时以上，可行硬膜外自血补片治疗，经估计穿破硬膜的椎间隙行硬膜外穿刺，无菌条件下采血注入硬膜外隙。注入血量一般是20～30mL，注入血液过程中如果患者主诉背部不适，注入的血量要少些。此项治疗方法的成功率是65%～98%。第二次进行自血补片可试用，成功率约与第一次相同。然而头痛症状出现前预防性自血补片效果可疑且不推荐。

（二）心血管系统

1. 低血压　阻滞前给予500～1000mL林格液可以减少低血压的发生率。对于心功能低下者大量静脉输液宜谨慎，因为在阻滞的恢复过程当中，外周的液体要向中心转移以及全身血管的张力恢复可以导致液体容量超负荷甚至肺水肿。对于低血压的治疗要增加静脉回流和处理严重心动过缓。保持头低脚高位、静脉输液和血管收缩药，如麻黄碱（5～10mg静脉滴注）、去氧肾上腺素（40～100μg静脉滴注或者10～150μg·min^{-1}静脉输注）也可能需要，同时要准备吸氧。

2. 心动过缓　可以用阿托品（0.4～0.8mg静脉注射）或格隆溴铵（0.2～0.4mg）来治疗，若严重心动过缓或伴有低血压，应给予麻黄碱或者肾上腺素支持。

（三）呼吸系统

1. 呼吸困难　是高平面脊麻时患者常见的主诉，因腹壁及胸壁肌肉的本体感觉传入神经纤维被阻断所致。一般只需安慰患者，但必须保证患者充足通气。

2. 呼吸停止　可因严重低血压导致延髓供血减少或直接阻滞到C3～C5脊神经（全脊麻）、抑制膈神经功能所引起，须立即给予呼吸支持。

（四）内脏

1. 尿潴留　尿潴留的时间可较感觉和运动阻滞的时间长。特别对原有尿路梗阻症状或手术期间大量输液者难以定论。如果麻醉或镇痛需维持较长时间，应留置尿管。

2. 恶心和呕吐　通常因低血压或者是迷走神经兴奋。治疗包括提高血压、吸氧和静脉给予阿托品。

（五）感染

脊麻引起的感染极为罕见。可导致脑膜炎、蛛网膜炎和硬膜外脓肿，其病因可能为化学药物污染、病毒和细菌感染。尽早请神经科医师会诊，有助于及早诊断和治疗。

第五节　硬膜外麻醉

硬膜外麻醉是将局麻药注入硬膜外间隙，而达到神经阻滞。

一、解剖

硬膜外间隙上起颅底，下达骶尾韧带；后界为黄韧带、椎板的前面及关节突；前界为覆盖椎体和椎间盘的后纵韧带；侧方为椎间孔和椎弓根。硬膜外间隙与椎旁间隙有直接交通。硬膜外间隙内含脂肪、淋巴组织及硬膜外静脉（多分布于侧腔）。硬膜外静脉无静脉瓣，与颅内静脉直接交通，此等静脉经椎间孔与胸腹静脉交通，还通过骶静脉丛与盆腔静脉交通。硬膜外间隙在中线处最宽，两侧逐渐变窄。在腰段中线处其宽度为5~6mm，而在中胸段仅为3~5mm。

二、生理

（一）神经阻滞

注入硬膜外间隙的局麻药，直接作用位于侧方的脊神经根。脊神经根被硬膜鞘覆盖，局麻药可通过硬膜摄取进入CSF。硬膜外麻醉起效时间较脊麻慢，对感觉和运动神经的阻滞程度也小于脊麻。麻醉以节段方式发生，可实施选择性阻滞。

（二）心血管系统

交感神经阻滞的生理改变与脊麻相似，但通常血流动力学的变化较缓慢。此外，注入的大剂量局麻药可吸收或误注入体循环，导致心肌抑制。用以延长局麻药作用时间，加入的肾上腺素也可吸收或注入体循环而产生，如心动过速和高血压。

（三）呼吸系统

所发生的生理变化与脊麻相似。在大的下腹部手术、上腹部手术和胸科手术后，用稀释的局麻药硬膜外镇痛，对膈肌功能和功能残气量的损害很轻，改善整体肺的后果。由于进行硬膜外麻醉，使得全身应用吗啡的剂量和影响减少，降低了术后低氧血症的发生率。

（四）凝血功能

有报道称，硬膜外麻醉可以减少静脉血栓形成从而减少肺栓塞，其可能的原因是：盆腔血流量的增加，交感神经对于手术的反应下降和早期下床活动。在髋部、盆部和下肢手术中，硬膜外麻醉可以减少术中的失血。

（五）胃肠道

硬膜外麻醉可用于行肠切除肠吻合术的患者。与脊麻一样，硬膜外麻醉同样会使副交感神经占优势，从而导致肠管收缩。硬膜外麻醉后肠功能恢复较早，可能是由于全身麻药浓度低。

（六）其他生理变化

与脊麻相似。

三、麻醉方法

（一）硬膜外穿刺针

为识别硬膜外腔隙，最常用17G的Tuohy和Weiss穿刺针。这些穿刺针配有针芯，其前端钝圆为侧方开口，壁薄，内可通过20G导管。

（二）患者体位

可采用坐位或侧卧位穿刺，具体事项参见脊麻。

（三）穿刺入路

由于硬膜外间隙中央处最宽，且硬膜外静脉、脊髓动脉或脊神经根多分布于间隙两侧，故无论采用正中或旁正中穿刺，穿刺针均应由中线进入硬膜外间隙，以便减少刺伤硬膜外静脉、脊髓动脉或脊神经根的危险性。穿刺点定位、皮肤消毒及铺无菌单均与脊麻操作相同。

1. 腰段硬膜外麻醉　用25G长注射针头，将局麻药自浅表直至深层达棘上韧带和棘间韧带做浸润麻醉，同时可探明硬膜外穿刺针的进针方向。用15G针在皮肤上刺一小口，以利于硬膜外穿刺针穿过皮肤，硬膜外穿刺针稍向头侧进针，穿过棘上韧带和棘间韧带，抵达黄韧带可有韧性感。

（1）阻力消失法：取出针芯，用一无阻力的玻璃或塑料抽吸三面生理盐水或空气，紧密的连接于穿刺针尾段注射器接口。缓慢进针同时给注射器管芯恒定压力，当针尖斜面进入硬膜外间隙时，推动管芯则阻力明显的消失；也可采用缓慢、小心、边进针边反复试验阻力变化的穿刺方法。当采用空气作为阻力消失的标志时，注入的气量要尽量小，因为曾有报道，当采用空气做阻力消失法时，出现了斑点状阻滞、颅腔积气和空气栓塞。

（2）悬滴法：在硬膜外穿刺针针尾悬浮一滴液体，一旦穿刺针进入黄韧带后，当针尖进入硬膜外间隙时，悬浮在针尾的液滴便被吸入。负压是由穿刺针尖推开硬膜所引起的，但可因胸膜腔内压和腹内压的传导（如孕妇、肥胖）而变化。仅有80%的患者会出现悬滴被吸入征象，故穿刺时感到针尖已过黄韧带，应作阻力消失试验加以核对。

2. 胸段硬膜外麻醉　用较小剂量的局麻药即可获得上腹部和胸部的麻醉。还可用于手术后镇痛而不产生下肢阻滞。胸段硬膜外穿刺与腰段方法相同，但胸椎棘突更向下方倾斜，上一个棘突的顶端覆盖了下一个椎板；故进针方向更需向头侧倾斜。此外，如穿破硬膜，则有损伤脊髓的危险。有时需采用旁正中穿刺法。

3. 置入导管　放置导管可反复注入局麻药，以满足长时间手术的需要，并可用于术后镇痛。

（1）通过硬膜外穿刺针置入每隔1cm标有刻度的不透X线的20G导管。若导管带有金属管芯，应先退出1～2cm以减少异感和穿破硬膜或静脉的机会。聚氯乙烯导管相对较硬不易打折，但有穿破硬膜和血管的可能。聚四氟乙烯导管很柔软，弯曲性强，但是容易打死折而造成梗阻。新型的尼龙、聚酰胺和聚乙烯导管在硬度和可弯曲性上达到了相互平衡。用金属丝加固的软导管不易打折也不会滑脱。如使用多孔导管，必须测量导管头端至最后一个侧孔的长度，以确保局麻药全部注入硬膜外间隙。

（2）缓慢将导管置入硬膜外间隙5cm以内。置管时患者若出现异感，通常是一过性的。若异感持续存在，应重新置管。如必须拔除导管，应将穿刺针和导管一并拔除，以免切断导管头端。

（3）测量患者背部表面至导管上标记的距离。

（4）小心地将导管保留而退出穿刺针，再次测量患者背部皮肤至导管一个刻度的距离。如导管过深，应向外拔出少许以保持硬膜外间隙内长度为4～5cm。

4. 试验量　可以经穿刺针或连续硬膜外导管给予。试验量包括2%利多卡因3mL和1:200 000肾上腺素。试验量注入硬膜外间隙几乎无作用，若注入CSF中，可迅速发生脊神经阻滞的征象；若注入硬膜外隙静脉内，常可发现心率增快20%～30%。误入血管后的其他征象，包括口周麻木、金属味、耳鸣和心悸，与之相伴随的还会出现血压和心率的增加。

5. 注入局麻药　局麻药应每3～5分钟注入3～5mL，直至达到全量。每次注药前均应回吸，以避免误入血管或蛛网膜下隙。

四、影响硬膜外阻滞平面的因素

1. 局麻药容量　硬膜外阻滞的诱导提示，阻滞每个神经节段的最大局麻药容量为1.6mL。如用低浓度局麻药则可超过上述最大容量，如术后或产后镇痛。

2. 年龄　老年人和新生儿，局麻药容量约减少50%。老年人椎间孔狭窄，减少了局麻药向侧方的椎旁间隙扩散，而易向头侧扩散。

3. 妊娠　妊娠期间，由于激素的影响使神经对局麻药的作用更敏感，加之下腔静脉受压增加了硬膜外静脉丛的血流量，从而使硬膜外间隙容积减小。所以，孕妇的局麻药用量应减少30%。

4. 注药速度　快速注药的阻滞效果，不如以约0.5mL·min^{-1}的速度缓慢注药可靠。非常快速注入大容量药液，因增加硬膜外间隙的压力而可能产生潜在的危险作用。压力增高可导致头痛、颅内压增高，甚至可能减少脊髓供血而致脊髓缺血。

5. 患者体位　对硬膜外阻滞平面有轻微影响。坐位患者，其阻滞平面易向尾侧扩散；而侧卧位患者，则下侧的阻滞平面较高。

6. 硬膜外阻滞的扩散　硬膜外阻滞效果在注药部位最先出现且最完善。通常阻滞向头侧的扩散比尾侧快，可能由于下腰段和骶段神经根粗大，而胸段神经根较细小之故。因L5～S1神经根粗大，常可发生阻滞不全。

五、影响硬膜外阻滞起效及作用时间的因素

1. 药物的种类。

2. 加用肾上腺素　在局麻药中加入1∶200000肾上腺素，可减少局麻药的全身吸收和血浆浓度，并可延长其作用时间。

3. 加入阿片类药物　在局麻药中加入芬太尼50～100μg，可加快其起效时间，增宽麻醉平面，延长作用时间并提高阻滞质量。据认为，芬太尼通过对脊髓背角胶状质的选择作用，调控疼痛的传导，可与局麻药产生协同作用。

4. 调整药液pH值　局麻药中加入碳酸氢钠（利多卡因10mL加8.4%碳酸氢钠1mL或布比卡因10mL加0.1mol／L的碳酸氢钠）可缩短阻滞的起效时间。据认为，其作用是局麻药碱基的比例增加，使更多的局麻药透过轴突膜。

六、并发症

（一）穿破硬膜

置入导管时穿破硬脊膜约占1%。在试图置入导管时穿破硬膜，则术后发生头痛的比例较脊麻后高。一旦穿破硬脊膜，可有多种处理选择。将适量的局麻药注入CSF，则改为脊麻；通过穿刺针置入硬膜外导管，可行连续脊麻。如仍需采用硬膜外麻醉（如准备手术后镇痛），可在另一个椎间隙重新穿刺置管，使硬膜外导管头端远离已穿破的硬脊膜处。但应考虑经此硬膜外导管注药后有发生脊麻的可能。

（二）血性穿刺液

如果在硬膜外穿刺中出现血性穿刺液，一些医生主张选择另一间隙重新操作。这样的话可以避免那些流出的血液影响对于导管位置的正确判断，同样也会减少全身对局麻药的吸收，从而降低给予试验量时假阳性的发生率。对于凝血功能正常的患者，血性穿刺液并不会带来严重的并发症（如硬膜外血肿）。然而，对于以后进行抗凝治疗的患者，血性硬膜外穿刺液就可能是硬膜外血肿的危险因素了。但是在这种情况下，也无暂停手术的资料。我们主张应该与手术医生直接沟通，并根据患者的具体情况，做出有关下一步如何做的一个特定风险收益的决定，术后要密切监测血肿的征象。

（三）置管并发症

1. 置管困难　较为常见。可因穿刺针进入硬膜外间隙侧方而不是正中，或穿刺针

斜面与硬膜外间隙太锐的夹角；也可因阻力消失时，只是部分穿刺针斜面通过了黄韧带；如遇后一种情况，小心向硬膜外间隙再进针1mm即可顺利置管。

2. 导管误入硬膜外静脉　并不总是经导管回吸出血液，而只是在注入含肾上腺素的试验量时，并发生心动过速。应缓慢拔出导管直至不能再回吸出血液，用生理盐水冲洗后再做回吸试验。若导管拔出超过1～2cm，则应将其全部拔出重新置管。

3. 导管在硬膜外间隙内折断或打结　无感染时，残留的导管并不会比手术缝线的反应性大。应向患者解释使其放心，手术探查及取出无症状导管的并发症，要比保守观察更多。

4. 导管置入硬膜下间隙　此间隙是硬脊膜与蛛网膜之间的潜在间隙，而且穿刺针或导管可以进入此间隙。此时回吸无CSF，但局麻药的作用与通常的硬膜外麻醉有相当大的差别且表现各异。如不能作脊髓造影，只能用排除法诊断。硬膜下隙的麻醉可能导致阻滞方式的分离（如感觉完全阻滞而无运动阻滞，或运动阻滞伴轻微的感觉阻滞）。如果阻滞的效果超出了预期的范围，则应想到是出现了硬膜下阻滞，应将导管取出并硬膜外隙重新置管。

（四）药物误注入蛛网膜下隙

大量局麻药注入蛛网膜下隙可导致全脊麻，其治疗与脊麻所致的并发症中的描述相似。

（五）药物误注入血管。

局麻药注入硬膜外静脉，可引起中枢系统和心血管系统的毒性反应，导致惊厥和心肺骤停。曾有报道，静注0.75%布比卡因可导致顽固性的心室纤颤。若出现药物无法逆转的室颤和心搏骤停，则应考虑心肺转流术。

（六）局麻药过量

全身局麻药中毒多数是由于局麻药用量相对过大，误将局麻药注入血管内是局麻药过量最常见的原因。药液中混有血管收缩剂肾上腺素，可以通过减少局麻药的全身吸收而降低毒性反应的发生。治疗方法应以支持受损脏器功能为主。

（七）脊髓损伤

在L2以上行硬膜外穿刺，很可能导致脊髓直接损伤。穿刺进针过程中出现单侧异感，表明进入侧方硬膜外隙，再由此处注药或置管，可能损伤神经根。供应脊髓前动脉的小滋养动脉穿过椎间孔时，也于此处走行。损伤这些动脉可导致脊髓前部缺血或硬膜外血肿。全麻诱导后置管可以掩盖神经损伤时的症状与体征，因此要在有确实需要的情况下才可以进行。小儿麻醉时经常要在诱导后实施硬膜外置管，所以经常要在骶尾部操作。

（八）硬膜穿破后的头痛

如用17G硬膜外穿刺针穿破硬膜，年轻人发生硬膜外穿刺后头痛的机会超过75%，其处理方法与脊麻后头痛相同。

（九）硬膜外感染

硬膜外感染是硬膜外麻醉极其罕见的并发症。感染源通常是其他的感染部位经血行散播至硬膜外间隙，也可来自穿刺过程中的污染，或术后镇痛用的导管污染或穿刺部位皮肤感染。患者出现发热、剧烈背痛以及背部局限性压痛，可发展为神经根性疼痛和麻痹。最初，实验室检查可发现白细胞增多，而腰穿可提示硬膜外感染，磁共振成像（magnetic resonance imaging，MRI）可明确诊断。治疗包括给予抗生素，有时需行紧急椎板切除减压术。迅速地诊断与治疗，可使神经功能恢复良好。要每日检查硬膜外导管敷料，以便及时发现是否有炎症或者出现漏液。

（十）硬膜外血肿

这是硬膜外麻醉一种极其罕见的并发症。凝血障碍的患者，穿破硬膜外静脉可形成硬膜外大血肿。如患者在硬膜外麻醉后出现剧烈背痛并伴有顽固性神经缺失症状，MRI可明确诊断，需行椎板切除减压以保护神经功能。

第六节　脊麻–硬膜外联合麻醉（腰–硬联合麻醉）

一、特点

脊麻具有起效快的优点，而硬膜外置管可提供长时间手术麻醉及术后镇痛。这种技术也常用于分娩。

二、麻醉方法

患者准备同硬膜外穿刺。当硬膜外针进入硬膜外隙后，取一根长脊麻针（Sprotte24G×120mm或Whitacre 25G）经硬膜外穿刺针内向前推进，直至出现典型穿破硬膜的落空感。此时拔出脊麻针的针芯，见有CSF顺畅流出。将脊麻药注入蛛网膜下隙，然后拔出脊麻针。再按标准方法经硬膜外穿刺针置入导管。如果随后要使用硬膜外麻醉，也应该先注入试验量。

第七节　骶管麻醉

骶管麻醉是将局麻药注入骶骨区硬膜外隙获得的麻醉。

一、解剖

骶尾腔是硬膜外间隙的延续部分，骶裂孔由S3椎板未完全融合而形成。骶裂孔两侧为骶骨角，即S3的下关节突。骶尾膜是一薄层覆盖骶裂孔的纤维组织。骶管腔有骶神经、骶静脉丛、终丝及硬膜囊，此囊通常终止于S2下缘。新生儿的硬膜囊可向下延伸至S4。

二、生理

骶管麻醉对生理的影响与硬膜外麻醉相似。骶管麻醉适用于会阴及骶区的外科和产科手术。

三、麻醉方法

1. 体位　骶尾硬膜外麻醉时，患者可取侧卧位、俯卧位或折刀位。

2. 定位　触摸骶骨角，若难以直接触摸到，也可沿中线由尾骨尖向上5cm以估测骶裂孔的位置。

3. 消毒皮肤　皮肤消毒与铺无菌单的方法与脊麻相同。

4. 皮丘　在两骶骨角之间，用1%利多卡因浸润作皮内小丘。

5. 穿刺　用22G脊麻针与皮肤成70°～80°穿刺。当穿透骶尾韧带时，可有典型的落空感。不应将穿刺针送入骶管以上，以免增加穿入硬膜外静脉的可能性。

6. 回吸检查　取出针芯，检查穿刺针内有无CSF或血液流出，再用注射器回吸检查。若见有CSF或血液流出，则应改换穿刺点重新穿刺。

7. 注药　注入含有1：200000肾上腺素的局麻药3mL作为试验量，与腰段硬膜外麻醉相似，观察患者有无药物注入蛛网膜下隙或静脉的征象。由于骶管内有丰富的硬膜外静脉丛，药物注入静脉很常见，即使经穿刺针回吸无血液，也可发生。

8. 置管　与腰段硬膜外麻醉相似，可使用17G Tuohy穿刺针向骶管内置管，可用于术后镇痛。

9. 骶管麻醉的平面、起效时间和作用时间遵循的原则与硬膜外麻醉相同。与其他硬膜外麻醉方法相比，由于骶管内容物、容积以及骶孔漏出的局麻药量差异很大，骶管麻醉所阻滞的范围难以预料。注入局麻药12～15mL足以获得骶管麻醉的效果。

四、并发症

骶管麻醉的并发症与硬膜外麻醉相似。

第八节　抗凝与椎管内阻滞

由于可以增加硬膜外血肿的危险，所以在接受预防性或治疗性的抗凝处理的患者中，应避免做椎管内阻滞。

一、口服抗凝药

服用小剂量的抗凝药（如华法林）的患者，如果是在24小时之内开始血栓预防，区域阻滞还可以使用。如果要实施脊麻或硬膜外麻醉，术前3～5天要停用华法林，而且在术前要做国际标准化比值（international normalized ratio，INR）检查。如果INR小于1.3，许多麻醉医师可以接受则可以实施麻醉，但是，还没有确切的INR值超过它就绝对不能做硬膜外或脊麻。

二、普通肝素

既非肝分肝素与预防性的皮下（小剂量）肝素，并非椎管内阻滞必然的禁忌证，需要注意，衰弱的患者药物的作用时间延长或者神经功能监测有困难。麻醉前至少4小时要停用静脉肝素，如果患者在停药前过度肝素化，要反复检查凝血情况。置管后至少延迟8小时方可继续给予肝素，当患者已放置了导管，在拔出硬膜外导管前2～4小时不应该给予肝素，拔出导管后1小时才能再开始给予肝素。

三、低分子肝素

预防血栓栓塞应用低分子肝素（low molecular weight heparin，LMWH）的患者，其出、凝血参数也会有变化。在最后一次剂量后，至少12小时之内不应该做脊麻或硬膜外麻醉穿刺或置管。用大剂量LMWH（依诺肝素1mg·kg^{-1}，每日2次）的患者则应推迟更长时间（24小时以上）。需要持续输注LMWH的患者，给药前一定要将脊麻或硬膜外导管拔除，而且拔管后两小时内不要给予LMWH。

四、抗血小板药

应用阿司匹林或非甾体抗炎药的患者，形成硬膜外血肿的危险性并不会很高。但是这些药与其他抗凝药合用时，会增加出血的危险。关于噻吩吡啶衍生物（噻氯匹啶、氯吡格雷），实施椎管内阻滞时，噻氯匹啶的停用时间是14天，氯吡格雷的停用时间是7天。停用血小板GP2b／3a受体抑制剂——阿昔单抗后，血小板功能的恢复时间是24～48小时，而依替巴肽、替罗非班停用后血小板的恢复时间是4～8小时。

五、纤维蛋白溶解和血栓溶解药

虽然溶栓药的血浆半衰期只有几小时，但是溶栓效应还要持续几天。对不能压迫的血管，在溶栓治疗10天之内手术或穿刺时是禁忌的。椎管内麻醉和溶栓治疗之间的相互关系还没有确切的指导意见。监测血浆纤维蛋白含量也许对治疗决策有所帮助。

六、中草药

在中草药中，大蒜、银杏和人参都是已知影响凝血功能的。实施椎管内麻醉时，停用中草药的时间尚无特定指南。这是因为中草药的何等剂量导致凝血功能障碍还不清楚，治疗决策往往更多依据临床异常出血史。当这些中草药与一般的抗凝药合用时就更有问题了。

第六章 心脏手术麻醉

第一节 麻醉前评估

一、问诊

询问与心脏手术操作、体外循环（cardiopulmonary bypass，CPB）的生理影响及选择性停搏有关的问题，包括：

1. 胸腔手术史 会增加此次心脏手术的难度。

2. 周围血管疾病 注意曾患周围血管疾病（包括短暂性缺血发作和脑血管意外）的治疗情况，及其无创性和有创性血管检查的结果。有症状或诊断明确的颈动脉疾病应在心脏手术之前或者同时进行动脉内膜切除术。

3. 出血或高凝倾向病史 可提示患者对围术期的治疗易起反应。

4. 肝素特发性血小板减少症（hepaeininduced thrombocytopenia，HIT）病史 他们当被给予肝素时，可出现致命的血栓形成并发症。

5. 肾功能不全的患者 应在术中采取多种肾脏保护措施。

6. CPB后的肺功能障碍 通常是致命的，患肺部疾病的患者术前应用抗生素、支气管扩张药、皮质类固醇类，或进行胸部理疗可能有益。

二、心功能评估

应明确心血管系统的主要解剖和生理特点，以便能评估术中发生缺血的可能性并确定心功能储备。

1. 放射性核素显像 可显示心肌可能发生缺血的区域和范围。

2. 放射性核素心室造影术 可描绘心腔容积、射血分数、右心室与左心室每搏量之比。

3. 超声心动图 可评估心室功能和瓣膜功能。局部心室壁活动异常可反映缺血或陈旧性心肌梗死。

4. 心导管检查 可提供无创性检查无法取得的解剖和功能资料。

（1）解剖资料：冠状动脉造影可确定冠脉狭窄的具体部位及严重程度、远端缺血、侧支循环及优势冠脉。血管腔直径减少70％以上为显著狭窄。优势冠脉系统供应房室结和后降支的供血。

（2）功能资料：心室造影可显示室壁运动异常、二尖瓣反流和心内分流。左室（LV）射血分数正常值>0.6。心室功能受损可预示心脏手术的危险性增加。

（3）血流动力学资料：经由左心和右心导管检查获得。心内和肺血管压力反映容量状态、心脏瓣膜功能和肺血管病变（正常值见表6-1）。左室舒张末压（left ventricular end diastolic pressure，LVEDP）升高（在"a"波的谷底测得），可能由于心室功能衰竭和扩张、容量超负荷［二尖瓣或主动脉反流（aortic insurficiency，AI）］，缺血或心室肥厚所导致的心肌顺应性差，或是由于缩窄过程所致。冠心病（coronary artery heart disease，CAD）患者在注射造影剂行心室造影或冠脉造影后，尽管其他血流动力学指标可能正常，但LVEDP显著升高。

表6-1 心内压和氧饱和度正常值

	压力（mmHg）	氧饱和度（%）
上腔静脉	–	71
下腔静脉	–	77
右心房（平均压）	1～8	75
右心室（收缩压/舒张压）	15～30/0～8	75
肺动脉压（收缩压/舒张压）	15～30/4～12	75
肺毛细血管楔压（平均压）	2～12	–
左心房（平均压）	2～12	98
左心室（收缩压/舒张压/舒张压末）	100～140/0～8/2～12	98
主动脉（收缩压/舒张压）	100～140/60～90	98

（4）左向右心内分流：可从右心血氧饱和度（oxygen saturation，SaO_2）逐渐升高得以证实。体循环和肺循环血流以及两者比值可用Fick原理计算。

（5）心排血量：可由热稀释法测得，同时还可计算出血流动力学的各项指标（见表6-2）。

5. 高分辨率（64层）计算机X线断层扫描检查 可作为一种无创成像技术用于评估冠心病患者。对于不适合做心导管检查的患者来说，这是一种有用的影像手段。

三、实验室检查

对拟行心脏手术患者的常规检查包括全血细胞计数、凝血酶原时间、部分凝血活酶时间、血小板计数、电解质、血尿素氮、肌酐、葡萄糖、天门冬氨酸氨基转移酶、乳酸脱氢酶、肌酸激酶、尿常规、胸部X线片和12导联心电图（electrocardiogram，ECG）。因为某些血小板计数值低或接受肝素后血小板数量迅速下降的患者有恶化成肝素特发性血小板减少症（heparin idiopathic thrombocytopenic，HIT）的危险，所以对这类患者应考虑进行抗肝素-PF4复合物抗体检测化验。

表6-2　心室功能指数

公　式	单　位	正常值
$SV=\dfrac{CO}{HR}\times1\,000$	$mL\cdot beat^{-1}$	60~90
$SI=\dfrac{SV}{BSA}$	$mL\cdot beat^{-1}\cdot m^{-2}$	40~60
$LVSWI=\dfrac{1.36(MAP-PCWP)}{100}\times SI$	$g\text{-}m\cdot m^{-2}\cdot beat^{-1}$	45~60
$RVSWI=\dfrac{1.36(PAP-CVP)}{100}\times SI$	$g\text{-}m\cdot m^{-2}\cdot beat^{-1}$	5~10
$SVR=\dfrac{MAP-CVP}{CO}\times80$	$kPa\cdot s\cdot L^{-1}$ ($dys\cdot s\cdot cm^{-5}$)	90~150 (900~1 500)
$PVR=\dfrac{PAP-PCWP}{CO}\times80$	$kPa\cdot s\cdot L^{-1}$ ($dys\cdot s\cdot cm^{-5}$)	5~15 (50~150)

注：beat，搏动；BSA，体表面积；CO，心排血量；CVP，平均中心静脉压；HR，心率；LVSWI，左室每搏做功指数；MAP，平均动脉压；PAP，平均肺动脉压；PCWP，肺毛细血管楔压；PVR，肺血管阻力；RVSWI，右室每搏做功指数；SI，每搏指数；SV，心每搏量；SVR，体血管阻力。

第二节　麻醉处理

一、患者教育

将术前即将发生的或术后预计发生的事件向患者加以解释，这样通常能缓解患者的焦虑情绪。向患者强调他将处于舒适的状态是十分重要的。

二、术前用药

1. 心脏用药

（1）β受体阻滞剂、钙通道阻滞剂和硝酸酯类：包括静脉应用硝酸甘油，应按医嘱常规应用至患者到达手术室。

（2）洋地黄类药物：通常在术前24小时停用洋地黄类。因其固有毒性（尤其在低钾血症时）且具有较长的半衰期，但是当二尖瓣狭窄（mitral stenosis，MS）患者需早控制心率时，术前应继续使用洋地黄类。

（3）抗高血压药：包括血管紧张素转化酶抑制剂（angiotensin converting enzyme inhibitor，ACEI）和利尿剂，通常在手术当日清晨停用。对左室功能不全的患者术前使用ACEI极易引发血管源性休克，但是，如果患者的血压极度不稳定，应持续应用抗高血压药。

（4）抗心律失常药：通常在术前持续应用。Ⅰ类药物（如奎尼丁、普鲁卡因胺和丙吡胺）可以抑制心脏自动性和传导性，特别是患者存在高钾血症时。胺碘酮的半衰期长达30天，术前几天停药对血药水平的影响不大。胺碘酮的应用可与肺毒性相关，并可减缓房室结传导，导致阿托品抵抗性心动过缓，并在围术期出现心肌抑制。

（5）阿司匹林：过去主张在术前7～10天停用，然而现有证据表明阿司匹林并不增加围术期出血；并且阿司匹林可使移植血管开放，这可能是严重冠心病患者持续应用阿司匹林进行治疗的原因。如果循环中的阿司匹林已被清除，输注血小板可治疗与阿司匹林治疗相关的出血。阿司匹林在肝功能正常患者的体内半衰期是15～20分钟。因为心血管病患者可能接受了多种可拮抗或不可拮抗的抗血小板药物治疗（见表6-3），所以彻底了解心脏手术患者准确的用药史，有助于判断围术期出现凝血障碍和出血的危险程度。

（6）华法林：应在术前2～3天停用。术前应记录正常凝血酶原时间。皮下注射10mg的维生素K或使用2～4单位新鲜冰冻血浆（fresh frozen plasma，FFP）可用于紧急纠正凝血障碍。但是华法林的半衰期较维生素K依赖的凝血因子（因子Ⅱ，Ⅶ，Ⅸ和Ⅹ）长，所以FFP仅能暂时纠正华法林诱导的凝血障碍，因此仍有凝血障碍反跳的危险。

（7）肝素：对有左主冠状动脉疾病不稳定的心绞痛患者，肝素应在术前连续滴注。未分馏肝素的抗凝血作用能通过静脉注射鱼精蛋白来快速拮抗，而使用鱼精蛋白并不能完全拮抗低分子量肝素化的抗凝血效应，因此增加了心脏手术患者围术期的出血量。

2. 镇静药和镇痛药　几乎应用于所有的心脏手术患者。苯二氮䓬类和吗啡类药物的联合应用，为诱导前进行各种置管操作提供了良好的遗忘和镇痛效果，除非患者极度虚弱，否则其产生的循环、呼吸抑制程度是可以接受的。

（1）左室功能良好的成年患者：在手术前一晚和入手术室前1小时口服劳拉西泮1～2mg；诱导前至少1小时给予吗啡$0.1～0.15mg \cdot kg^{-1}$肌注（若患者已采用抗凝治疗，则应皮下注射）。

（2）患严重的主动脉瓣狭窄（aortic stenosis，AS）或左主冠状动脉疾病的患者：即使是很小剂量的术前用药，所引起的低血压也是危险的，因此这类患者的用药剂量应减少。

（3）MS的患者：镇静药所导致的低通气量和低氧血症可诱发致命的肺动脉高压；这是因为此类患者对镇静药的中枢作用极度敏感，所以在患者到达手术室之前，用极少量或是不用术前用药。

（4）需要麻醉师运送至手术室的患者：可由麻醉小组静脉给予术前用药。

（5）辅助氧疗：主要用于严重左室功能不全、瓣膜疾病和肺功能受损的患者。

表6-3 抗血小板药物

药物	抑制作用	半衰期	作用持续时间	是否可逆	恢复功能的方法
阿司匹林	环氧合酶	15~20 min	7 d	否	血小板输注
阿昔单抗(商品名:Reopro)	血小板糖蛋白Ⅱb/Ⅲa受体	30 min	48 h	是,但仅有部分可逆	血小板输注
依替非巴肽(商品名:Integrilin)	血小板糖蛋白Ⅱb/Ⅲa受体	2.5 h	4~8 h	是	推迟手术至停药后2 h
替罗非班(商品名:Aggrastat)	血小板糖蛋白Ⅱb/Ⅲa受体	1.5~3 h	4~8 h	是	手术前尽早停药
氯吡格雷(商品名:波立维)	ADP受体	8 h	7 d	否	按需要输注血及血制品 c
噻氯匹啶(商品名:抵克立得)	ADP受体	重复剂量12 h~5 d	7 d	否	按需要输注血及血制品
双嘧达莫 a(商品名:潘生丁)	吸收腺苷;磷酸二酯酶	9~13 d	4~10 h	是	血小板输注
西洛他唑(商品名:培达)	磷酸二酯酶Ⅲ	11~13 h	48 h	是	按需要输注血及血制品
草药疗法 b	血小板聚集	不定	不定	不定	参考资料有限

注:a,应用双嘧达莫可采用与阿司匹林的复合配方药(商品名:Aggrenox)。

b,包括大蒜,生姜,人参,银杏,小白菊,鱼油和冬青。

c,已证明给予抑肽酶 可减少曾用波立维治疗的心脏手术患者的出血。

三、监测

1. 标准监测

（1）心电图：带有ST段变化趋势分析系统的Ⅱ和V_5导联连续监测有助于诊断心肌缺血和节律紊乱。

（2）温度监测：包括"中心"温度的测量，即鼻咽温，可反映脑组织和其他高灌注组织的温度；血温由肺动脉导管测得；"表面"温度由直肠温或体表皮肤测得，反映低灌注区域的温度。

2. 中心静脉压和肺动脉压

（1）心室功能正常且拟行心脏手术的患者：可通过中心静脉压（central venous pressure，CVP）监测进行有效的管理，而心排血量和充盈压的资料可由肺动脉（pulmonary artery，PA）导管获得，以便指导整个围术期的合理用药和容量治疗。

（2）肺动脉起搏导管和起搏端口导管能对下列情况提供起搏动力：各种瓣膜损害（主动脉瓣反流和二尖瓣反流）和传导异常的治疗、再次手术而不能及时获得心外膜起搏时。混合静脉血氧饱和度（oxygen saturation in mixed venous blood，$SmvO_2$）可通过配备有特制光纤氧测定仪相连的肺动脉导管进行连续监测；$SmvO_2$下降是由于心排血量下降、血红蛋白减少、氧耗增加或SaO_2下降所致。

3. 术中经食管超声心动图（transthoracic echocardiography，TEE）监测　对以下情况很有益。

（1）评估瓣膜疾病的状况：其可用来帮助外科医师决定是否可以进行瓣膜修复或者置换术。

（2）评估心内血栓、心内分流和主动脉内斑块：经食管超声心动图和主动脉外超声心动图的联合应用，可帮助外科医师在主动脉有斑块的情况下决定主动脉插管的最佳位置。某些严重的动脉粥样硬化病变的患者，其病变在主动脉近端，这类患者应采用股动脉或腋动脉插管，或是进行非体外冠状动脉旁路移植术（coronary artery bypass grafting，CABG）。

（3）围术期评估主动脉夹层状况。

（4）围术期评估心室解剖和功能状况。

（5）在CPB停止前，评估有无心内气栓。

（6）术后评估瓣膜修复、置换和心内分流的修复情况。

（7）TEE：可通过多种方式实行综合TEE检查。在美国心血管麻醉医师协会的超声心动图TEE指南里可以找到所有的要点。

4. 神经病学监测　如经颅多普勒、多频脑电图和脑血氧饱和度监测，在CPB期间，这些监测手段能通过警示临床医师是否出现灌注不平衡来改善神经病学预后。应用BIS监测，可为某些考虑术中拔管或"快通道"麻醉的心脏手术患者提供恰当的镇静催眠药的滴注剂量。

四、诱导前

当患者到达手术间时，应检测其生命体征，保证其足够的血氧饱和度（blood oxygen saturation，SpO$_2$），必要时追加术前用药（咪达唑仑1~2mg）。

1. 建立外周静脉通路　通常一个大口径的14号套管针的外周静脉通路就可满足需要。如果估计有大量出血（如再次手术或术前存在凝血机制异常的患者），则需建立第二条通路以便输注血制品。

2. 动脉置管　可用18或20号套管针。

（1）左侧乳腺切除的患者：尽可能在右侧桡动脉穿刺置管，以便左臂可以妥善包裹固定。

（2）复杂主动脉弓手术：通常行双侧桡动脉穿刺置管，特别是在有主动脉切除的情况下。

（3）曾行肱动脉切开术的患者：避免在其肱动脉切开术的远端行穿刺置管，因为在切开处的两端会出现压力梯度，尤其是在CPB中和CPB后。

（4）如果双侧血压测量值不一致，则应在数值高的那一侧行动脉穿刺置管。

（5）一定注意外科医师是否采用桡动脉作为CABG术的移植血管。

（6）股动脉穿刺置管：与桡动脉置管相比，股动脉穿刺置管也是安全可靠的选择。严重冠心病和左室功能极差的患者可在术前行股动脉穿刺置管，以便在术后需要主动脉内球囊反搏（intra-aortic balloon counterpulsation，IABP）时提供插入点。肱动脉和腋动脉穿刺置管是第三和第四选择。

（7）主动脉内球囊腔内压力能被转换为中心动脉压力。

3. 中心静脉通路　可在诱导前或诱导后建立，可依临床情况而定。

4. 除颤器和体外起搏器　除颤器和体外起搏器应备用；如果应用，应该使用磁铁调整起搏器或植入性心脏电复律除颤器（implantable cardioverter defibrillator，ICD）。

5. 悬浮红细胞　应备有经血型和十字交叉试验检测的悬浮红细胞（2~4单位）。

6. 基本血流动力学检查　包括心排血量和7导联心电图。

7. 备用药物　包括肝素、氯化钙、利多卡因、胺碘酮、正性肌力药、血管升压素、扩血管药和硝酸甘油，直到患者安全脱离CPB，才可给予鱼精蛋白。

五、诱导

诱导是心脏手术患者麻醉处理最关键的时刻之一。诱导时外科医师应在场，而且一旦出现血流动力学意外时，CPB机应是备好可用的。药物选择及处理步骤的顺序取决于心脏缺损的特殊性、患者的基本情况和手术方案。有条不紊逐渐诱导的同时，频繁评估心血管抑制程度和麻醉深度（通过对逐步升级的刺激，包括经口气管插管、下Foley尿管的血流动力学反应来判断）可最大限度地降低血流动力学的不稳定性。

1. 药物应用　用于心脏手术患者麻醉诱导和维持的药物。

（1）静脉阿片类药：可产生不同程度的血管扩张和心动过缓，没有明显的心肌抑制。大剂量使用芬太尼（$50 \sim 100 \mu g \cdot kg^{-1}$）或舒芬太尼（$10 \sim 20 \mu g \cdot kg^{-1}$）可作为诱导和主要维持用药；也可用较小剂量即单次静注芬太尼$25 \sim 50 \mu g \cdot kg^{-1}$并辅以静脉麻醉药持续静滴；或与其他中枢神经系统抑制剂合用，也可采用更小的剂量（芬太尼$10 \sim 25 \mu g \cdot kg^{-1}$或舒芬太尼$1 \sim 5 \mu g \cdot kg^{-1}$）作为"平衡麻醉技术"的一部分。

（2）镇静催眠和遗忘药：包括硫喷妥钠、丙泊酚和依托咪酯，在某些特殊情况下作为联合诱导药物是有益的；其中依托咪酯的心肌抑制作用最小。

（3）挥发性吸入麻醉药：是有用的辅助用药，尤其适用于高血压病的治疗。

（4）肌松药：通常选择对心血管系统作用最小的药物（如维库溴铵、顺式阿曲库铵）。提前静注"预注量"和较早给予肌松药可对抗因麻醉性镇痛药引起的胸壁僵直现象；琥珀胆碱在改良快速诱导技术中用于反流和饱胃的患者；泮库溴铵用于对抗阿片类药物导致的心动过缓症状。

2. 瓣膜心脏疾病的特殊处理

（1）AS：血流动力学目标包括足够的血容量、较慢的窦性心律，维持心肌收缩力和体循环血管张力。AS所导致的肥厚左室缺乏顺应性经常需要较高的充盈压［LVEDP为$2.67 \sim 4.00kPa$（$20 \sim 30mmHg$）］，应避免使用降低血管张力或心肌收缩力的麻醉药（如硫喷妥钠）。可在诱导前$1 \sim 2$分钟开始输注血管升压素（如去甲肾上腺素），以降低由诱导引发显著低血压的风险。必须积极治疗心律失常。

（2）主动脉瓣关闭不全：血流动力学目标包括足够的血容量、维持较快的心率和收缩状态以及通过降低体循环血管张力来增加前向血流。患有AI的患者常常高度依赖内在交感神经张力；并存冠心病的患者在明显心动过缓时（舒张期灌注压非常低）可出现失代偿，应备用能快速起搏的方法。

（3）二尖瓣狭窄：血流动力学的目标要求维持较慢的心率（最好是窦性节律）、足够血容量、收缩力和体循环阻力。必须避免因通气不足或呼气末正压通气所引起的肺血管阻力（pulmonary vascular resistance，PVR）增加。患严重二尖瓣狭窄且肺血管阻力升高的患者，诱导具有风险性。故常推荐在诱导前放置肺动脉管。

（4）二尖瓣关闭不全：血流动力学目标包括维持足够血容量、收缩力、正常或稍快的心率和降低体循环血管张力，应避免肺血管阻力升高。此类患者常能较好地耐受麻醉所引起的体循环血管阻力降低。

（5）混合型瓣膜损害：其麻醉处理的主要目标要根据血流动力学影响最显著的瓣膜损害而定。混合瓣膜损害同时合并冠心病会使麻醉计划变得更加复杂（如AS合并AI患者同时合并CAD）。在所有的情况下，都要确定诱导中将最可能出现的三个问题，并制定与之相对应的处理计划。

3. 紧急诱导的特殊处理

（1）肺栓塞：诱导和正压通气可导致心血管系统骤然虚脱。在诱导前，给病情不稳定的患者准备和铺巾应谨慎。右心功能极差的患者是采用局麻下股动脉插管建立体外循环指征的。

（2）心包填塞：心包填塞的患者存在共同的担忧，必须给予足够的容量治疗。诱导前开始使用变性肌力药物和血管升压素也许是有益的。如果麻醉诱导时出现了血流动力学虚脱，则需要紧急开胸。麻醉诱导前应插入心包引流管以预防血流动力学虚脱。

（3）主动脉夹层：高血压可引发突然的主动脉破裂，所以诱导前必须备好血。夹层向近端延伸可引发和导致心肌缺血或填塞。

（4）室间隔缺损（ventricular septal defect，VSD）和心肌梗死后的乳头肌断裂：患者可表现为极度的低血压，必须快速建立体外循环。这类疾病的多数患者在麻醉诱导前有应用主动脉球囊反搏治疗的指征。

（5）危重患者的血压可在诱导时急剧下降。在等待药物治疗起效的同时，应不失时机地施行心肺复苏。如果患者在胸外按压和电击除颤后没有马上恢复，应考虑立即开始体外循环。

六、转流前阶段

在建立CPB的准备阶段，可根据刺激的不同水平划分为几个特有的刺激阶段：胸骨劈开和牵开、心包切开、主动脉根部分离并插管。可能发生自发性体温下降。

1. 胸骨劈开前　应采集血样以检查动脉血气（arterial blood gas，ABG）的基础状态和pH值、血细胞比容（hematocrit，Hct）以及激活全血凝血时间（activated clotting time，ACT）基础值。对初始Hct≥40%且一般情况较正常的患者可考虑放血和急性等容性血液稀释，以备在CPB后和肝素扭转时输注新鲜自体血。

2. 劈胸骨　应将肺排气。胸壁形状的解剖改变可造成心电图的改变，特别是T波的改变；应注意这种T波改变勿与心肌缺血所引起的相混淆。

3. 分离左侧乳内动脉　所造成的失血可进入左侧胸腔，这对于有肺储备减少的患者可影响其肺功能。

4. 插管前抗凝准备

（1）在麻醉诱导前：应准备肝素350 IU·kg^{-1}（如果患者正在静脉应用肝素或正行IABP反搏治疗，则为500IU·kg^{-1}），以备紧急需要开始CPB时使用。应通过中心静脉导管给予肝素，且注射前、后皆应回抽有血，以确保有效剂量进入循环。

（2）应预料到推注肝素后常发生血管扩张，这种情况。

（3）ACT：给肝素后大约5分钟时，应检测ACT来监测抗凝的程度，基础值为80~150秒。当给予足够的肝素时，CPB期间ACT>400秒（35℃以上时），才能防止CPB中微血栓的形成。考虑到这个时点检测实验所存在的固有差异性，ACT值应大于

450秒。术前静脉连续应用肝素或正在行IABP反搏治疗的患者，可形成相对的"肝素耐药"。如果给予标准剂量的肝素而ACT值无法达到400秒以上，则需追加200~300 IU·kg^{-1}的肝素。如还无效，则需给予500~1000IU的抗凝血酶或2~4单位的新鲜冰冻血浆，以纠正可能存在的抗凝血酶缺乏症。

（4）已诊断为Ⅱ型HIT或合并有血栓形成综合征的肝素特发性血小板减少症的患者：在CPB期间需要特殊的抗凝处理。HIT根据是否涉及免疫反应来确定分类。Ⅰ型HIT是肝素和血小板发生的无免疫介导的反应，从而造成广泛的血小板减少症。Ⅱ型HIT是通过免疫介导激活血小板，导致血小板聚集的现象。激活的血小板产生的有生物活性的介质可诱发生成凝血酶，导致HIT介导的血栓形成综合征。对患有Ⅱ型HIT患者，有两种可选择的方法替代标准肝素治疗（见表6-4），但因为每一种都有明显的局限性，所以在使用前应和外科医生和血液病学家进行讨论。

1）术前应清除所有形式的肝素（如使用盐溶液冲洗压力传感器，在离心分离的过程中使用柠檬酸盐溶液冲洗回收血液）。

2）应采用无肝素的肺动脉导管。

3）采用替代的抗凝疗法，包括比伐卢定或未分馏肝素联合抗血小板药物（见表6-4）。如采用比伐卢定作为CPB安全的抗凝措施，应在询问过熟悉此技术的临床专家后再进行尝试。

4）如果采用未分馏肝素，则应在主动脉插管前给予体外循环剂量的猪肝素（使重复追加肝素剂量的可能性降到最低）。

5）在术后早期应用阿司匹林和使用直接抗凝血酶抑制剂与香豆素进行全身抗凝，可防止术后早期和晚期的血栓栓塞并发症。

表6-4　HIT患者体外循环期间抗凝治疗可选择的替代疗法

药　物	机　制	半衰期	实验室监测	是否可逆
比伐卢定(Angiomax)^a	直接的凝血酶抑制剂	25 min（肾功能正常）	ACT	否
替罗非班（Aggrastat）+未分馏肝素^a	糖蛋白Ⅱb/Ⅲa受体抑制剂可防止HIT患者血小板聚集	1.5~3 h	ACT(如果怀疑有HIT血栓症应检测血小板和D-二聚体)	否

注：a,在需CPB的患者中使用此抗凝技术的安全性尚需更多的试验。

5. CPB的准备过程　开始于主动脉插管。主动脉表面超声扫描可指导已确诊患动脉粥样硬化疾病（通过病史或术中TEE确诊）患者的插管位置。在主动脉插管过程中维持收缩压在100mmHg左右，以降低形成主动脉壁夹层的风险。

6. 某些外科医师愿意在开始CPB前，就把大隐静脉移植血管的近端与主动脉吻合好。侧壁钳夹不当可造成主动脉管腔阻塞50%以上，从而显著增加后负荷，导致心肌失代偿，其早期表现为低血压、肺动脉压力升高、心电图ST段改变。

7. 静脉回流管　经右心房插入1或2根静脉回流管，灌注心脏停搏液的灌注管常插入升主动脉近端。

8. 逆灌管　逆灌管常插入冠状动脉窦。放置逆灌管能引起突发的室上性心动过速，这能导致急性的血流动力学失代偿，从而需要紧急同步电复律或马上开始CPB；也可在TEE指导下放置逆灌管。

七、心肺转流

1. CPB环路　在典型的CPB主泵管中，血液通过重力作用沿塑料管路从右心房流向静脉容器。主泵（滚压泵或离心泵）驱使静脉血流入变温器和氧合器，后者可将静脉血进行氧合并祛除二氧化碳。　这种动脉化的血液在经主动脉管进入患者升主动脉前要经过动脉微栓滤器。　CPB机有另一个泵管进行心肌灌注，还有一个或一个以上的泵管从术野回吸血液。在主泵管中加入大约1600mL的晶体液进行预充，这样能成比例地降低患者的红细胞比容（Hct）：Hct=［体重（kg）×70mL·kg^{-1}×Hct］／［体重（kg）×70mL·kg^{-1}+预充液体量（mL）］。一般说来，心脏麻醉医师应备好CPB机处于紧急备用状态，并且应预料和能处理与CPB相关的、可能发生的问题（如血凝块阻塞膜肺、不完全泵阻塞、空气栓塞等）。

2. CPB开始　在充分肝素化之后（ACT值为400~480秒），外科医师松开静脉管上的钳夹开始转流。灌注师在确信静脉回流充分后，将开泵并逐渐增加泵速到2.0~2.4L·min^{-1}·m^{-2}，或50mL·kg^{-1}·min^{-1}（成人）。根据血管阻力、血容量和血液黏滞度的变化，此种血流可形成5.33~16.00kPa（40~120mmHg）的平均动脉压力（mean arterial pressure，MAP）。在体外循环开始阶段，可通过观察进入主动脉管内的动脉血颜色鲜红与否，来确定膜肺是否正常工作，一旦建立充分流量和静脉引流，则应停止麻醉机的挥发性麻醉药、静脉输液和肺通气。应用肌松药以防止寒战；应用静脉麻醉药，或调节置于环路新鲜气体管道上的挥发罐中的吸入麻醉药来维持麻醉。建议把肺动脉导管后撤1~5cm，以防在CPB期间导管尖端移至楔入位置。如应用了2根静脉引流管，并使用阻断带以达到完全CPB，则应尽可能在最靠近近心端的位置测量（如在PA导引管侧路）CVP。因为脑灌注压=MAP-上腔静脉（superior vena cava pressure，SVC）压，故需及时发现SVC导管梗阻所导致的SVC压力升高，以防止造成严重的中枢神经损伤。室颤或心脏停搏后，可显示平均肺动脉压力。可插入一带孔导管至左室以防左室膨胀。

3. CPB维持

（1）心肌保护：在主动脉阻断期间，心肌保护主要是通过低温和（或）高钾停搏来降低心肌耗氧量进行的。

1）心脏停搏液：可通过主动脉根部、冠状动脉口或静脉移植血管顺行灌注，或通过冠状动脉窦逆行灌注。

2）心肌冷停搏液间断灌注法：是目前常用的技术，大约每20分钟灌注一次冷（4℃~6℃）高钾溶液（含或不含血）至冠状动脉循环（或依据心脏电活动重新出现的频率）。患者全身降温和心脏表面降温增强了心肌保护效果。

3）温血心脏停搏液技术：是灌注温（32℃~37℃）高钾溶液和血液按大约1∶5比例混合的液体。在主动脉阻断期间不停灌注此溶液，仅在需要看清吻合位置时才中断几次。全身缓慢降温至32℃~34℃，可用利多卡因或艾司洛尔增强保护效果。血清葡萄糖水平将会急剧升高，可静脉给予胰岛素治疗。

4）低温颤动技术（无须夹闭主动脉）：可用于CABG术过程中。此技术需提高体循环血压［MAP≥10.67kPa（80mmHg）］，连续测量左室排气孔压力，并连续输注硝酸甘油以保证充分的心肌灌注。

（2）低温：低温（20℃~34℃），常在CPB中应用。低温所带来的血液黏滞度升高可降低心肌耗氧量，相应的流量需要也减少，这样可对抗预充液稀释导致的血液黏滞度降低的效果。低温的副作用包括自主调节功能、酶活性和细胞膜功能受损，氧输送减少（血红蛋白氧离曲线左移）和引发凝血功能障碍。

（3）CPB中血流动力学监测：这是灌注师、麻醉医师和外科医师的共同责任。

1）CPB开始后的低血压通常是由于血液稀释和血液黏滞度低造成的，其他重要的原因包括灌注流量不足、血管扩张、急性主动脉夹层或主动脉插管位置不当（如流向无名动脉的灌注血流就无法向穿刺置管的桡动脉供血）。应检查肺动脉压力和左室引流管流速，以明确是否有主动脉瓣关闭不全而影响泵血向前流动（静脉管有可能会挤压主动脉瓣的非冠状动脉叶而加重主动脉瓣关闭不全），有时需输注去氧肾上腺素治疗短暂的低血压。在CPB过程中，桡动脉压和主动脉压之间可出现一个压力梯度［高达5.33kPa（40mmHg）］如果未能辨别出较低的桡动脉压是由于这个原因造成的，可能会导致给予不必要的血管加压药。当存在颈动脉狭窄时，应维持比常规更高水平的MAP［10.67~12.00kPa（80~90mmHg）］，且应避免低碳酸血症。

2）高血压（MAP>90mmHg）：可由于过高的灌注流量或血管阻力增加所致，后者可用扩血管药或麻醉药治疗。

3）肺动脉压升高：提示左心膨胀，这可能由于引流不充分、主动脉瓣关闭不全或静脉回流阻断不充分所致。严重的膨胀可造成心肌损伤。

（4）代谢性酸中毒和少尿：提示全身的灌注不足。应补充容量（根据Hct决定用血还是晶体液）以增加灌注流量。在CPB最初的10分钟内，排尿量应加快。

1）少尿（<1mL·kg⁻¹·h⁻¹）：应尝试提高灌注压和（或）灌注流量，或试用甘露醇（0.25~0.5g·kg⁻¹）、多巴胺（1~5μg·kg⁻¹·min⁻¹）来治疗。长期接受呋塞米治

疗的患者在CPB中应维持原剂量以维持其利尿作用。非诺多泮（一种选择性多巴胺竞争剂）能促进尿钠排泄，并在CPB中具有肾保护作用。

2）溶血：在CPB中通常是由于泵吸引而对红细胞造成物理损害。释放的色素可造成术后急性肾功能不全。用甘露醇或呋塞米维持利尿来治疗血红蛋白尿，严重者应用碳酸氢钠$0.5 \sim 1.0 mmol \cdot kg^{-1}$来碱化尿液。

（5）肝素治疗：当CPB持续时间过长时，应追加肝素。自首次量2小时后开始每小时追加$100 IU \cdot kg^{-1}$。当使用硅藻土ACT试管时，使用抑肽酶会人工提高ACT值。低温可延长硅藻土法和白陶土法的ACT时间。在接受长期肝素治疗或不采用全身降温的患者，肝素抗凝作用的持续时间将缩短。患者在CPB期间，ACT和血浆肝素水平并不存在很好的相关性，但许多心脏病中心在低温（25℃～34℃）CPB过程中仍常规监测ACT。

八、停止CPB

意味着心肺功能从体外循环系统转换为患者自身循环系统。麻醉医师在准备过渡时必须监测患者的代谢情况、麻醉深度和呼吸循环功能，并把以上指标调控至最佳状态。

1. 在复温阶段开始准备停机　动脉血复温。在脱离CPB之前，中心温度应该达到而不超过37℃。反映较低灌注组织区的体表温度（直肠或表皮温度）也应达到35℃～36℃。

（1）实验室数据：复温期应获悉包括血气分析和pH值、K^+、Ca^{2+}、血糖、Hct和ACT数据。血气分析和pH值报告的温度均为37℃（为血气机内血样的温度），并校正到患者的体温。通常以在37℃时测定的pH值作为临床决策的根据（稳态管理），但此观点尚存争议，另外有些麻醉医师采用pH稳态管理。

（2）在复温和脱离CPB期间：应确保充分抗凝，必要时追加肝素。

（3）代谢性酸中毒：应予碳酸氢钠治疗，并且灌注师应适当调整通气。

（4）高钾血症：通常在灌注心脏停搏液后发生，常可通过K^+的再分布和利尿而自行纠正。如未能自行纠正，可静脉给予胰岛素、碳酸氢钠和葡萄糖来降低血钾水平。

（5）严重高糖血症（血糖>$400 \sim 500 mg \cdot dL^{-1}$）：最常见于糖尿病患者经过温血停跳液灌注后，此类患者应输注胰岛素。

（6）Hct：在脱机前，根据体外循环贮血罐所存的血量，应通过输血或血液浓缩使Hct超过20%。根据患者的年龄和一般情况，Hct可略高或略低。

（7）若患者有术后大出血的危险，则应在脱离体外循环之前将FFP解冻备用（需30～45分钟），此类患者也应备好血小板。

2. 复温期间的麻醉要点　包括维持足够的神经肌肉阻滞、镇痛和遗忘，可追加肌松药、麻醉性镇痛药和苯二氮䓬类药物。应重新标定压力换能器的零点。若MAP升高，可用硝普钠控制血压，这也有利于复温。

3. 体外循环脱机

（1）在心脏切开的手术后（如瓣膜置换术）：采用在TEE引导下进行"排气操作"，以防止脑或冠状动脉循环发生空气栓塞。正压通气时钳夹静脉回流管可将来自肺静脉的空气向前推进。将手术台摇向两边并抬高心尖，可使心室乳头肌间的空气释放出来，然后用注射器抽出心尖部的空气。直接吸出冠状动脉移植血管内可见的气泡，有助于防止心肌缺血。

（2）开放主动脉后重新建立冠脉循环时，可推注利多卡因，之后以每分钟1mg的速度静滴。行CABG术或CABG术（换瓣术）的患者开始使用硝酸甘油。

（3）室颤：可出现自发性除颤，治疗室颤可直接用10～30J直流电（direct current，DC）除颤（如果使用能传导双相波的设备导线，通常7～10J就足够了）。除颤失败可因为温度不够、移植物问题、电解质紊乱或心肌保护不完全，此时应追加利多卡因、镁（1g，缓慢静推），或用胺碘酮（150mg静推，其后以每分钟1mg，静滴6小时，再改为每分钟0.5mg的滴速）。

（4）评估节律：缓慢心律失常时，可通过心外膜导线进行心房起搏，但如果存在P-R间期延长或完全性心脏阻滞，还应加用心室起搏。低温、低钙血症和心脏停搏液引起的高钾血症和高镁血症，很有可能造成CPB后立即发生可逆性心脏阻滞。房性快速性心律失常也许表明麻醉过浅，可用芬太尼治疗。其他的房性心律失常可用超速起搏、心脏复律治疗，必要时可使用抗心律失常药（如艾司洛尔、普萘洛尔、胺碘酮和维拉帕米，而较少使用洋地黄类）。

（5）监测ECG：以检查与冠脉内空气栓塞或血运不足相关的可能心肌缺血表现。

（6）在脱离CPB期间：监测平均肺动脉压、肺动脉楔压或外科放置的左房压力导管的压力变化可指导左室充盈；监测CVP或直接监视右室情况可指导右室充盈。决定体外循环后充盈压的目标值，应考患者的术前压力、左心室肥大（left ventricular hypertrophy，LVH）的程度、心脏重建血供的充足程度和瓣膜矫治术预期的病理生理影响。无左室肥大且血压正常的患者大约需要1.33kPa（10mmHg）的左房压或2.67kPa（20mmHg）的平均肺动脉压。患有严重左心室肥大且重建血供不足的患者可需要2.67kPa（20mmHg）的左房压或4.00kPa（30mmHg）的平均肺动脉压。 TEE在评估左室充盈方面特别有用。

（7）比较中心（主动脉）和外周（桡动脉）的压力以确保两者之间无显著的压力梯度。

（8）肺通气：数次试验性呼吸检测肺顺应性和阻力，当左室开始射血时，就应重新开始通气，即使是在体外循环过程中。为有利于双肺膨胀，应吸出胃内容物；如果胸膜腔已开放，应行胸膜腔引流。若肺通气困难，应行气道吸引或应用支气管扩张药。

（9）心脏收缩性及血管张力：直视下观察心脏能确定房室同步性，可通过观察心脏大体和收缩表现来评估心脏收缩性；后者是在同时考虑灌注流量、左房压和肺动脉压的基础上，通过监测收缩压峰值和脉压来评估的。如果心肌活动表现不佳，或预期心功能较差（如术前心功能受损或术中发生心肌缺血），可在脱离体外循环前开始使用正性肌力药支持。检查泵流速，并与患者术前的心排血量相比较，若流速显著增加表明应提高血管张力（如应用去甲肾上腺素或去氧肾上腺素等药物）。

（10）离子型Ca^{2+}：可在开放主动脉后15分钟缓慢纠正。迅速给予Ca^{2+}（尤其是存在心肌缺血时），常可导致Ca^{2+}引发的心肌损伤。钙能提高心肌收缩性和全身血管阻力（systemic vascular resistance，SVR）。

九、脱机

在确实脱离体外循环的时刻，应缓慢钳闭静脉管道，使心脏逐渐充盈并随着每一次收缩进行射血。延长部分静脉管道的封闭时间，使其形成"部分旁路"以分担部分心肺功能，并评估其血流动力学。完全钳闭静脉管路后，一旦达到足够的充盈压，就可停止主动脉插管的灌注血流，而由心脏自行提供全身组织灌注。以全潮气量和较短吸气时间进行手动通气，有助于右室功能的恢复。

1. 血压维持　将CPB机贮血罐里的机血回输体内，维持左房压或平均肺动脉压于适宜水平上。注意不要使心脏过度膨胀，如果发生心脏过度膨胀，外科医生应暂时松开静脉管道钳以"排空"心脏；或者把患者暂时置于头高脚低的反屈式体位，以减少向已过度膨胀的心脏静脉回流。

2. 体外循环停止后，评估以下方面，ECG、收缩压（systolic pressure，SBP）、左心充盈压（left ventricular filling pressure，LFP）、右心充盈压（right ventricular filling pressure，RFP）和心排血量。将患者的这些参数与理想目标参数相比较；如果患者状态并不好，应纠正存在的起搏问题，要求外科医生评估移植血管是否有充足血供，并行TEE以评估瓣膜置换或修复情况；排除与外科操作有关的目录，此类不稳定的患者常会出现以下情况：

（1）低血容量：收缩压低、心排血量低、左心充盈压低和右心充盈压低，从体外贮血罐回输机血。如果患者不能耐受低血压（如严重左室肥大和患冠状动脉分支疾病的患者），应在容量复苏充足之前暂时使用升压药。

（2）左心功能不全：收缩压低、心排血量低、左心充盈压高和右心充盈压低。给予正性肌力药，常用一线药物是多巴胺，以$200 \sim 300 \ \mu g \cdot min^{-1}$开始静滴，并根据需要调整剂量。当需要更多的药物支持时，可加用米力农（一种磷酸二酯酶Ⅲ抑制剂，负荷量为$25 \sim 50 \mu g \cdot kg^{-1}$，继以$0.375 \sim 0.750 \mu g \cdot kg^{-1} min^{-1}$）；患者也可能需要再次进行短时间的体外循环。如果正性肌力药无效，应放置IABP，最终的干预是放置左室辅助装置。

（3）右心功能不全：收缩压低、心排血量低、左心充盈压低和右心充盈压高。这种情况可由原发性左室功能不全（心肌保护不完全或冠脉内空气栓塞）或继发性右室功能不全（严重的鱼精蛋白过敏反应、通气不足和肺血管阻力升高）所造成。处理包括以下措施：

1）如有可能，应给予去甲肾上腺素或肾上腺素迅速提高体循环灌注压力以逆转原发性右室功能不全。

2）治疗肺血管阻力升高的已知病因：浅麻醉、高碳酸血症、低氧血症和酸中毒。如有可能可通过左房导管给予血管升压素和氯化钙。

3）通过右心导管给予血管扩张药治疗，包括硝酸甘油、硝普钠或前列腺素（platium group element，PGE）（以$0.05\mu g \cdot kg^{-1}min^{-1}$开始静滴，后根据需要调整剂量）。全身血管扩张时常需经左房导管给予血管升压素以代偿血压下降。也可吸入一氧化氮避免体循环低血压。

4）正性肌力药维持选用米力农或多巴酚丁胺，以使肺血管最大限度扩张。有时应采用机械支持［若右室心肌缺血是右室功能不全的病因，则用主动脉内球囊反搏或右室辅助装置］。

（4）双心室功能不全：收缩压低、心排血量低、左心充盈压高和右心充盈压高，处理包括如前所述治疗左心和右心功能不全的措施。此类患者常需重新转机。

（5）体循环阻力低：收缩压低、心排血量高、左心充盈压低和右心充盈压低。首要处理的包括升压药，如去甲肾上腺素和去氧肾上腺素。使用肾上腺素也许是必要的，对于某些血管扩张性休克的患者（如心脏移植术后或左室补助装置放置术后），应以每分钟0.03单位开始静脉滴注精氨酸抗利尿激素。

（6）体循环阻力高：收缩压高、心排血量低、左心充盈压正常和右心充盈压正常。应治疗心排血量充足的高血压以防止缝线处和置管处出血。采用血管扩张药（如硝普钠）、麻醉药或挥发性麻醉药是适宜的。

（7）若出现以上任一情况则需要重新开始体外循环，必须确保足够的抗凝；如果已经给予鱼精蛋白的则须行全量肝素化。

十、体外循环后阶段

1. 维持血流动力学稳定　因为CPB已经损害了心肌功能，所以维持血流动力学稳定是首要目标。另外，还要维持足够的容量状态、灌注压和适宜的心率和节律。连续监测和重新评估术野。

2. 止血　一旦心血管系统达到稳定，并且外科医师认为出血是可以控制的，就可以开始给予鱼精蛋白。首次剂量为25～50mg在2～3分钟内静注，然后观察血流动力学反应。鱼精蛋白致全身血管扩张的效应取决于其给药速度，因此应缓慢注射，偶尔可引起过敏或类过敏反应，或灾难性的肺动脉高压。如发生严重反应，应立即停止给药，并采取相应的复苏措施，必要时患者应再次肝素化（用全负荷量），重新开始体外循环转流。如果前向血流受阻，应请求外科医师将肝素注射入右心房。

（1）给予鱼精蛋白时，应监测肺动脉压力（即使已有左房压监测）。

（2）一般说来，手术全程每给予肝素1mg（100IU）需鱼精蛋白1mg中和。也可通过评估患者全血肝素水平和计算完全中和肝素所需的鱼精蛋白剂量来决定鱼精蛋白用量。

（3）应用鱼精蛋白之后应测定ACT值，并与基础值相比较。应追加鱼精蛋白以使ACT值逆转至可控制的范围之内。激活部分凝血活酶时间也可作为判断循环内残余肝素水平的敏感指标。

（4）在回输机血时，应追加鱼精蛋白25～50mg以拮抗肝素，而自动输注装置（血液回收机）内的血液并无肝素。

（5）去氨加压素、氨基己酸、氨甲环酸、抑肽酶和各种血液制品都有益于治疗CPB后的凝血功能异常。

（6）通过对患者使用温度管理系统来维持正常温度，能降低体外循环后凝血功能异常的严重程度。

3. CPB后　可能发生肺功能不全。在闭合胸骨之前，必须积极治疗支气管痉挛。

4. 肺高压　可发生于CPB后。

5. 闭合胸骨　可引发急性心血管功能失代偿。心包填塞可由心脏和纵隔内的大血管受压所致。

（1）挥发性麻醉药和其他负性变力性药物在闭合胸骨前应减量，应保持适当的血容量。

（2）在关闭胸骨后应立即将充盈压和心排血量值与闭合胸骨前数值相比较，并对容量和药物输注做出适当调整。

（3）重新检查左房波形和心脏起搏器夺获能力以确定有无发生移位。

（4）如果患者血流动力学不稳定或通气不足，应在早期重新开胸。此类患者可能需要延迟关胸而转入ICU。

十一、转送至重症监护室（intensive care unit，ICU）

1. 转送前　患者的血流动力学应一直保持稳定。在把患者从手术台运送至病床之后，应立即重新评估生命体征，并确认药物是否仍在输注。患者床旁应备有充满氧气的氧气桶、简易呼吸器、面罩、气管插管用具、除颤器和必要的监测仪。在患者转送过程中应备好复苏药品，包括氯化钙、利多卡因、血管升压素和血管扩张药。

2. 转送过程中　应监测ECG、动脉压和肺动脉压力及血氧饱和度。

3. 到达ICU后　应将纵隔和胸腔引流管连接到吸引器上。拍摄前后位胸部X线片及描记12导联ECG，并采取血标本进行血气分析以及测定电解质、Hct、血小板计数、凝血酶原时间和部分凝血激酶时间。在离开ICU之前，麻醉医师应复核ECG和血气分析，并应检查胸片有无异常发现（如肺不张、气胸、插管和导管位置不当，纵隔增宽，或胸膜渗出）。

第三节　术后处理

一、保温

大多数心脏手术患者达到ICU之后都伴有低体温，因此首先应注意保温和扩张血管；常见体温反跳现象，患者通常在进入ICU后6~12小时体温升到最高值（39℃）；应预测是否需要升压药和容量维持。在此阶段应通过定期推注或持续静滴来维持足够的镇静，可防止过早苏醒和寒战。

二、拔管

麻醉清醒的同时可停止通气支持，然后拔出心内导管和胸腔引流管，并逐渐撤离血流动力学支持。

三、并发症

1. 心律失常和心肌缺血　在术后初期常见，应及时诊断和处理。

2. 无法解释的难治性低血压　对扩容和药物复苏无反应，这是在ICU立即重新开胸的指征。应通报手术室，并申请血液制品。

3. 心包填塞　可隐袭发生，最常见原因为纵隔内血液蓄积和血凝块导致的胸腔引流管不畅。当闭合胸骨的同时安放与吸引瓶相连的纵隔引流管，并不时挤压，有助于防止心包填塞的发生。重新切开胸骨可挽救患者生命。当伴有低血压或低心排综合征时可考虑诊断心包填塞。因为心包开放，平均中心静脉压、肺动脉压和肺动脉楔压很少出现平衡。

第四节　小儿心脏麻醉

一、从胎儿到成人循环的过渡

从胎儿到成人循环的转变是从并行循环到连续循环的转变。胎儿在宫内时，动脉导管存在右向左分流。出生后，随着肺膨胀和肺泡氧分压的升高，其肺血管阻力下降；同时，低阻抗的胎盘循环消失，体循环血管阻力上升。当PVR降至低于SVR时出现动脉导管血流的逆转；动脉导管将会收缩，并在出生后10~15小时出现功能性闭锁，这是因为缺乏胎盘来源的前列腺素和新生儿血氧张力上升所致。伴随着PVR的下降，出现了肺血流增加、右室顺应性改善以及与左心相关的右心压力下降；右房压力的下降导致卵圆孔闭合。随着动脉导管和卵圆孔的闭合，此循环已呈现成人循环的轮廓。新生儿时期的这些改变是很快发生的，然而，异常生理压力也能引起重返胎儿循环的现象发生。在许多先天性心脏病病例中持续存在的部分胎儿循环，偶尔可起到救命作用。

二、新生儿与成人心脏的生理学差异

1. 婴儿　婴儿体内以副交感神经系统占优势，反映交感神经系统相对不成熟。婴儿心脏多由循环中儿茶酚胺类所激动，而较少由交感神经系统兴奋。

2. 新生儿　新生儿心脏中非弹性膜物质多于弹性收缩性物质，因此，婴儿心脏储备能力较差，对抑制心肌的药物和容量超负荷很敏感。顺应性相对较差的心室，其每搏输出量较少依赖于增加前负荷或需求前负荷，因此，其心排血量的增加主要依赖于提高心率。

3. 出生时婴儿的左心室和右心室的心肌组织重量相等；直到4～5个月时，左心室与右心室的肌肉组成比才达到2：1。

三、先天性心脏病

临床表现取决于心内分流和阻塞性病变所引起的解剖和生理变化。

1. 按分流分类　分流是指在体循环和肺循环之间的异常通道。

（1）单一性分流：不伴有心室流出道的解剖阻塞。肺循环和体循环血流取决于分流的大小和PVR／SVR的相对比值。

（2）复杂性分流：伴有血流的解剖阻塞，血流的方向和大小取决于阻塞性损害是否存在。血流的大小较少依赖于PVR／SVR比值，而多依赖于阻塞性损害的阻力。

（3）双向分流：其特点是右室和／或左室排出血液既能流向肺循环，又能流向体循环。肺血流和体循环血流的大小只取决于PVR／SVR比值。

（4）分流量计算：先天性心脏病所致体循环动脉血氧未饱和的程度取决于肺循环向体循环的相对分流量（Qp／Qs）和静脉血氧饱和度。

$$Qp／Qs=（SaO_2-Smvo_2）／（SpvO_2-SpaO_2）$$

Qp／Qs>1：为左向右分流；Qp／Qs<1：为右向左分流。

式中Qp为肺血流量，Smvo_2为混合静脉血氧饱和度，Qs为体循环血流量；Spvo_2为肺静脉血氧饱和度，SaO_2为体循环动脉血氧饱和度，SpaO_2为肺动脉血氧饱和度。因为我们需要计算的是血流比值，所以血氧饱和度可用氧含量来替代。为简化计算，若循环血氧饱和度是100％，则可认为无显著的右向左分流，且肺静脉血氧饱和度等于体循环血氧饱和度（$SpvO_2=SaO_2$）。

2. 左向右分流对心血管系统的影响　包括心室容量超负荷和功能不全，肺血流增多和肺动脉压升高，以及潜在的PVR持续升高。对呼吸系统的影响是肺水肿，伴随与之相关的顺应性降低和通气储备减少。右向左分流能造成低氧血症。

3. 临床表现

（1）发绀：先天性心脏病引起的发绀是由于肺血流不足所致。病因可为单一性右向左分流（如伴发艾森门格尔综合征的室间隔缺损）、复杂性右向左分流（如法洛四联症或三尖瓣闭锁），或合并肺血流减少的双向分流（如单一心室损害或永存动脉干）。

（2）充血性心力衰竭（congestive heart failure，CHF）和（或）低血压：可由肺血流增多的左向右分流［房间隔缺损（atrial septal defect，ASD）、室间隔缺损或动脉导管未闭（patent ductus arteriosus，PDA）］和左室流出道梗阻以及压力超负荷（如先天性瓣膜下、瓣膜或大血管梗阻）所引起的。

（3）平衡分流（如永存动脉干或左心发育不良综合征）：可造成混合血所致发绀和（或）肺超循环所致体循环低血压的合并症状。

四、麻醉处理

1. 术前评估

（1）病史：病史可供评估心肺功能受损的程度（如有无发绀或CHF、运动耐力、发绀性缺氧发作、活动水平、喂养和发育状况、伴随症状和解剖异常）。

（2）体格检查：应注意皮肤颜色、活动水平、呼吸方式和频率，以及相应年龄的发育程度是否良好。应听诊心肺，并且密切关注患者气道和静脉道路。应触诊外周脉搏，若先天有主动脉缩窄，应测量双上肢和双下肢血压。

（3）胸部X线片检查：行胸部X线片检查可显示心脏扩大、CHF、肺血流减少、心脏位置异常和任何胸廓畸形的征象。

（4）ECG：即使是患有先天性心脏病，ECG也可正常，但是心电图异常可是潜在心脏疾病的重要线索。

（5）超声心动图：能显示解剖异常，而且利用多普勒超声还能提供关于血流类型和压力梯度的资料。

（6）心导管检查：能明确解剖、肺循环和体循环分流血流、血管阻力和心腔内压力。

2. 术前用药　小于6个月的婴儿、发绀或呼吸困难的儿童或危重患者一般不予术前用药。年龄稍大或健康的儿童可口服咪达唑仑（0.5～1.0mg·kg⁻¹）；若需更深层次的镇静，可再口服氯胺酮（5～7mg·kg⁻¹）。另一种方法是在麻醉前肌注氯胺酮（3～5mg·kg⁻¹）、咪达唑仑（0.5～1.0mg）和格隆溴铵（0.1～0.2mg）。对于右向左分流的病例应减少剂量，因为体血管阻力的降低将增加右向左的分流。必须根据患者年龄和心脏情况调整禁食方案。发绀患儿多伴有红细胞增多，如果术前未给予静脉补液，则易在重要器官形成血栓。

3. 监测和设备　除了所有患者均需的标准检测以外，还应监测心前区和食道听诊器以及3个温度探头（鼓膜、食道和直肠）。通常必需监测动脉压。［注意以往所行外科手术（如经典Blalock-Taussig分流术或主动脉缩窄修复术）可影响桡动脉穿刺置管的位置选择］常规置入中心静脉导管以便输注血管活性药、测量CVP和容量管理；体重≤10kg的婴儿可采用4F双腔导管，较大儿童可用5F三腔导管。变温毯、热辐射灯和加热湿化器在围术期是有用的。TEE是重要的诊断及围术期管理工具。

4. 必须准备适合幼儿所需的复苏药物和变力性药物。必须很小心地清除静脉通路和注射器内的气泡。应尽可能使用空气滤器。即使没有分流，反常气栓也可通过未闭的卵圆孔。

5. 诱导 选择吸入还是静脉诱导，主要是根据心室功能和患者的合作程度。无论采用何种技术诱导，为保证麻醉的平稳和安全，宜缓慢地、谨慎地根据反应来调整剂量。理论上，右向左分流的患者其分流的血液没有经过肺循环，所以采用挥发性麻醉药诱导速度较慢。同理，在明显有右向左分流的患者，静脉麻醉药的动脉血药浓度可快速上升，所以诱导速度较快。对不合作的儿童或依赖交感神经兴奋存活的儿童，可肌注氯胺酮（$3 \sim 5mg \cdot kg^{-1}$）的同时给予止涎剂，如阿托品（$0.02mg \cdot kg^{-1}$），或格隆溴铵（$0.01mg \cdot kg^{-1}$）。

五、体外循环

1. 泵预充量 范围在150～1200mL之间。通常将浓缩红细胞加入预充液里以使转流时初始Hct维持在大约25%；如用于较小的儿童，可洗去红细胞中的钾、乳酸和抗凝剂柠檬酸-磷酸-葡萄糖-腺嘌呤（citrate phosphate dextrose adenine，CPDA）。细胞可行去白细胞处理以降低患者暴露于细胞巨化病毒的风险。典型的泵预充液的组成包括碳酸氢钠（对抗酸中毒）、甘露醇（利尿）、肝素和钙盐（抵消库血中枸橼酸的影响）。新生儿预充液中可加入白蛋白溶液和FFP。

2. 婴儿和儿童 一般没有血管阻塞性疾病，因此，体外循环期间血流量比动脉压更重要。体重<5kg的婴儿可采用高达$150mL \cdot kg^{-1} \cdot min^{-1}$的流量；假如上腔静脉（superior vena cava，SVC）压力低（表明静脉引流充分），虽然MAP低至4.00kPa（30mmHg）也能很好耐受。

3. 深低温停循环（deep hypothermic circulatory arrest，DHCA） 广泛应用于体重<10kg的婴儿。当核心温度和脑温在15℃～20℃时可耐受长达1小时的停循环，而无神经损伤；若采用此方法，选用适宜的低流量CPB比停循环的优点多。处理要点包括：

（1）大脑充分低温（如用冰帽裹头）。

（2）血液稀释。

（3）酸碱平衡。

（4）肌肉松弛。

（5）避免血糖升高。

六、不需CPB的手术

1. **不需应用CPB的闭式心脏手术**　包括动脉导管未闭结扎术、主动脉缩窄修复术、肺动脉带缩术和大多数增加肺血流的分流术（如改良Blalock-Taussig分流术）。

2. **不需CPB的开式心脏手术**　包括一些常温下阻断腔静脉就可完成的手术，如肺动脉瓣切开术、主动脉瓣切开术和房间隔造口术。这类手术越来越多的可在导管室利用经静脉介入技术来完成。

七、特殊先天性心脏疾病的处理

1. **肺血流减少的疾病（发绀性疾病）**　由对肺血流的解剖阻塞和／或右向左分流造成，包括法洛四联症、三尖瓣闭锁、肺动脉闭锁和肺动脉高压。

（1）管理目标：降低PVR，增加肺血流，维持SVR及中心容量。

（2）麻醉操作：包括适度的过度通气，增加吸入氧浓度，维持正常的功能残气量和避免酸中毒。

（3）法洛四联症：应用负性肌力药（如普萘洛尔）可松弛漏斗部动力学狭窄而改善肺血流。充足的容量负荷对于治疗"缺氧发作"很关键。前列腺素E_1（$0.1\mu g \cdot kg^{-1} \cdot min^{-1}$静滴）可有助于支持动脉导管开放（当其存在时），可降低PVR而增加肺血流。应备用外周血管收缩药（如去氧肾上腺素）。

2. **肺血流增加的疾病和左向右分流**　包括房间隔缺损、室间隔缺损和动脉导管未闭。

（1）管理目标：避免心肌抑制和肺血流过多。

（2）麻醉操作：包括静脉诱导（如阿片类药或氯胺酮），避免应用负性肌力药（如吸入麻醉药或丙泊酚），维持动脉血二氧化碳分压正常或稍高，限制吸入氧浓度及应用PEEP。

3. **平衡分流**　心室向肺循环或体循环皆有可能排血，包括左心发育不良综合征、永存动脉干、右室双出口和完全性房室通道缺损。血流方向受相对阻抗（PVB／SVR比值）决定。

（1）管理目标：设法控制肺血流以维持充足的体循环灌注。常需耐受低于正常的血压［例如：MAP=5.33kPa（40mmHg）］和低PaO_2值［例如：5.33kPa（40mmHg）］。

（2）麻醉操作：以平衡体循环与肺循环血流为依据。

1）正常乃至轻度二氧化碳分压（partial pressure of carbon dioxide，$PaCO_2$）升高，考虑使用PEEP并限制吸入氧浓度以升高PVR，降低肺血流，并改善体循环血流。

2）正常乃至轻度$PaCO_2$降低，提高吸入氧浓度以降低PVR，相对于体循环血流来增加肺循环血流。

八、心导管术的麻醉

目标是提供充分镇静，在保持患者不动情况下完成操作，同时避免镇静所导致的血流动力学改变和通气不足。

1. 需准备麻醉机（装备压缩空气和氧气）、标准监测设备、复苏药品、气道管理用具和除颤器（配备合适大小的极板）。

2. 麻醉前用药　选用氯胺酮（$2mg \cdot kg^{-1} \cdot h^{-1}$）和咪达唑仑（$0.1mg \cdot kg^{-1} \cdot h^{-1}$）连续静滴，必要时静脉注射追加剂量；患者一般镇静良好，并可维持气道通畅。另外，可用小剂量丙泊酚（$25 \sim 100 \mu g \cdot kg^{-1} \cdot min^{-1}$）静滴。

3. 气管内全麻　用于易发生气道梗阻的小儿（21-三体综合征或鼻咽结构缺陷），及右心室压力超过体循环压力的小儿。后者在麻醉后交感神经张力降低而改善肺高压所致的发绀症状。瑞芬太尼（$0.1 \sim 0.5 \mu g \cdot kg^{-1} \cdot min^{-1}$）复合丙泊酚（$50 \sim 100 \mu g \cdot kg^{-1} \cdot min^{-1}$）（遗忘作用）的静脉麻醉技术能提供迅速且深度适宜的麻醉。

第五节　机械支持装置

一、主动脉内球囊反搏（intra-aortic balloon pump，IABP）

IABP是用于衰竭或是缺血心脏的循环辅助装置。气囊充盈提高主动脉舒张压，并驱使血流流向冠状动脉口，从而提高冠状动脉灌注，特别是左心室（大多数在舒张期接受血供）。气囊放气时减少左心室射血阻力，从而降低心肌氧耗。术前应用的指征包括药物治疗难以控制的不稳定心绞、心肌梗死、乳头肌断裂或空间隔缺损导致的左室衰竭者，严重左主干病变的高风险患者的预防。体外循环后应用的指征包括难治性左室功能不全而不能成功终止体外循环者，以及难治性ST段抬高者。

1. IABP　从股动脉插入IABP，直至尖端伸出左锁骨下动脉远端1~2cm进入胸降主动脉（可通过食管超声心动图进行定位）。如患有髂股疾病而不能采用股动脉插管者，也可经胸进行插管。

2. IABP充气　可与患者心电图、起搏电位或其他动脉血压波形同步。气囊充气发生在舒张期早期（在动脉压波形的重搏切迹处）。气囊放气发生在等容收缩期。术中由起搏器发生器直接激发，应排除电刀或采血样的干扰。

3. 相对禁忌证　包括严重主动脉瓣关闭不全、主动脉瘤及严重外周血管疾病。

4. IABP的并发症　包括下肢栓塞、主动脉夹层或破裂，以及下肢缺血。

二、心室辅助装置（ventricular assist device，VAD）

可分为体外式或植入式两类。这两类装置都需要心脏插管，而且体外式装置还需使用一个置于患者体外的泵。

1. 体外式装置（如ABIOMED BVS 5000和Thoratec VAD）

（1）指征：包括心脏手术切开后的支持、心源性休克和等待心脏移植的过渡期。

（2）此装置能提供双心室支持。输入管插管位置包括左室或左房（左心支持）、右室或右房（右心支持）。相应的输出管插入升主动脉和主肺动脉。插管（输入和输出）与体外泵相连。外科操作时间和解剖分离显著少于植入式装置所需的时间和操作。

（3）ABIOMED BVS 5000和Thoratec VAD都是利用空气作用驱动泵的液囊。如ABIOMEDBVS 5000依靠重力作用引流静脉血，而Thoratec泵装备有真空吸引辅助引流装置。这两种装置最主要的不同是患者的可移动性。装有ABIOMEDBVS 5000的患者必须保持仰卧位，而装有Thoratec泵的患者可以走动。

2. 植入式装置（如NovacorV-E、HeartMateV-E、HeartMate气动泵和HeartmateⅡ）

（1）此类装置的典型用途：用于心源性休克并在等待心脏移植的患者。

（2）此类装置是专为左室支持而设计的。它们由一根输入管（插入左室顶点）、一个泵和一根输出管（插入升主动脉）所组成，驱动线穿过皮肤将植入泵与体外控制台相连。体外循环通常是必需的。

（3）NovacorV-E、HeartMateV-E和HeartMateⅡ装置都是电驱动的，将充电电源安装在背包或皮套内以便患者离开医院。HeartmateⅡ比HeartMateV-E体积小60%，适用于更大范围的患者。因为它的轴流特点，它所提供的是搏动程度明显减低的动脉灌注。

3. 麻醉注意事项

（1）因为患者的心功能处于临界状态，所以在诱导过程中需极度小心，尽量不降低收缩性和前负荷。

（2）出血可能是难以解决的，特别是装有植入式装置的患者。建立足够的静脉通路以便容量管理，并考虑使用抗纤溶药物。

（3）如果患者接受此装置是作为等待心脏移植的过渡，应输注去白细胞的血液制品以减少接触HLA-抗原的机会。

（4）TEE是必需的：明确主动脉瓣关闭不全的程度（若病变明显，应植入生物瓣）、三尖瓣反流的程度、是否存在卵圆孔未闭、是否存在ASD或VSD、右心功能不全的程度（患者也许需机械性右室支持），以及是否存在血栓。应用术后TEE检查来评估输入管的置入是否合适（观察有没有湍流的迹象），并确保心脏中完全排除空气。

（5）接收左室辅助装置的患者经常需要右室支持，如变力性药物、一氧化氮，有时也需一套右室辅助装置。

（6）大多数装置会在关胸后根据自动化模式将功能调至最佳状态，此后血流大部分依赖于静脉回流。因为此类装置的泵只在充分充盈的时候才能运转，所以泵率减少警示静脉回流减少，应行容量管理或给予升压药治疗。

第六节　其他心脏手术

一、CABG术

行非体外循环下CABG术可避免CPB相关并发症，并简化主动脉操作。行近心端血管吻合可用部分主动脉钳闭技术或一种特殊设计的近心端吻合止血装置而不用主动脉钳夹；行远心端吻合采用几种心脏固定器中的一种。此类手术的注意事项如下：

1. 温度管理　保持室温，并考虑使用患者保温系统（如水凝胶能量传导垫或对流型强制通风变温毯）。

2. 麻醉维持　患者在术后早期拔管，因此应适量使用麻醉药（如芬太尼 $5 \sim 10 \mu g \cdot kg^{-1} \cdot min^{-1}$、挥发性麻醉药，然后复合丙泊酚静脉输注）。

3. 抗凝及拮抗　给予肝素350IU $\cdot kg^{-1}$静脉注射，并维持ACT在400秒以上，以便必要时患者可紧急转机。应避免抗纤溶蛋白溶解的治疗，术后给予小剂量鱼精蛋白（$50 \sim 100mg$）。

4. 药物选择　可提供对心肌缺血预处理有益的药物，包括硝酸甘油、吗啡（$0.25 \sim 0.50mg \cdot kg^{-1}$）和异氟烷（$0.5\% \sim 1.0\%$）。应避免高糖血症（$>300mg \cdot dL^{-1}$），因为它抑制缺血预处理。

5. ECG　很难监测ECG，因为心脏不在正常解剖位置上。虽然如此，建立基础ECG（在每一个位置上）是重要的，并应监视ST段改变。

6. 血流动力学　血流动力学不稳定是很常见的，特别是在外科医生行远心端吻合时。给较少病变的血管行血管吻合比给那些已阻塞的血管行吻合术更易出现不稳定情况。在远心端吻合期间，对缺血心脏的医疗支持包括提高灌注压以便给冠脉系统的剩余部分提供充足冠状动脉血流。有时，当右心输入受阻导致血流动力学不稳定的时候，需变动心脏位置以增加右心充盈。在行远心端吻合口造口过程中，当出现血流动力学无法耐受的缺血结果时提示冠脉分流。

7. 容量　静脉容量需求倾向于高容量　饱满的心脏似乎能更好地耐受位置的变动。手术结束时可用利尿剂。

8. 固定器　若使用专用固定器稳定心脏，实际上无须再用药物诱使心率减慢。

9. 心律失常　较难处理，常使用利多卡因、胺碘酮和镁（$0.5g \cdot h^{-1}$）静脉输注，维持钾离子水平$>4.0mg \cdot L^{-1}$。

二、"再次"心脏手术

1. 纵隔结构 纵隔结构包括心脏、大血管、移植血管或肺都可与胸骨内表面相粘连，且在胸骨切开时能被割裂。必须在手术室内备好血，并在胸骨切开前核查。应置入14号静脉套管针或快速输液管以便容量复苏。因为患者可能需要紧急转机，故必须用注射器配好肝素以便能立即给药。在紧急情况下，可使用泵吸引管回收术野血液以补充静脉回流（吸引器旁路）。

2. 插管 在以往插管的位置上再行插管是困难的。

3. 起搏导管 因为在开胸过程中，可能无法获得紧急心外膜起搏，所以为保险起见应植入肺动脉起搏导管。因为在心脏暴露之前，外科医师无法使用心内除颤板，所以应在患者胸部侧面放置经皮除颤电极。

4. CPB后瘢痕组织广泛剥离后会出现弥漫性出血，因此鼓励使用抗纤溶药物。询问患者是否过去曾接受过抑肽酶治疗，因为再接触抑肽酶可增加过敏反应的风险，直至主动脉或股动脉已经准备好转流插管后，才可给予抑肽酶，以免发生潜在的致命的过敏反应。

5. 必需仔细监测ECG 因为对动脉粥样硬化的移植血管进行操作时可能会释放出栓子进入冠状动脉循环。先前有冠状动脉搭桥患者的心肌保护更具挑战性，因为此类患者更可能出现体外循环后的心肌功能不全。

三、心包填塞和缩窄性心包炎

1. 主要目标 避免降低心肌收缩力、外周血管阻力和心率。心包填塞的患者在诱导前行心包穿刺术是明智的（除非合并主动脉夹层）。

2. 通路 包括动脉通路、大口径静脉导管，最好有肺动脉通路（如果患者能耐受肺动脉导管置入）。

3. 有效诱导用药 包括依托咪酯和氯胺酮。在诱导过程中和皮肤消毒期间，连续输注多巴胺是有利的。

4. 备好心房起搏（经食管或经静脉）。

5. 病情严重病例可考虑清醒插管和（或）在诱导前完成外科消毒铺单。

四、心脏移植

1. 供体处理。

2. 受体的麻醉处理

（1）患者存活的关键：在于最大限度地缩短供体心脏的缺血时间，因此迅速准备受体，并与外科医师的良好沟通是十分必要的。

（2）术前评估：应明确对受体的术前评估，患者以往是否曾进行过胸部手术（这会需要更长时间），患者的PVR是否升高，以及患者是否患有凝血功能障碍。

（3）有创性监测：应包括动脉通路和三腔中心静脉导管。当患者肺血管阻力已严重升高时，应使用肺动脉导管。因为患者在术后将行免疫抑制治疗，所以无菌技术非常重要。

（4）诱导期间，必须预防饱胃意外。依托咪酯和芬太尼分别是提供催眠和镇痛的良好选择。若患者正在接受变力性药物治疗，则考虑在诱导前增加它们的剂量。若带有心室辅助装置，则必须维持泵的静脉回流以维持它的流量频率。

（5）在体外循环复温期，常见问题是右心衰竭和凝血障碍。应预测所需输血量，对血细胞制品应进行去白细胞处理，以最大限度地减少接触外源性HLA-抗原的风险。

（6）脱机：在脱离体外循环时，供体心脏对受体无激素的自主神经系统介导的支配将不会有反应。心率最好在每分钟80~110次之间，可通过心包起搏或用药（如多巴胺连续输注）来达到理想心率。

（7）免疫抑制剂：应用免疫抑制剂是必需的，可与外科医师和心脏移植专家协商使用。

五、停循环

升主动脉远端或主动脉弓（动脉瘤或主动脉夹层）的手术需停循环。处理要点如下：

1. 全身降温至18℃，并且在头部周围放置冰。

2. 在停循环之前，补加药品，如硫喷妥钠、镁、氯胺酮、甲泼尼龙琥珀酸钠、甘露醇，并追加肝素。

3. Trendelenburg（垂头）卧位。

4. 在肺动脉通路侧支传感器的压力监测下，通过上腔静脉插管进行逆行脑灌注（用动脉化血液），正压力维持在3.33kPa（25mmHg），血流为300~600mL·min⁻¹。

六、抗心律失常手术

可包括动脉瘤切除术（伴或不伴有电生理图形标测）、射频消融术、心内膜切除术，或埋藏式自动心律转复除颤器（implantable cardioverter defibrillator，ICD）系统植入术。

1. 动脉瘤切除术　关键在于预防高血流动力学反应，心室缝线处的压力升高可有生命威胁。大面积切除可损害心室每搏量，因此，可使患者依赖较快的心率来达到足够的心输出量。

2. ICD手术　现代ICD系统由一套心内膜导联系统和一个胸部脉搏发生器组成。较早的系统使用心外膜导联系统和腹部发生器。近年来，已证实心脏再同步治疗很有益处，这使得术中放置心外膜导联的病例数增加，这样可将双心室起搏器和ICD装置联合应用。

（1）此装置现多在局麻下在电生理实验室安装。一旦植入后，则需要在全麻下检测装置的工作情况，可选用静脉异丙酚输注和自主通气支持。患有严重胃食管反流、困难气道或焦虑的患者可能需要气管内插管，应使用标准监测。必须备好气管插管用具、气囊和面罩、急救用药、氧气、吸引器和除颤器。

（2）患者有时需要在手术室安装心外膜电极。此类患者多为血流动力学功能受损，因此建立大孔径静脉导管、动脉通路和使用血管活性药的通路（单独的静脉通路或中心静脉通路）都是有帮助的。必须在手边备好急救药物，包括肾上腺素等。

第七节　心脏电复律和电生理操作的麻醉

一、心脏电复律

患者通常可分为以下三类。

1. 血流动力学稳定且已禁食者　在仔细评估气道后，可给予小剂量的丙泊酚（或依托咪酯）直到患者失去意识。预期到药物起效时间延迟，则应在手边备用去氧肾上腺素（肾上腺素）、琥珀胆碱、气管插管用具和吸引器。

2. 血流动力学稳定的饱胃患者　此类患者和心脏病专家有两种选择：常规气管内麻醉行快速顺序诱导，或等患者禁食6~8小时。通常等待胃排空的必需时间后才做决定。

3. 血流动力学不稳定者　此类患者应尽快心脏电复律，且行全身麻醉处理的风险很大，应考虑给意识清醒的患者提供镇静和遗忘。

二、无创性程序刺激

用于在ICD植入后，检测ICD的功能。用编好的ICD程序诱导出不规律节律（室颤或心动过速），然后检查此装置是否能适当感知并结束心律失常。因为这是电刺激，所以患者应禁食，并使用异丙酚静脉麻醉。

第七章　神经外科麻醉

第一节　生理学

一、脑血流（cerebral blood flow，CBF）

脑血流等于脑灌注压除以脑血管阻力。脑灌注压为平均动脉压（mean arterial pressure，MAP）与颅内压（intracranial pressure，ICP）或中心静脉压之差，以这两者中稍高者计算。正常脑组织每分钟CBF平均为$50mL \cdot 100g^{-1}$，且受血压、代谢需求量、$PaCO_2$、PaO_2、血液黏滞度和神经源性调节的影响。

1. CBF　当MAP在$6.67 \sim 20.00$kPa（$50 \sim 150$mmHg）时，CBF靠小动脉收缩或扩张维持在一个恒定的水平（即自动调节）（见图7-1）。当MAP超出此范围，则CBF随MAP变化而变化。慢性高血压使自动调节曲线右移，使患者在健康个体被认为是正常血压时就易患脑缺血，长期抗高血压治疗可使自动调节范围趋于正常。脑缺血、创伤、低氧、高碳酸血症、水肿、肿块效应和吸入麻醉药可使自动调节作用减弱或消失，这样流

图 7-1　颈动脉平均压

颈动脉平均压广泛范围内的自动调节使脑血流(CBF)维持在一个较稳定的水平。与这个作用无关，CBF 可随高 $CO_2(PaCO_2)$ 和低氧 (PaO_2) 而升高，随低 CO_2 而减少。

向病变区的血流依赖于MAP。

2. $PaCO_2$　其通过脑细胞外液（extracellular fluid，ECF）pH值对CBF产生重要影响。CBF在2.67~10.67kPa（20~80mmHg）范围内随$PaCO_2$增加而线性增加。$PaCO_2$每增减1mmHg，CBF增减$1~2mL \cdot 100g^{-1} \cdot min^{-1}$。然而，由于脑内细胞外液对碳酸氢根浓度有缓慢的适应性改变，经过6~24小时后，$PaCO_2$对CBF的作用减小。此外，持续的过度通气使脑脊液（cerebrospinal fluid，CSF）碳酸氢盐生成减少，使CSF的pH值逐渐恢复正常。在一段过度通气后，$PaCO_2$迅速恢复正常，碳酸会造成CSF明显的酸中毒，导致血管舒张，颅内压增高。

3. PaO_2　低氧是一个强力的脑血管舒张因子。PaO_2低于8.00kPa（60mmHg）时CBF明显增加，PaO_2在8.00~40.00kPa（60~300mmHg）之间时对CBF影响很小。

4. 神经源性调节　脑血管的广泛的交感及副交感神经支配的角色并不完善。似乎是失血性休克使交感神经兴奋从而使自动调节曲线右移，结果在一定的MAP下造成低CBF。

5. 血黏度　在正常的脑中正常的血细胞比容（33%~45%）对CBF影响很小。在脑局部缺血时，如果通过血液稀释而降低血黏度（血细胞比容30%~34%）可以使缺血区域的CBF增加。

二、脑代谢率

脑代谢率（metabolic rate of brain，$CMRO_2$）与CBF是相对应的，因为脑不断需要底物供应，以满足相对高代谢需求。局部或全脑$CMRO_2$增加会引起CBF相应增加，可能受单分子（如氧化亚氮）介导。其他影响$CMRO_2$（从而通过这种机制影响CBF）的因素如下：

1. 麻醉药。（见本章相关章节）。
2. 体温　每降低1℃，$CMRO_2$降低7%；反之，高温使$CMRO_2$增加。
3. 癫痫发作。
4. 疼痛或唤醒。

三、ICP

ICP反映了颅内容物（脑组织、血、CSF）容量与颅腔容积的关系。ICP正常为0.67~2.00kPa（5~15mmHg）。颅内病理学认为持续的ICP>2.00~2.67kPa（15~20mmHg）是异常的。

1. 颅腔　因为颅腔是坚硬的，所以颅腔容积适应颅内容物增加的能力是有限的。一个生长中的颅内肿块（例如肿瘤、水肿、血肿或脑积水）最初推移一个或多个颅内成分，使ICP保持相对正常；随着颅内容物的进一步增加，颅内顺应性降低，ICP迅速增加。顺应性降低的患者，即使颅内容积略微增加（如麻醉、高血压、二氧化碳潴留而引起的血管舒张）也会引起ICP明显增加。

2. ICP增高的临床特征　ICP增高会使脑灌注压降低，可使自动调节有缺陷和CBF依赖于脑灌注压的部分脑发生缺血。ICP增高的早期症状和体征包括头痛、恶心、呕吐、视力模糊、视盘水肿和意识水平下降。随着ICP继续增高，会发生脑干扭曲、缺血和（或）脑疝，并引起高血压伴心动过缓或心动过速、不规则呼吸、动眼神经（第3颅神经）麻痹，而致同侧瞳孔散大及无对光反应、外展神经（第6颅神经）麻痹、对侧偏瘫或轻偏瘫，最终导致昏迷和呼吸停止。

3. ICP增高的治疗措施　是降低颅内容物的容量。

（1）低氧和高碳酸：会导致脑血管舒张，应尽量避免。过度通气使$PaCO_2$在$3.33 \sim 4.00kPa$（$25 \sim 30mmHg$）可引起脑血管收缩，对急性ICP增高是个有用的姑息措施。但是，过度通气是有潜在危害的，能导致脑损伤CBF低至缺血，所以在达到明确的治疗效果后就应该停止过度通气。

（2）降低颈静脉压力：头抬高至少30°可有利于静脉回流，从而可降低颅内静脉血容量。颈部不要过分屈曲和旋转，并防止胸腔内压增高（例如咳嗽、用力和胸膜腔内压升高）。呼气末正压应降低到可使肺充分复张的最低水平。

（3）控制$CMRO_2$：巴比妥类药是强效脑血管收缩药，在降低$CMRO_2$的同时降低脑容量。通过充分的镇静和预防癫痫发作来阻止由于唤醒（癫痫发作）而引起的$CMRO_2$增高。

（4）维持高血浆渗透浓度（$305 \sim 320mOsm \cdot kg^{-1}$）：可以减轻脑水肿降低脑容量，输液也应达到此目的。此外，甘露醇[$0.5 \sim 2.0g \cdot kg^{-1}$静输（Ⅳ）]和呋塞米会产生一个高渗的状态，可有效地快速降低颅内压。高张的盐水已经成为可以代替甘露醇治疗ICP增高的药物。

（5）降低CSF量：可通过脑室分流导管引流CSF或术中针吸。

（6）手术清除肿瘤、血肿或开瓣减压术可降低颅内容量和ICP。

第二节　药理学

麻醉用药可能会影响$CMRO_2$和CBF。

一、吸入麻醉药

使$CMRO_2$呈剂量依赖性降低，同时导致CBF增加。

1. 氧化亚氮　使$CMRO_2$、CBF、ICP均增高。当与静脉麻醉药联合使用时，这种作用就会大大减弱或消失。当颅内有气体存在时，应避免使用氧化亚氮，因为它弥散到空腔的速度比氮气从空腔弥散出的速度更快，可导致ICP急剧增高。

2. 挥发性麻醉药 通过直接扩血管作用使CBF增加。增加其浓度会使自动调节功能减弱或消失，但对二氧化碳的反应性似乎仍保存（见表7-1）。挥发性麻醉药的这种扩血管反应在正常颅内顺应性的患者中没有临床意义，颅内顺应性下降的患者（例如大面积颅内组织损伤、急性颅内血肿）应该慎用这类药物。

表7-1 吸入麻醉药对脑的生理作用

	氧化亚氮	地氟烷	七氟烷	异氟烷
脑血流	↑	↑↑	↑	↑↑
脑灌注压	↓	↓↓	↓	↓↓
颅内压	←→/↑	←→/↑	←→/↑	←→/↑
代谢需要	↑	↓	↓	↓
二氧化碳反应性	←→	←→	←→	←→
癫痫阈值	↓	↓	↓	↓

3. 非挥发性麻醉药 使$CMRO_2$呈剂量依赖性降低，可能是通过抑制神经元电活动所致。这方面的作用异氟烷最为强烈，它是唯一的在临床相关浓度（2MAC）引起等电位EEG的挥发性麻醉药。

二、静脉麻醉药

大部分静脉麻醉药，例如巴比妥类药、苯二氮䓬类药、阿片类、依托咪酯、丙泊酚和右美托咪啶以剂量依赖方式引起CBF、$CMRO_2$共同下降，这是由于脑代谢受抑制的缘故。巴比妥类药、依托咪酯及异丙酚使CBF和$CMRO_2$显著下降，并产生等电位EEG；但依托咪酯可能与癫痫发作有关，有癫痫倾向的患者最好避免使用。氯胺酮使CBF和$CMRO_2$均增加，很少用于神经科麻醉。阿片类对CBF和CMR-α的影响轻微。治疗剂量的利多卡因使CBF和$CMRO_2$均下降。这些静脉麻醉药似乎保持了自动调节功能和二氧化碳反应性。

三、肌松药

对CBF和$CMRO_2$无直接作用。它们可能通过对血压的影响来间接地改变血流动力学。琥珀胆碱可引起ICP一过性的升高，就像由唤醒现象引起的一样；提前给予巴比妥类药或预先注射非去极化肌松药可使这种现象减轻。

四、血管活性药物

1. 肾上腺素受体激动药 α肾上腺素受体激动药和小剂量的β肾上腺素受体激动药对CBF影响很小。大剂量的β肾上腺素受体激动药可使CBF和$CMRO_2$都增加；如果血脑屏障有损伤，则该增加会更加显著。多巴胺使CBF增加，但对$CMRO_2$影响很小。

2. 血管舒张药 硝普钠、硝酸甘油、肼屈嗪、尼莫地平和尼卡地平在维持动脉压的情况下可通过直接舒张脑血管而增加CBF和ICP。β肾上腺素受体阻断药可能有很小的作用。尽管存在这些现象，但是上述所有药物都可以安全地用于神经科麻醉，尤其适用于维持脑灌注压。

五、脑保护

1. 局灶性与全脑缺血

（1）局灶性脑缺血：其特点是在动脉闭塞的中心是稠密的缺血组织，其周围存在非缺血区，可能还有侧支血流灌注的半暗带，这里可能使神经元存活一段时间（例如中风开始3小时内的溶栓可以因为再灌注而预防全面的梗死）。

（2）全脑缺血：其特点是没有CBF（例如心脏停搏）。耐受全脑缺血而存活下来的关键是几分钟的紧急复苏。

2. 药物

（1）静脉麻醉药：大剂量的巴比妥类药物可通过降低代谢率或通过直接的药理作用促使局灶性缺血的神经功能部分恢复；诱导量的巴比妥类药物（硫喷妥钠 $3 \sim 7mg \cdot kg^{-1}$ 静脉注射）即可达到这种保护作用。尽管对丙泊酚没有像对巴比妥类药物那样广泛的研究，但是它似乎也可以减轻局灶缺血脑损伤；依托咪酯会加重脑损伤。早期的临床报道提示，对于非糖尿病患者预防性应用低剂量的利多卡因有神经保护作用。

（2）挥发性麻醉药：其神经保护功能是双向的。尽管相对于非麻醉状态来讲，它们似乎有保护作用，但是不清楚这种神经保护作用是否会持续。

（3）尼莫地平：似乎通过神经介导而不是血管效应来缓解蛛网膜下腔出血（subarachnoid hemorrhage，SAH）后的血管痉挛。临床研究证明它对急性中风患者没有益处。

（4）类固醇：对中风后或严重脑损伤没有益处。

（5）镁：在动物实验中有很显著的神经保护作用。但是，一个大样本的临床研究证明它对急性中风患者没有保护作用。

（6）低温：降低神经元和细胞功能的代谢，是循环停止过程中所采用的保护措施。在实验室，浅低温（降低 $2 \sim 4℃$）在局灶脑缺血时有明显的脑保护作用，同时也降低相关的危险性。诱导的浅低温（12~24小时）可减少持续心脏停搏患者的死亡率。相反，有两个临床研究表明对于显著颅脑损伤或动脉瘤手术的患者术中应用诱导低温并不改善预后。

（7）高温：会使局灶脑缺血严重恶化，应该避免。

（8）高血糖：中度高血糖（$>170mg \cdot dL^{-1}$）会加重缺血后的神经损伤。实验证明，使用胰岛素纠正血糖可减轻脑缺血损伤。

（9）其他生理变化：除了以上提到的温度和血糖变化，精确的管理灌注压、维持 PCO_2、PO_2 和 pH 在正常范围内、预防癫痫发作等都对脑缺血后神经功能的恢复有明显的帮助。保持脑灌注压（cerebral perfusion pressure，CPP）在正常的高限可增强侧支的CBF；相反，低血压可降低CBF并使损伤恶化。应当维持正常的血二氧化碳浓度。癫痫会增加CBF和ICP，并降低CPP，应该预防并尽快治疗。

第三节　电生理监测

一、脑电图

脑电图监测大脑皮质神经元的电活动，可以作为一种检测由于CBF不足而产生脑缺血的阈值标志。

1. 灰质和白质　灰质和白质的正常CBF平均为$50mL \cdot 100g^{-1} \cdot min^{-1}$。在大多数麻醉方式中，EEG在CBF降低到$20mL \cdot 100g^{-1} \cdot min^{-1}$时就开始出现异常。异氟烷在CBF低于$8 \sim 10mL \cdot 100g^{-1} \cdot min^{-1}$时EEG的变化才趋于明显。当CBF降为$12mL \cdot 100g^{-1} \cdot min^{-1}$时（如异氟烷）细胞存活就受到威胁。因此在CBF降低到不足以维持组织功能之前，EEG的变化就可以提示缺血。提高对EEG变化的检测可以提示应用增高灌注压或短路供血来维持CBF，从而防止发生梗死。

2. 手术当中EEG可能发生改变而在术后的检查中不会检测到明显的神经损伤。脑缺血可以在不造成神经元细胞损伤的情况下产生电活动异常，因为电衰竭的血流阈值高于维持细胞完整性的阈值。

3. 除了麻醉，可以影响EEG的因素包括低温（限制了体外循环时EEG的使用）、低血压、低血糖、低氧、肿瘤、血管畸形和癫痫。在已经存在神经缺陷而造成EEG异常的患者、进度期中风和近期的可逆性神经缺血损伤也增加了探测EEG新变化的难度。

4. 麻醉对EEG的效应通常为全脑性，有助于区别局灶性缺血改变。当加深麻醉时，可见到慢波占优势。"深"麻醉可产生显著的EEG慢波，造成临界时刻重叠上去的缺血改变难以解释。在临界时刻（如钳闭颈动脉）维持恒定的麻醉深度有助于EEG的解释。

二、诱发电位监测

1. 感觉诱发电位（evoked potential，EP）　EP是中枢神经系统应答外周神经或颅神经刺激所产生的电位，这些电位从外周到脑的传导过程中通过置于头皮的电极沿着传导径路被记录下来。EP与基础EEG活动相比呈低电压，但是用计算机收集几百个信号，则可以从任意基础EEG提取出"平均信号"。正常反应提示传导路是完整的。对传导路的损害证据通常为波形的波峰幅度降低和潜伏期延长（即从外周刺激开始至电位到达记录点的时间）。EP按检查的神经传导路分类。

（1）体感诱发电位（somatosensory evoked potential，SSEP）：通过刺激周围神经（如腕部正中神经，踝部或腘窝的胫后神经）并记录脊髓的诱发信号（脊髓SSEP）或脑皮质诱发信号（皮质SSEP）而获得。SSEP最常用于脊髓或脊柱手术时监测脊髓的功能（例如使用仪器的大型脊柱手术），也可用于周围神经、臂丛神经或胸主动脉手术（在动脉钳闭时检查脊髓缺血情况）。因为SSEP主要由脊髓后索传导，应考虑SSEP监测对检出运动功能（脊髓前索）受损情况的可能性，为此有些权威人士采用唤醒试验，最近还发展了运动诱发电位监测。

（2）脑干听觉诱发电位（brainstem auditory evoked potential，BAEP）：通过耳塞传入一个声音刺激而记录下来。BAEP反映了电冲动沿听觉通路的传导，用于颅后窝手术中监测，以求避免脑干或听神经（第8对颅神经）的损伤。

2. 运动诱发电位　在脊髓手术中监测脊髓所有的运动传导径路比监测SSEP更可靠。脊髓前侧的运动柱比后侧的本体感觉纤维对缺血更敏感。运动冲动可由经颅的电刺激产生。监测的诱发反应是术区下脊髓和感兴趣肌肉的电位。麻醉对经颅诱导的电位影响很大，但如果监测术区下的脊髓，刺激影响会小一些。

3. 肌电图（electromyogram，EMG）　记录肌肉对运动神经刺激的反应。EMG在小脑脑桥角手术有面神经损伤危险时常用（例如颅后窝脑膜瘤手术）。因为EMG记录对刺激的运动反应，所以在电刺激期间应避免使用神经肌肉阻滞药。

4. 混杂因素　影响EP变化的因素与影响EEG的因素相似，例如麻醉药、温度、低血压、低氧、贫血和已存在的神经损伤。挥发性麻醉药通过降低SSEP的幅度或延长其潜伏期而抑制SSEP，还可使更敏感的MEP消失。BAEP对麻醉药抑制作用的抵抗力似乎比皮层SSEP强。静脉麻醉药的作用较小，巴比妥类药、丙泊酚和芬太尼（瑞芬太尼）在监测皮层SSEP、BAEP和MEP时仍可适用。

5. 假阳性结果　EP的改变经常发生，且常与术后神经系统并发症无关。需进一步研究以确定EP改变的性质、幅度和持续时间与不可逆性损伤的关系。

第四节　神经外科手术的术前处理

一、颅内顺应性

可能由于颅内占位性病变（例如肿瘤、血肿和脓肿）而减低。周围正常的脑组织可能因受压而导致血脑屏障受损、脑水肿和脑自动调节功能丧失等ICP增高的症状和体征。

二、CT和磁共振扫描

中线移位和脑室或脑池受压提示颅内顺应性降低。应注意肿块周围脑水肿的程度和病变的位置与颅内重要血管和结构的关系。靠近硬膜静脉窦的病变需向大气暴露窦腔，发生静脉空气栓塞的危险可能较大。

三、肿块的病理

对预期围术期可能出现的问题很重要，血管的病变（例如脑膜瘤和某些转移的脑肿瘤）可能导致术中大出血，浸润性恶性肿瘤可能使患者易发生术后脑水肿。

四、术前水电解质紊乱和葡萄糖耐受不良

多因进食差、应用利尿药和类固醇以及中枢介导的内分泌异常所致。

五、用药

患者可能需用抗痉挛药以控制癫痫，需用类固醇以治疗水肿，这些药在术前应继续应用。

六、麻醉前用药

应慎用，因为有颅内病变的患者可能对中枢神经系统（central nervous system，CNS）抑制药的作用非常敏感，通常不给予术前药。如果需要镇静，可给安定（$0.1 \sim 0.2 \mathrm{mg} \cdot \mathrm{kg}^{-1}$）口服，其他镇静药可在患者到手术室后给予。如果患者颅内顺应性降低和（或）ICP增高，应该避免使用阿片类药物，因其具有呼吸抑制作用以及与高碳酸血症同时发生的CBF增加。

七、监测

除了标准监测外，开颅术患者大多数应用动脉插管监测。当采用过度通气降低ICP时，二氧化碳检测仪尤其有用。留置导尿管有助于液体处理及大量利尿。有创监测（例如肺动脉导管）应用于有严重心脏病、肾和肺疾病的患者面临利尿引起明显液体转移的情况。神经外科手术时，由于不便在颈部操作，所以中心静脉置管应考虑臂部或锁骨下径路穿刺，同时还要开放第二条静脉通路以利于给药。

第五节　神经外科手术的术中处理

颅内手术的麻醉目标包括催眠、遗忘、制动、控制ICP和脑灌注压，以及一个"松弛的脑"（适宜的手术条件）。麻醉设计应尽可能在术毕提供一个清醒、已拔管的患者，便于进行神经系统的评估。

一、麻醉诱导

麻醉诱导必须平稳，不使ICP增加或影响CBF，应避免高血压、低血压、低氧、高碳酸和呛咳。

1. 用药　硫喷妥钠（$3 \sim 7mg \cdot kg^{-1}$）、丙泊酚（$2.0 \sim 2.5mg \cdot kg^{-1}$）、咪达唑仑（$0.2 \sim 0.4mg \cdot kg^{-1}$）、依托咪酯（$0.3 \sim 0.4mg \cdot kg^{-1}$）都是合适的静脉诱导用药，但应估计到这些药物可引起血流动力学改变。

2. 通气　合适的面罩通气是基本要求。诱导后，应开始用$N_2 \sim O_2$混合气或纯氧进行面罩下过度通气。

3. 肌松药　给插管剂量的肌松药，通常选择非去极化肌松药。置入喉镜和插管前应有适当的肌松，以免在此过程中咳嗽和用力。

4. 阿片类药物　对脑血流动力学的影响轻微，且有利于降低气管插管和开颅术的反应。因为插管、放置固定头皮的针和开颅（切开皮肤、剥离骨膜）是颅内手术最强烈的刺激，这些操作前应给予充分的麻醉性镇痛药。常用的芬太尼（$5 \sim 10\mu g \cdot kg^{-1}$）和瑞芬太尼都是速效和强效的药物；利多卡因（$1.5mg \cdot kg^{-1}$静脉注射）也用于减轻气管插管引起的心血管和ICP反应。

5. 低浓度的强效挥发性麻醉药　偶尔用于防止手术开始刺激所引起的高血压。

6. 注意事项　气管插管后，眼睛要用防水的胶条密封以防止皮肤消毒液的刺激。摆好体位后要仔细检查头部，以保证静脉回流通畅。因神经外科手术时难以接近气道，应对气道严加注意。在体位确定后应检查呼吸音和通气，以保证插管位置合适，并且呼吸环路所有的接头处应保证严密。

二、维持

1. 脑松弛　在切开硬膜前必须有适当的脑松弛；这可通过确保充分供氧、静脉回流、肌松、麻醉深度和$PaCO_2$ $4.40 \sim 4.67kPa$（$33 \sim 35mmHg$）（如果术野需要采取过度通气）来达到，完成开颅前还常用呋塞米（$10 \sim 20mg$静注）及甘露醇（$0.5 \sim 1.5g \cdot kg^{-1}$静注）。术者通过检查硬膜的张力来估计是否需要进一步的脑松弛；如果需要，可以静注硫喷妥钠或通过提前放置蛛网膜下腔置管来引流CSF。

2. 麻醉药的需要量　因为脑实质没有感觉，故在颅骨切开后和硬膜切开后麻醉药的需要量就大量减少；如需追加麻醉性镇痛药，可应用小剂量吗啡或芬太尼。持续输注丙泊酚（$50 \sim 150\mu g \cdot kg^{-1} \cdot min^{-1}$）和（或）瑞芬太尼（$0.1 \sim 0.5\mu g \cdot kg^{-1} \cdot min^{-1}$），可提供一个稳定的麻醉深度并且可以允许快速苏醒。大剂量长效麻醉性镇痛药和镇静药在手术结束前$1 \sim 2$小时应避免使用，以利于术终的神经系统检查和防止术后长时间反应迟钝和通气不足。

3. 肌松药　术中频繁给予肌松药以防止患者躁动，应用抗痉挛药（例如苯妥英钠）的患者可能需要更加频繁地应用肌松药。

三、苏醒

苏醒应迅速且没有用力或咳嗽；静脉给予利多卡因可抑制咳嗽反射，但却延迟苏醒。$PaCO_2$在术终逐渐接近正常。必须控制高血压以减少出血，常用迅速起效的静脉药如拉贝洛尔、艾司洛尔、硝普钠或硝酸甘油。肌松药维持到头部包扎完毕，然后才使用拮抗药。在离开手术室之前患者应清醒，以便进行简短的神经系统检查。停用所有麻醉药后还持续存在意识不清的鉴别诊断包括麻醉残余作用、麻醉、低体温、缺氧、高碳酸血症、部分神经肌肉阻滞和手术所致的ICP增高（出血、水肿和脑积水）。毒扁豆碱（$0.01 \sim 0.03mg \cdot kg^{-1}$静注）或纳洛酮（$0.04 \sim 0.4mg$静注）可以帮助拮抗药物作用诱导的CNS抑制，如出现新的局部的或全身的神经功能缺陷应被迅速确定，并应通过CT和（或）重新手术探查来评估。

四、围术期液体处理

围术期液体处理是应设法减少脑脊液含量从而降低ICP，并在维持血流动力学稳定和脑灌注压的情况下提供适当的脑松弛。

1. 血脑屏障　呈选择性通透。渗透活性物质的梯度最终决定液体在脑与血管间的分配。

（1）水自由通过血脑屏障：血管内输入水分会增加脑脊液含量和升高ICP。等渗葡萄糖液（如5%葡萄糖）也有同样的作用，因为葡萄糖代谢后能留下水分，所以神经外科手术时应尽量避免应用。

（2）渗透浓度：多数离子包括钠离子不能透过血脑屏障。与周围血管系统不同，总的渗透浓度而不是胶体渗透压决定通过血脑屏障的渗透压梯度。总之，维持高于正常的血清渗透浓度能降低脑脊液含量，而输入大量低渗晶体液会增加脑脊液含量。

（3）大的极性物质很难通过血脑屏障：白蛋白对脑组织细胞外液（ECF）的影响很小，因为胶体渗透压只占整个血浆渗透浓度的一小部分（大约$1mOsm \cdot L^{-1}$）。

（4）如果血脑屏障受损害（例如低氧、头外伤或肿瘤）：则对甘露醇、白蛋白和盐水的通透性增加，以至于这些分子都能进入到脑ECF；在这种情况下，等渗的胶体和晶体对水肿形成和ICP的影响似乎具有同样的效应。

2. 严格的液体限制　会产生明显的低血容量，导致低血压、CBF减少，以及脑和其他器官的缺血，而同时脑脊液含量只减少很少量。血容量过多则可引起高血压和脑水肿。

3. 特殊治疗的推荐　总的目标是维持正常血管内容量并形成一个高渗状态。

（1）液体丢失：夜间禁食所丧失的液体量通常没有补给，需给予生理维持量。颅内手术第三间隙液体量很少，可以忽略，术中尿量的三分之二以晶体补给。如果出现低血容量征象，应另外补加液体。

（2）失血量的估计：颅内手术失血量的估计可能较困难，因为大部分血液都浸到手术单上和混到神经科医师大量使用的冲洗液中去了。

（3）血清渗透浓度：增加血清渗透浓度到$305 \sim 320mOsm \cdot kg^{-1}$。如果需要大量液体，等渗晶体液如0.9%生理盐水（$309mOsm \cdot kg^{-1}$）优于低渗液如乳酸钠林格液（$272mOsm \cdot kg^{-1}$），但是，使用大容量的0.9%生理盐水会引起代谢性酸中毒，因此，应该谨慎地按照动脉血气分析结果补液，如果提示酸中毒则改为乳酸钠林格液，也可应用甘露醇（$0.5 \sim 2.0g \cdot kg^{-1}$静注）和（或）呋塞米（$5 \sim 20mg$静注）。应用这些药物会产生明显的利尿作用，需严密监测血管内容量和电解质水平。

（4）低血钾：可能是由于使用类固醇药物或排钾类利尿药，且由于过度通气而加重。尽管如此，术中还是少有必要补钾。

（5）低血钠：可能是由于利尿药或抗利尿激素分泌不当综合征（syndrome of inappropriate ADH secretion，SIADH）形成的。

（6）高血糖：可能使缺血后的神经功能恶化。有CNS缺血危险的患者应避免使用含糖的溶液。

五、术后处理

大部分颅内手术患者需在ICU进行严密观察。

1. 床头应抬高30°以利静脉回流。

2. 神经功能评估　神经功能包括意识状态、定向力、瞳孔大小、肌张力要经常评估。上述任何体征的恶化都表明有脑水肿、出血、脑积水或脑疝发生。

3. 充分通气和氧合　对意识障碍的患者尤为重要。

4. 在硬膜缝合时就存在或估计术后发生颅内高压的患者，应继续监测ICP。

5. 应检查血清离子浓度及渗透浓度。

6. SIADH　根据低钠血症和血清低渗与高渗尿可诊断SIADH，应限制水的摄入。

7. 尿崩症　任何颅内手术都可能发生尿崩症，但最常见于垂体瘤术后。多尿伴高钠血症、血清高渗透浓度和尿低渗浓度，意识清楚的患者可增加饮水来代偿，否则须静脉补充。可应用水溶性抗利尿激素（$5 \sim 10USP$单位皮下注射或每小时3U静注），大量则可引起高血压。作为替代药，可用去氨加压素（$1 \sim 2\mu g$静注或每$6 \sim 12$小时皮下注射），其高血压发生率低。

8. 癫痫　表明存在进行性颅内血肿或脑水肿。如果发作，必须保障气道开放、供氧和通气。应保证患者免受伤害及静注安全。为了控制急性发作，可以应用硫喷妥钠（$50 \sim 100mg$静注）、咪达唑仑（$20 \sim 4mg$静注）或劳拉西泮（2mg）。磷苯妥英（$15 \sim 20mg \cdot kg^{-1}$静注，每分钟$100 \sim 150mg$）可防止再发作。

9. 张力性颅腔积气　张力性颅腔积气可能发生，尤其麻醉后患者不醒应引起怀疑。头颅X线片检查和CT可证实诊断，治疗可切开硬膜放出空气。

六、开颅术后苏醒

1. 功能图检测 在切除包括或邻近语言和（或）运动皮层的肿瘤的合作患者应计划使用功能图检测。

2. 镇痛、镇静 通过足够的镇痛、镇静而减轻患者不适，并注意患者的体位，保证在神经检查进行皮层刺激时患者能保持其反应性和合作性。许多种技术都成功地应用于这一过程。

3. 癫痫 应注意处理因皮层刺激而诱发的癫痫。如果发生，应让脑外科医生用冰盐水冲洗皮质。之后，可以应用咪达唑仑或小剂量巴比妥类药（硫喷妥钠50mg静注）。这些小剂量的药可终止癫痫发作但并不使患者完全镇静，所以检查还可继续进行。不要在关节处做静脉置管，因为在癫痫大发作时关节屈曲不能静脉给药。在检查开始前应检测患者的抗痉挛水平，以保证所给剂量能达到治疗效果。

4. 保证患者气道通畅 包括足够的面罩通气及必要时的喉罩置入。

第六节 特殊神经外科手术

一、颅内动脉瘤

进行择期手术或发生蛛网膜下腔出血（subarachnoid hemorrhage，SAH）后进行急诊手术。

1. SAH患者的术前评估 应包括术前常规评估的所有项目，注意有关的生理紊乱，包括神经学分级（见表7-2），是否存在血管痉挛（对减轻临床症状有效的血流动力学参数），脑积水程度，ICP增高，以及目前药物治疗如钙通道阻滞药尼莫地平有导致术中血压降低的倾向。心电图改变在SAH后常见，包括心律失常、ST段改变、QT间期和T波改变，这些改变都可能是与SAH发生相关的自发的心内膜下损害。由于这些与心功能不全无关，所以无须改变患者的治疗方案。

表7-2 颅内动脉瘤患者按手术风险的分类

分级	特征
I	无症状或轻微头痛,轻度颈项强直
II	中度至重度头痛,颈项强直,除颅神经麻痹无其他神经功能缺陷
III	嗜睡,意识模糊或轻度局灶性功能缺陷
IV	昏睡,中度到重度偏瘫,可能有早期去大脑强直,自主神经功能紊乱
V	深度昏迷,去大脑强直,濒死状态

2. 早期干预　目前建议对神经功能 Ⅰ～Ⅲ 的患者在SAH发生后72小时内进行早期干预，可减少再出血的危险性，并且可以更积极治疗高血压导致的血管痉挛。

3. 有关麻醉的特殊注意事项

（1）避免高血压：因为高血压可能增加动脉瘤钳闭前破裂的危险性。预防性应用诸如尼卡地平（静注）、芬太尼、β阻滞药、利多卡因或再增加巴比妥类或丙泊酚的剂量，可减轻由于进手术室、置喉镜和插管等不良刺激造成的血压反应。

（2）避免低血压：以维持由于最近受伤而改变的自身调节功能及维持脑灌注边缘区足够的脑灌注压。

（3）脑松弛：提供足够的脑松弛来使手术区暴露最佳。ICP迅速降低可能影响透壁压并增加动脉瘤破裂的风险，这些都应该在打开硬膜前小心处理好。

（4）提高血压：临时钳闭动脉瘤时需提高血压以改善钳闭动脉供血区域的侧支血流。为此，通常需要静脉应用去氧肾上腺素。关键的是仅在钳闭动脉之后才能提高血压。

（5）失血：术中动脉瘤破裂可发生大量快速失血，需一个大口径的静脉通路以补足容量。确切估计失血量对指导容量治疗是非常重要的。控制性低血压，停止输入腺苷，或偶尔用手压迫颈部同侧颈动脉，这些都可能在较大的且难以控制的早期破裂的危急情况下有用。

（6）低温：传统上轻度低温（34℃）用在脑缺血期间作为一个脑保护策略。最近数据提示，低温对SAH后进行动脉瘤手术的低水平神经功能损伤的患者其神经功能的保护不明显。由于低温会增加心脏病和感染的发病率，所以目前对于动脉瘤手术中是否必须达到生理性低温还处于争论中。

（7）术后血管痉挛：一旦动脉瘤永久性夹闭，应注意防止术后血管痉挛。适度地增加血压，并且增加输液量以达到液体轻度正平衡。

（8）迅速苏醒：如果情况允许，患者术后应该迅速苏醒以利于术后进行即时的神经功能检查来确定夹闭的位置有没有累及其主血管。

二、动静脉畸形（arteriovenous malformation，AVM）

AVM是脑动脉与静脉的直接交通而其间无毛细血管床。由于AVM是一个高流量、低阻力的系统，周围脑区可能因血液向AVM区分流（盗血）而出现低灌注。AVM最常见的表现为蛛网膜下腔出血、癫痫、头痛及少见的因盗血而产生的进行性神经功能缺陷。

1. AVM患者行栓塞手术或切除术需要麻醉处理

（1）栓塞术：通常在手术切除前进行，以减少流向AVM的血流，还可减少术中出血和术后再灌注充血。

（2）麻醉方法选择：栓塞术可在全麻下或镇静并麻醉监测下施行。后者的优点是可对神经系统进行连续评估。

（3）注意事项：麻醉医师应考虑到造影剂的不良作用（过敏，渗透负荷可导致充血性心衰），血管穿孔（突然而快速失血需立即开颅）和神经病学的改变。

2. AVM切除术的麻醉处理与脑动脉瘤手术相似

（1）主要的关注点：严密的血压控制，因为低血压可导致低灌注区域缺血，高血压会加剧灌注压突破，这是一个尚未研究清楚的现象，可能是由于AVM附近或边缘供血区突然失去了AVM的血流供应而突然导致脑充血和出血。如果发生灌注压突破和脑肿胀，通常使用巴比妥类药物、低温和适当降低血压来处理。

（2）出血：当动脉供血不是来自一个脑动脉系统或术前栓塞不成功时，如果AVM很大，可能会发生大量出血。

（3）手术结束后一般立即做术后血管造影以确定AVM是否已经完全切除，有时候这一检查在手术室中进行。如果发现任何AVM残余都提示需进一步切除。

三、后颅窝手术

1. 后颅窝肿瘤　可引起颅神经麻痹、小脑功能障碍和由于第四脑室阻塞而致的脑积水。舌咽神经和迷走神经周围的肿瘤或手术会破坏呕吐反射，增加误吸的危险。肿瘤切除可导致第四脑室底水肿，这可损伤呼吸中枢术后需机械通气。

2. 心血管不稳定　由于手术操作引起的心血管不稳定较常见。刺激三叉神经会突然引起严重的心动过缓和高血压，刺激舌咽神经或迷走神经会导致心动过缓、心脏停搏或低血压。发生这些情况时应该立即告知外科医师，因为停止刺激通常就可改善心血管的不稳定性，很少需要药物治疗（例如阿托品、格隆溴铵或麻黄碱）。

3. 后颅窝手术　有时采用坐位，其优点包括术野显露充分、改善静脉和CSF引流，由于静脉压较低而减少出血以及麻醉者更便于接近气道、胸部和四肢，但是静脉空气栓塞和血流动力学不稳定的发生率较高。基于上述顾虑，改良的仰卧、俯卧和3／4侧卧位常取代坐位。

（1）静脉空气栓塞：当手术部位高于心脏水平且存在一个开放的非萎陷的静脉时就有发生静脉空气栓塞的可能。这种情况下开放的静脉窦能进入空气，引起低氧、高碳酸血症、支气管收缩、低血压并最终导致心血管虚脱。当存在右向左分流时，动脉系统的空气栓塞是一个危险，并能导致心肌和脑缺血。有静脉空气栓塞危险时，应准备检测空气栓塞的监测仪，并放置中心静脉导管以备吸引进入的空气。

（2）监测静脉空气栓塞的方法：包括多普勒超声（用以检查进入的空气产生的特征性碾轮样杂音）、二氧化碳监测仪（显示呼气末二氧化碳分压突然降低）、质谱分析仪和经食管超声心动图。

（3）当检出空气时，防止更多地吸入空气以及对一些不良后果的治疗是重点。应首先通知外科压师消除空气来源（关闭硬膜开口、涂抹骨蜡、冲洗术野），停吸氧化亚氮，并从中心静脉导管抽出空气。如果患者情况稳定，只需防止空气再进入即可。如果发生低血压，可采取头低足高仰卧位、补充输液和给予心肌变力药支持。

4. 术毕　拔管前应确认患者有能力保持气道通畅和充分通气。外科操作可能损伤颅神经或脑干部位的呼吸中枢，导致吞咽或呼吸功能障碍。术后梗死、水肿和后颅窝血肿形成会很快引起临床症状的恶化。需严密观察和迅速支持治疗，包括气管插管、机械通气及循环处理。

四、经蝶骨垂体瘤切除术、经鼻或经唇切除手术

1. 尽管非功能性垂体腺瘤是最常见的肿瘤类型，但有些患者还是由于下丘脑垂体受压而内分泌紊乱。各种垂体功能亢进综合征可能伴随功能性腺瘤，包括库欣综合征、肢端肥大（多伴有困难气道）和闭经泌乳。

2. 因为这些肿瘤通常都很小，不太可能损害颅内顺应性，所以不影响ICP。

3. 不可控制的出血少见，但因为暴露不好，出血量可能很大，可能需经额开颅止血。

4. 由于用手术显微镜，头部情况不易观察，所以气管内导管必须固定可靠，连续监测通气很重要，很少需做动脉置管监测。

5. 咽部填塞可防止血液在胃内积聚，减少术后呕吐，但拔管前必须去除。

6. 手术结束时，经鼻呼吸被填塞物阻塞，患者术前应对此有所准备。

7. 尿崩症可能在经蝶骨垂体瘤切除术后发生（经常在术后4~12小时发生），治疗可用静脉输液或血管升压素，某些患者术后肾上腺素功能不足可用类固醇治疗。

五、定向手术

定向手术经钻孔完成，用针将三维定位仪和颅骨外板的头部连接固定，这种方法可对任意的脑区进行定位，做摘除或组织活检。大多数情况下这种手术可在局麻加静注镇静药下完成，因定向仪挡住通向气道的通路，故给予镇静药应特别谨慎。放置定向仪固定架后如需全麻，则保证气道通畅的技术取决于气道处理的紧迫性以及固定架是否干扰面罩通气。由于定向仪架可能妨碍放置，合适的头部位置以施行面罩通气和置入喉镜，因此，应备有喉罩及清醒插管的器材，最好备有纤维支气管镜。紧急情况下也可拆除固定架，新型的固定架可很快拆除以提供开放气道的空间。

六、癫痫手术

主要用于有癫痫局部病灶的患者且对药物治疗无效或不能忍受抗癫痫药副作用者，这种手术包括清除癫痫灶或切断癫痫传导通路。常作癫痫灶和其他皮质区（例如语言、记忆或感觉运动）的电生理图像，以指导在最大范围切除癫痫病灶的同时对神经功能的损害最小。在头皮局麻和静脉镇静下清醒开颅可允许标准操作的实施，因为这需要患者合作；而全麻的优点是患者舒适、不动、气道安全、可控制$PaCO_2$和其他指标，及

提供最佳的手术条件。麻醉药的选择根据它们可增强（如恩氟烷、美索比妥、依托咪酯或氯胺酮）或减弱（咪达唑仑、巴比妥类、异氟烷）癫痫发作以及与术中监测的相容性而定。因为术后初始癫痫活动常有增加，所以应继续应用抗惊厥药。

七、头外伤

头外伤患者因伴有"高张力"头颅、饱胃和潜在的颈椎不稳定而使麻醉处理困难。ABC复苏后，麻醉者应确定损伤的机制和程度，应怀疑颈椎脊髓损伤，并在排除颈椎骨折前进行颈部固定。

1. 供氧　对有反应且能充分通气的患者应供氧，并严密观察其神经功能恶化的征象。

2. 昏迷患者　需立即气管插管以保护气道，防止发生高碳酸血症和低氧，以免引起ICP增高而导致脑的继发性损伤。

3. 气管内插管　迅速气管内插管，保证血压稳定，避免咳嗽和用力。

（1）快速诱导：通常使用快速诱导。如未排除颈椎骨折的患者，颈部应以手法轴线制动。除去颈领的前部，轻柔地压迫环状软骨（压力大可使骨折移位），并充分张口。给予短效诱导药如异丙酚、硫喷妥钠和依托咪酯施行麻醉诱导，而后迅速给予插管剂量的肌松药。如无其他原因的禁忌可使用琥珀胆碱，去极化肌松药也可应用。

（2）清醒插管（例如经鼻盲探或纤维支气管镜）：适用于下列情况：饱胃患者，在处理气道时可能加重颈部损伤者，以及合并面部外伤而预计插管困难者。这种方法对头外伤患者往往不能实施或不明智，因为患者不合作、气道出血以及由于高血压、咳嗽和用力所致的ICP增高。

（3）经鼻插管和经鼻置胃管：颅底骨折患者（例如CSF鼻漏、耳漏、Ie Fort Ⅲ型面部骨折）相对禁忌。

4. 高血压　是头外伤患者因其ICP增高，机体为维持脑灌注压而产生的代偿作用。灌注压（MAP-ICP）需保持在8.00kPa（60mmHg）。低血压对ICP增高的患者可造成不良后果；当伴有心动过速时，应怀疑有其他损伤部位的出血。止血和恢复血容量的措施应先于头外伤的手术治疗。

5. 低氧血症　应积极治疗低氧血症，因为它可对头外伤患者的神经功能造成很严重的影响。

6. 高血糖　应治疗高血糖以改善神经功能。

7. 监测ICP　如果怀疑ICP持续或严重增高，可监测ICP。

8. 癫痫　可能伴发于直接的脑外伤或提示颅内血肿扩大。

9. 脑挫伤　是头外伤最常见的类型，手术治疗只限于急性硬膜外血肿和急性硬膜下血肿。硬膜下血肿较硬膜外血肿常见得多，且预后不佳。由于严重脑肿胀，即使血肿清除术后也常发生颅内高压。

10. 穿透性脑外伤　应对损伤组织较早行清创术，并清除碎骨片和血肿。颅骨骨折需行清创、颅骨成形及修复撕裂的硬膜。

11. 麻醉处理　遵循维持脑灌注压以及降低ICP和减轻脑水肿的总原则。对意识恢复延迟或吞咽反射减弱的患者，为控制ICP和保持气道通畅，术后常需气管插管和通气支持。术前意识状态有助于预测术后是否需保留气管插管。

12. 弥散性血管内凝血　是急性头外伤常见的并发症，尤其是硬膜下血肿的患者易发生。建议在整个过程中经常监测患者的凝血状态。

13. 皮质激素　建议头外伤的患者不应用皮质激素，因为最近数据显示应用皮质激素会增加死亡率。

八、脑深部刺激器

用于药物治疗无效的运动障碍的患者（多为帕金森病），通过钻孔将微电极精确地插入下丘脑核、苍白球或丘脑，需要用立体定向头架来识别并把电极安放在靶位置。

1. 注意事项　患者不服用早晨剂量的多巴胺受体激动药或抗胆碱受体激动药以增强对电极刺激的反应来指导电极安放在特定的细胞层内。

2. 保持清醒　电极安放过程中，患者应保持清醒且不需要镇静，镇静药会改变对电极刺激的反应，而一旦电极安放成功就要采用适当的镇静。

九、VP分流术

VP分流术是脑积水患者最常用的治疗方法，通过额部钻孔放入脑室导管并与皮下的贮器及活瓣连接。这些又与在皮下潜行的引流导管相连到达上腹部，并通过一个很小的剖腹切口在直视下将导管放入。

1. 麻醉处理　这些患者的麻醉处理取决于他们疾病的急性程度。急性脑积水会使ICP迅速增高以至造成缺血性神经损伤，需要行脑外科急症手术。处理的关键是降低患者的ICP，至少保持灌注压在8.00kPa（60mmHg），并进行快速的神经外科减压手术。择期VP分流术的麻醉管理应该达到标准的、处理很好的和安全的麻醉状态，避免引起ICP极度增高的因素。

2. 脑室引流　一些脑室阻塞的患者可通过额部钻孔进行脑室引流，直视下在脑室中隔钻孔。这些患者可采用全麻，因为在灌注溶液冲洗的时候ICP可能增高，这可能会造成患者不适或意识状态改变。

第七节　脊柱、脊髓手术

可在下列情况下实施，包括椎间盘疾病、脊柱强直、椎管狭窄、肿瘤、脊柱侧弯和外伤。脊髓的生理和脑相似，尽管脊髓的绝对血流速率和代谢率较低，维持脊髓灌注压（等于MAP减去脊髓外部压力）和减轻脊髓受压是临床管理的目标。

一、采用俯卧位

多数患者可在手术车上麻醉，插管后再搬到手术台上。神经功能状态不稳定的患者应行清醒插管。这些患者在置入喉镜、插管再做体位变动（如颈椎不稳定、胸椎损伤的患者）时会加重病情；为此，插管后应进行简短的神经功能检查，以保证未发生损伤。麻醉医师应保证患者所有受压点垫棉垫；颈部、四肢维持位，眼、耳、鼻和生殖器避免受压；所有监测仪和导线保证就位且功能正常。特别注意气管内导管，因变动体位时其可以脱出或折曲。缺血性视神经病变是俯卧位的潜在并发症，它和手术时间（通常>5h）、出血量（通常>2L）、低血压和液体复苏有关；面部肿胀的增加会改变眼球内静脉的血流动力学，导致视神经缺血及术后的视觉损害。没有标准的预防指导原则，但是经常检查直接作用在眼球上的压力和保持足够的灌注可能有益。

二、脊柱侧弯矫正术可伴有大量失血

为了减少同种异体血液的输入可以应用许多种技术，包括术前自体血储备、术中血液稀释，应用术中血液净化技术、保持患者精确的体位以防止增加腹内压和胸膜腔内压而致的静脉出血增加。由于考虑到神经功能后遗症，控制性低血压在这一过程中是没有益处的。1%～4%的患者在术后会发生严重神经系统并发症。脊柱器械操作和过度牵拉会造成脊髓缺血而导致截瘫，所以术中应常规监测脊髓功能。

1. SSEP和MEP监测　可对脊髓功能进行连续地评估。

2. 选择性的唤醒试验　术中，如果神经生理学监测不确定，可以让患者短暂苏醒并让其活动腿部即可确定神经肌肉的功能。如果患者的腿不能动，应松开脊柱牵拉直至腿能动为止。患者在术前应对此有所准备。唤醒试验可用于一些年长的儿童。

3. 全凭静脉麻醉　通常选择瑞芬太尼和丙泊酚复合的全凭静脉麻醉，因为静脉麻醉药似乎比挥发性麻醉药对神经生理学监测的影响小；然而，全静脉麻醉不能在术中提供可靠、迅速地唤醒。通常儿童的神经传导很强，可使用地氟烷（使用或不用氧化亚氮）和短效麻醉药来取得快速的术中苏醒。与临床的神经生理学家或技术员交流麻醉的干预作用是很重要的。

三、急性脊髓损伤

急性脊髓损伤需要进行手术以解除脊髓受压和稳定脊柱。急性脊髓损伤最初的治疗目的是防止脊髓继发性损伤，通过稳定脊柱和纠正可加重原发性损伤的呼吸循环异常来达到此目的。颈椎损伤的患者应怀疑并发头、面部或气管损伤，胸椎和腰椎损伤常伴有胸内或腹内创伤。

1. 脊髓休克的特征　是血管舒张和低血压。如果损伤涉及心脏交感神经（$T_1 \sim T_4$），由于不能对抗迷走神经活动就会造成心动过缓、缓慢性心律失常、房室传导阻滞和心搏骤停。脊髓休克是由于受伤水平以下的交感神经支配被功能性横断而造成，可持续数天到数周。心动过缓可用阿托品治疗，低血压可补液或使用血管收缩药或两者并用。当有联合损伤且血容量不易确定时，可放置肺动脉导管。脊髓高位损伤患者由于不能增加交感神经张力，对麻醉药的心血管抑制作用异常敏感。

2. $C_3 \sim C_4$以上的损伤　需气管插管和机械通气是因为其膈的神经支配（$C_3 \sim C_5$）丧失。$C_5 \sim C_6$以下的损伤降低肺活量和FEV_1多达70%，同时伴有通气和氧合受损。

3. 胃肠道和膀胱无张力　需分别经鼻置胃管和留置导尿管。这些患者由于不能收缩血管而易于散失热量。

4. 皮质激素　甲泼尼龙（$30mg \cdot kg^{-1}$）静注负荷剂量；随后输入$5.4mg \cdot kg^{-1} \cdot h^{-1}$，经23小时输完，如果在急性损伤后3小时内开始给予甲泼尼龙治疗，会改善急性脊髓损伤的功能恢复。对于脊髓损伤的治疗还存在争议，一些医学中心不遵循这个治疗规则。

5. 慢性脊髓损伤。

6. 气道管理　颈椎损伤患者的气道管理。

第八章　普外科和泌尿外科手术麻醉

第一节　术前准备

一、病情评估

腹部手术患儿可能存在胃肠疾病、肝胆脾疾病、泌尿系疾病及胰腺疾病等。术前首先详细了解手术疾病的病史，了解已做的化验和辅助检查。

（一）容量改变

胃肠道疾病的患儿因不能进食、呕吐、术前胃肠减压等，术前液体状态的估计非常重要；外科疾病本身也可以引起容量方面的严重紊乱，产生低血容量和贫血。

体液丢失的病史如下。

1. 出血　来源于胃肠道，包括肝脾破裂、溃疡、肿瘤、食管静脉曲张、血管发育异常等。

2. 呕吐或胃引流　可以导致明显的体液丢失，尤其在伴发肠梗阻的患儿。

3. 腹泻　由肠疾病、感染或用泻药做肠道准备所致腹泻。

4. 体液分隔　肠梗阻时体液分隔至肠腔，或腹膜炎时分隔至间质组织。

5. 发热　发热增加不显性丢失。

低血容量的体征：脱水貌、心率增快、血压降低，可以表明轻度至中度低血容量；严重的低血容量引起心动过速和低血压、黏膜干燥、皮肤斑纹、皮肤充盈及皮温降低、神志淡漠。

实验室检查包括红细胞比容、血清渗透浓度、血中尿素氮-肌酐比、电解质浓度和尿量等。这些检查有时有助于容量缺失的评估，但没有一项实验室检查可肯定地表明血管内容量状态。

（二）代谢及血液学紊乱

常发生在需要紧急行腹部手术的患儿。低钾血症伴代谢性碱中毒常见于大量胃液丢失的小儿（呕吐或鼻胃管引流）；大量腹泻或败血症能引起代谢性酸中毒。脓毒症也能引起由弥散性血管内凝血所致的凝血障碍。

（三）肝功能异常

拟行肝、胆、脾手术患儿的肝功能常有不同程度的异常，如黄疸、低蛋白血症、血清转氨酶增高等。还可能并存其他器官的功能障碍，包括肾功能不全、凝血功能异常等。

（四）肾功能不全

严重泌尿系疾病患儿可伴有肾功能不全、贫血及离子紊乱。肠梗阻、腹膜炎、失血性休克等患儿由于灌注压过低，可导致少尿、无尿。

二、麻醉前准备

所有行腹部急诊手术的病人均应按饱食处理：行胃肠减压，术前用药可包括组胺受体拮抗药和口服非颗粒状抗酸药。积极补液非常重要。禁食、禁水患儿补充生理需要量的液体和葡萄糖，脱水和低血容量患儿应补充缺失量。失血者还应纠正贫血。

危重患儿应给予吸氧，使氧饱和度不低于95%。纠正代谢性酸中毒和离子紊乱。经积极补液后血压仍过低时，可给予正性肌力药物支持循环。导尿监测每小时尿量指导输液治疗。

急腹症患儿术前不用镇痛药，以免耽误病情的观察。

感染患儿给予抗生素治疗。

嗜铬细胞瘤患儿需扩容控制高血压，降压药物可服用至术晨。

第二节　术后处理

一、术后镇痛

消化道手术的患儿因术后需要禁食、禁水，限制了口服镇痛药物。年长儿童上腹手术者可用吗啡静脉PCA，或使用直肠内栓剂。下腹部或会阴部手术患儿复合骶管阻滞或硬膜外阻滞时，可在注入的局麻药里加用单次剂量的吗啡用于术后镇痛。保留硬膜外导管者也可采用硬膜外PCA法镇痛。

二、术后保温

腹腔手术患儿体温散失快，腹腔内盐水冲洗液可导致体温下降，年龄越小影响越明显。术后患儿低体温的发生率较高，所以术后应注意保温，防止体温的进一步下降。小婴儿可放入保温箱内，促进体温回升至正常水平。

三、监测

一般患儿术后应监测血压、脉搏、呼吸、体温、ECG、SpO_2，急重症患儿如失血性休克、肝移植患儿等还应监测尿量、CVP、心排量、血气、肝肾功能等特殊指标。腹腔大手术后引流量的监测至关重要。

四、呼吸循环支持

腹部手术后患儿由于腹带、弹性绷带等的束缚限制了腹部呼吸的运动，加上刀口的疼痛，呼吸功能下降，术后均应吸氧。危重患儿需要直接转入ICU进行进一步的呼吸支持。出血量多的患儿应估计好循环容量及测定血红蛋白，及时输血、补液，维持循环稳定。

五、营养支持

胃肠道手术患儿术后需要一定时间的禁食、禁饮，应注意营养支持。较大手术前，可行中心静脉置管，术后经静脉高能营养。肠梗阻等危重患儿术后仍要注意纠正电解质紊乱，维持酸碱平衡。

第三节　常用麻醉方法

麻醉方法的选择取决于病情、手术过程及麻醉者的经验和技能。通常选用全身麻醉为主，可复合局麻、神经阻滞或区域阻滞。复合局部麻醉，可以维持较浅的全麻深度。

一、全身麻醉

（一）优点

1. 可获得安全的呼吸道保护。
2. 保证充足的通气。
3. 作用迅速，节省时间。
4. 麻醉深度及时间具有较好的可控性。
5. 可使用肌松药，保证充分的肌肉松弛。

（二）缺点

吞咽反射消失或减弱，诱导和插管时有引起误吸的危险。

（三）方法

吸入全麻、全凭静脉麻醉、复合全麻。

二、椎管内麻醉

通常用于年长儿童的下腹部手术，如疝修补、阑尾切除、会阴部手术。因小儿在清醒状态下难以配合手术，多采用复合全麻，或使用较深的镇静。骶管阻滞应用最广泛，如肛门手术、泌尿外科的会阴部手术等，经骶管向上置入硬膜外导管也可进行较高平面的手术。硬膜外阻滞可产生节段性神经阻滞，也可用于年长儿童的上腹部手术。

（一）优点

1. 肌肉松弛良好。
2. 肠管收缩，手术野易于暴露。
3. 肠管血液供应增加。
4. 可用于术后止痛。
5. 术后恢复较快，减小临床护理的难度。

（二）缺点

1. 有一定的失败率。
2. 低血容量的患儿应用椎管内麻醉可引起低血压。
3. 手术牵拉疼痛难以完全消除，年幼患儿不易合作。
4. 高平面阻滞可抑制呼吸功能，尤其是复合镇静剂、止痛剂时更易发生。
5. 硬膜外阻滞时有发生局麻药毒性反应的危险。

三、麻醉注意事项

（一）补液

腹部手术的患儿除术前易于丢失液体外，术中的液体丢失也十分明显，应予以适当的补充。术中液体丢失的原因如下。

1. 出血　失血量可以从手术野、吸引瓶及血纱布的血量进行估计，但手术单下及肠管内的血量难以计算。

2. 腹膜、肠管及肠系膜水肿　多因手术操作损伤毛细血管内膜引起。

3. 蒸发　因腹腔内脏器暴露于空气中，可引起明显的蒸发失水，失水量与暴露面积有关，一般为 $7 \sim 15 \mathrm{mL} /（\mathrm{kg} \cdot \mathrm{h}）$。

4. 腹腔积液的放出　可使腹内压突然降低，除引起低血压外，还可引起腹腔内脏的水肿。

5. 各种引流液。

（二）放置经鼻胃管

1. 腹部手术的病人常需要放置胃管，可将胃内气体及液体吸出。但饱胃者的胃内食物难以经胃管吸出，应予以注意。

2. 术前放置胃管可妨碍面罩与面部密封接触，影响麻醉诱导的正压通气。同时胃管的置入可使食管括约肌松弛，并起引流条作用，使胃内液体反流。

3. 全麻者术中放置胃管较困难，可在喉镜直视下插入，或先将气管导管插入食管，再经此导管将胃管置入。

（三）呃逆

为膈肌痉挛的表现，可自发发生，也可由外界刺激引起。终止方法如下。

（1）去除对膈肌的外界刺激如胃扩张、拉钩、纱布、血块等。

（2）适当加深麻醉或给予肌松剂。

（四）N_2O的应用

吸入N_2O10分钟内可使空腔脏器的容积增加一倍，因此，肠梗阻患儿禁止使用。

第四节　普外科常见手术的麻醉

一、肠梗阻

小儿肠梗阻的原因有十二指肠闭锁、小肠重复畸形、肠扭转、肠旋转不良、胎粪性肠梗阻、肠套叠、嵌顿疝、粘连性肠梗阻、先天性肛门直肠畸形等。小儿先天性肠道畸形可伴发其他畸形，如：①锁肛伴先天性心脏病；②囊性纤维化（可伴发胎粪性肠梗阻）；③声门下区狭窄伴十二指肠闭锁。

肠梗阻患儿肠腔扩张，腹内压升高，腹部明显膨隆，膈肌活动受限，致使通气功能降低，麻醉诱导时存在反流和误吸的危险。患儿全身呈现不同程度的脱水、低血容量、电解质紊乱（低氯、低钠和低钾）、酸碱失衡（多为代谢性酸中毒），加之毒素吸收，极易引起休克。

（一）麻醉前准备

1. 检查患儿补液是否适当。

2. 纠正电解质紊乱及酸中毒。

3. 置入鼻胃管，进行胃肠道减压。

（二）麻醉处理

诱导前静脉注射阿托品，并通过胃管尽量吸出胃内容物。麻醉方法采用气管内全麻，面罩吸入氧气，采用清醒插管。难以合作的小儿可行快速静脉诱导插管，面罩下正压通气时压迫环状软骨，防止反流。麻醉诱导前准备好负压吸引装置，一旦发生反流，及时吸出，防止误吸的发生。注意患儿有声门下狭窄的可能。插管后吸入0.5%～1%异氟烷或1%~3%七氟烷诱导和维持麻醉。不用N_2O，因可能使肠腔扩张。给予小剂量肌松药，以利于控制呼吸。腹腔打开后，一些患儿出现低血压，尤其是小肠梗阻或扭转的患儿，应给予足够的补液量。术中监测动脉血气和电解质，继续纠正离子紊乱和酸碱失衡。

（三）术后处理

1. 手术结束后，待患儿完全清醒且反射恢复良好后拔管，拔管时将患儿置于侧卧位。

2. 术后可能需要较长时间的肠内或肠外营养。

3. 腹腔内污染严重的患儿，术后仍可能存在肠功能紊乱、败血症、肺炎等，还需要继续治疗。

二、消化道穿孔

新生儿发生消化道穿孔的常见疾病是新生儿坏死性小肠结肠炎，新生儿胃穿孔的发生率比较低。其他年龄段可以引起消化道穿孔的疾病有急性阑尾炎、溃疡性结肠炎、外伤等。

新生儿坏死性小肠结肠炎的病理所见是小肠、结肠局限性或广泛坏死性炎症，多见于早产儿尤其是低出生体重儿。回肠最常受侵犯，然后依次是升结肠、盲肠、横结肠、直肠，受累的肠黏膜缺血坏死，并发肠穿孔。该病发病急，主要临床表现有腹痛、腹胀、呕吐、腹泻、便血、体温不稳定、精神萎靡。早产儿容易有呼吸暂停、心动过缓，腹部X线可见肠间隙和门静脉积气。消化道穿孔后，膈下可见游离气体。消化道穿孔后往往引起腹膜炎，可导致水电解质紊乱、内毒素性休克，血小板减少产生凝血障碍，后期可引起多系统器官衰竭。治疗包括禁食、胃肠减压、静脉输注高能营养液、纠治贫血和凝血障碍，应用抗生素。抗休克可使用糖皮质激素和正性肌力药。肠穿孔常需要手术治疗。

（一）麻醉前准备和评估

补充血容量，同时要考虑第三间隙损失量。如果补充容量后血压仍然没有得到改善，就需要使用正性肌力药物。术前血气分析，测定血细胞比容、血糖浓度和凝血检查。输注浓缩红细胞、新鲜冷冻血浆，维持Hct在40%~45%。输新鲜血小板纠正血小板减少。纠正酸碱紊乱。

（二）麻醉处理要点

1. 新生儿采用清醒气管内插管，吸入七氟烷或异氟烷维持麻醉。可加用芬太尼，但禁止使用N_2O，避免增加肠内及腹腔内积气。静注维库溴铵维持肌松。年长儿可用静脉诱导。

2. 重症患儿应动脉置管直接测压，确保动静脉通路顺畅。新生儿特别是早产儿不能用纯氧长时间进行通气，应使用空氧混合气体，吸入氧浓度调整至可满足氧供的要求水平即可。

3. 根据患儿状况和CVP指导输液，新生儿静脉输注的液体应加温，术中监测体温，做好保温。

4. 进腹后突然减压的过程中，要注意血压变化，补充晶体液和胶体液维持血压。

5. 危重患儿术后送至重症监护病房进行监护和通气治疗。

三、先天性胆道发育畸形

先天性胆道发育畸形有先天性胆囊畸形、胆道闭锁、先天性胆总管囊肿等。其中，胆道闭锁是危及患儿生命的严重疾病，是导致新生儿梗阻性黄疸的常见原因之一，可由肝内外胆管的先天性因素，也可由出生后的炎症等所致。临床表现新生儿进行性黄疸，以直接胆红素升高为主或者混合性高胆红素血症。超声检查和经皮肝穿刺胆道造影有助于确诊。胆道重建是唯一的治疗方法，且手术越早越好。可按病理分型选择术式。

（1）胆总管或肝管闭锁的Kasai Ⅰ型和Ⅱ型者，行胆总管（肝管）十二指肠吻合术或胆总管（肝管）空肠Roux-Y吻合术。

（2）胆总管闭锁，胆囊管、胆囊及肝总管发育正常时，应行胆囊十二指肠吻合术。

（3）肝门部肝管闭锁的Kasai Ⅲ型，应采用肝门部肝空肠Roux-Y吻合术。

（4）晚期病例以及肝内胆管闭锁者应行肝移植或部分肝移植手术。

先天性胆总管囊肿是小儿常见的胆道畸形，约70%在婴幼儿期发病，学龄期及成人较少见。腹痛、黄疸及腹部肿块为本病的三个基本症状。手术方法多采取囊肿切除、肝总管十二指肠吻合术或肝总管空肠吻合术。

（一）麻醉前准备

胆道闭锁患儿，应做好新生儿麻醉的各项准备工作，特别检查凝血功能；术前注射维生素K_1；准备好全血和新鲜冷冻血浆以备输血。胆总管囊肿伴有感染时，用广谱抗生素控制感染，感染难以控制者应先行造口术。出现贫血、低蛋白血症者，术前应输血、血浆或白蛋白。麻醉前应使用抗胆碱类药物。

（二）麻醉处理要点

选用气管内插管全身麻醉。除常规监测外，还应监测中心静脉压，指导输血补液。采用静脉诱导或吸入七氟烷诱导，肝功能受损，肌松药可选用顺式阿曲库铵。麻醉维持吸入低浓度七氟烷或异氟烷，间歇追加肌松药维持肌肉松弛。术中可能失血较多，选择上肢或颈部粗大的静脉置管。严密监测血压变化，外科操作时可能压迫下腔静脉引起突然低血压，轻度头低位可减轻血压下降的幅度。术中可能发生心率下降等迷走神经亢进的表现，应及时静注阿托品。术中监测体温并注意保暖。因凝血功能低下，术中可能发生凝血障碍，必要时监测凝血功能，补充凝血因子。

（三）术后处理

1. 术后禁食、持续胃肠减压，可能需要较长时间的静脉高能营养治疗。

2. 术后常见的并发症包括出血、上行性胆管炎、门静脉高压。许多患儿发生食管静脉曲张，引起反复出血。

3. 不用水杨酸盐类药物镇痛。

四、先天性巨结肠

由于巨结肠的远端肠壁内没有神经节细胞，处于痉挛狭窄状态，丧失蠕动和排便功能，致使近端结肠蓄便、积气，而继发扩张、肥厚，逐渐形成了巨结肠改变。先天性巨结肠的发病率较高，并有逐渐增加趋势，目前认为是1：（2000～5000），国内资料约为1：4000（0.26%）。先天性巨结肠患儿可合并Down征（先天愚型）等其他先天畸形，并发症有小肠结肠炎、肠穿孔、水中毒等。

常用的根治性手术有Swenson改良法。手术步骤包括开腹，游离直肠，确定切除范围，经肛门拖出结肠和直肠，设计吻合口高度及缝合，还纳吻合口回盆腔，并留置肛管，检查腹腔，缝合盆腔腹膜及关腹。其他术式也基本包括两部分，即开腹后腹腔内操作和会阴部肛门外操作。结肠造瘘术仅应用于非手术治疗无效，又不能实施根治手术时。

（一）麻醉前准备

检查患儿的营养状态，了解患儿有无贫血、离子紊乱及酸碱平衡。患儿因术前禁食、灌肠还可能出现低血糖。1～2岁的患儿可能因为肥胖导致静脉穿刺困难。

（二）麻醉方法

麻醉方法选择气管内全身麻醉，为使肛门及盆腔肌肉松弛，可复合骶管阻滞。多数小儿较肥胖，静脉穿刺较困难，宜用七氟烷吸入诱导，患儿入睡后行静脉穿刺并保持静脉通路通畅。然后，静注肌松药行气管插管。维持用静吸复合麻醉。诱导后，由另一麻醉医师行骶管穿刺，回吸确认无血、无脑脊液，注入长效局麻药。体位常为截石位，偶尔可能术中改变体位至俯卧位，变换体位时应注意防止气管导管脱出。术毕常规吸痰拔管。

（三）注意事项

手术时间长，创口面大，渗血多，术中应确保静脉通路通畅。术后需应用高能营养，加上术中输血的需要，于诱导后可行中心静脉穿刺置入中心静脉导管。注意患儿的保温。

五、肝母细胞瘤

小儿时期肝脏的恶性肿瘤与成人不同，其中最常见的是肝母细胞瘤（hopatoblastoma），占儿科肝脏肿瘤的25％，发病与先天性肝脏异常如先天性胆道闭锁、家族性胆汁肝硬化、高氨酸血症等有关。肝母细胞瘤多发生在1岁以内，1岁以内的发病率为45％，1岁20％，4岁以上则少见。母细胞瘤多在肝右叶1／3侧，早期为单一的瘤体，向周围肝组织浸润扩散，致使肝脏呈结节状肿大。并在大范围内侵及静脉和肝血管的分支，胎儿型的瘤细胞近似小婴儿的肝细胞，两者明显不同的是，瘤细胞的胞浆中含丰富的颗粒，瘤组织中缺乏完整的肝小叶。

肝母细胞瘤多以上腹部膨满及上腹部肿物而就诊，病儿食欲减退、体重减轻、贫血进行性加重，时有腹痛，但黄疸较少见。有时可以由发热为初发症状。体格检查时可扪及弥漫性增大的肝脏，肿块质地较硬，表面光滑亦可呈凸凹不平的结节状、腹胀，约半数有腹壁静脉曲张。实验室检查：90％～100％病儿血清甲胎蛋白（alpha-fetal protein，AFP）增高，也可见胆固醇、碱性磷酸酶增高，血小板减少，红细胞减少。早期肝脏功能正常，晚期肝脏功能紊乱，白蛋白减少。

肝母细胞瘤的治疗以手术切除肿瘤为主，近年来手术切除率及长期存活率已有明显提高。由于小儿肝脏的再生能力强，只要保存20％以上的正常肝组织就能维持生命，因此应争取肿瘤全部彻底切除。应根据肿瘤的大小、部位选择术式，行肿瘤切除、肝叶切除、半肝切除，或扩大的肝切除。过去小儿广泛肝切除在手术期死亡率高于11％，主要死因是术中大量失血，为此国内外许多学者采用各种肝血流阻断技术，以减少术中出血。目前常用和改良方法是常温下阻断第一肝门，在肝下方、肾静脉上方阻断下腔静脉，同时在膈肌下阻断肝上下腔静脉不阻断腹主动脉，此法简便、安全，对血流动力学影响较小，能有效地控制出血。

（一）麻醉前评估

术前应详细了解病情，患儿一般状态差，常伴消瘦、贫血、膈肌抬高限制腹式呼吸。查体时注意患儿的呼吸型及频率、周身循环状态，腹部触诊注意肝脏的大小、体表静脉环流情况。注意血球压积和低蛋白程度。通过影像学检查了解肝脏肿物的大小及与周围器官的关系。

（二）麻醉前准备

术前下胃管，行胃肠减压。纠治贫血、低蛋白。准备好全血和新鲜冷冻血浆以备输血补充维生素K。

（三）麻醉处理要点

选用气管内插管全身麻醉。吸入七氟烷诱导或静脉诱导，吸入七氟烷或异氟烷维持浅全麻，可复合吸入N_2O或静注芬太尼加强镇痛效果，使用顺式阿曲库铵或维库溴铵维持肌肉松弛。开放上肢静脉和中心静脉，以便快速输血，保证术中输血量和速度与出血相近。术中阻断门静脉及肝动脉的时间，常温下不应超过20分钟。监测直接动脉压、CVP、尿量，维持正常的血容量和灌注压。出血量较大时，应监测凝血功能，补充新鲜血浆、凝血因子等。

（四）术后处理

因凝血功能差，手术创面渗血多，术后应注意引流量。密切监测血压、CVP、血常规等，补充继续失血的容量和不足。保留的肝脏过小或因手术麻醉的损伤，肝功能失代偿，可能出现肝昏迷。应监测血氨和肝功能的各项指标。术后镇痛避免使用吗啡。

六、胰岛细胞增多症

胰腺内分泌肿瘤是胃肠道内分泌肿瘤的一部分。胰岛细胞增多能引起相应激素过多的症状，偶有胰腺内分泌肿瘤能分泌一种以上或多种肽激素者，称为胰腺多种激素分泌肿瘤。

胰岛素瘤或称胰岛B细胞瘤，亦称内源性高胰岛素血症，可发生于小儿任何年龄，是临床上最多见的一种胰岛细胞瘤。大多数为良性，恶性者占10%~16%，好发于胰体和尾部，异位胰岛素瘤的发生率不足1%，临床表现为胰岛素过多或低血糖综合征。良性者手术切除可治愈。典型的临床表现称为胰岛素瘤三联征：

（1）饥饿或活动后突然发生低血糖或昏迷；

（2）急性发作时血糖低于2.8mmol／L；

（3）口服或静脉注射葡萄糖后，症状立即消失。低血糖是各种临床表现的基本原因。对于有症状的胰岛素瘤，一经明确诊断，均应及早手术治疗，以免反复发作的低血糖性昏迷导致脑细胞产生不可逆改变。

胰高血糖素瘤是胰岛A细胞瘤，分泌过量的胰高血糖素。60%以上病例为恶性，诊断比较困难，往往以皮肤病变就诊。早期手术切除后，皮肤损害和糖尿病可迅速消失。

胃泌素瘤来源于胰岛A_1细胞，好发于胰头和胰尾部，胰体部少见，也可见于异位胰腺组织中。肿瘤大小不等，大多数小于1cm；可单发亦可多发，恶性病例60%；在明确诊断时已有转移，常见转移部位是局部引流淋巴结和肝脏，个别可转移至腹壁、脾、骨骼等处。胃泌素瘤患儿临床表现主要与大量胃液胃酸分泌有关，表现为消化性溃疡及其并发症的症状。

（一）麻醉前准备

对胰岛素瘤患儿，要了解低血糖发生的次数、时间，了解有无脑组织受损及程度评估，了解肿瘤的部位、大小及手术方案。术前应作血糖测定，并静脉点滴葡萄糖，维持正常血糖。对高血糖素瘤患儿要了解除胰腺外有无肝脏等的转移灶。胃泌素瘤患儿有无呕血、黑便史，严重呕吐、腹泻患儿可导致水和电解质紊乱，术前应纠正贫血和离子紊乱。

（二）麻醉处理要点

选择气管内插管全麻。吸入七氟烷或静脉诱导，静吸复合维持麻醉。手术部位较深，为方便手术可使用肌松药。手术时间长，需胰头部手术的患儿可能出血较多，应开放上肢静脉或中心静脉。胰岛素瘤患儿术中应持续静脉点滴葡萄糖，并根据监测的血糖浓度，随时调整葡萄糖的输入量。一般肿瘤切除后半小时血糖上升，平均每小时上升1.332mmol／L。胰高血糖素瘤切除后第二天皮肤病变开始好转，糖尿病症状仍需胰岛素治疗数日。术毕患儿苏醒延迟时，应考虑低血糖或高血糖的因素。

（三）术后处理

术后仍需监测血糖，调整葡萄糖或胰岛素的用量。

七、脾切除

小儿脾切除术已成为小儿腹部外科较常见的手术之一。其适应证包括以下两个方面。

（1）脾脏本身的疾病，如：脾脏损伤、游走脾、脾脓肿、脾囊肿、脾肿瘤、门脉高压症充血性脾肿大。

（2）血液病及代谢疾病，如：遗传性球形细胞增多症、原发性血小板减少性紫癜、地中海贫血等。

（一）术前准备

1. 小儿患需进行脾切除的疾病，除本身疾病外，应进行全面检查，评估患儿的全身状态。

2. 脾切除手术中容易引起大出血，术前应做好静脉输液准备，保持输液、输血畅通，须备有足量血液，以应付术中意外需要。

3. 术前下鼻胃管，有呕血史者，注意勿擦破食管静脉。

4. 严重贫血者，术前输血，纠正贫血。

5. 严重低蛋白血症和血小板降低患儿应术前给予适当纠正。

（二）麻醉处理

宜选用气管内全身麻醉。插管操作应轻柔，防止损伤导致出血。气管导管误入食管，可能导致曲张静脉破裂引起大出血。麻醉维持中，使用肌松药维持良好的肌松，以利于手术操作。巨脾切除的主要危险是失血性休克，应做好快速输血的准备，开放两条通畅的静脉或中心静脉，必要时配备自体血回输装置。脾破裂患儿多处于失血性休克状态，应尽早手术止血，麻醉诱导和维持应平稳，使用对循环抑制小的药物。

（三）麻醉后处理

1. 术后做好监测，密切监测血压、脉搏或心率，如遇有血压下降或引流瓶内血液过多，应及时检查、输血；血压持续下降，脉搏加快，有贫血、休克症状者，应再次剖腹探查。

2. 做好术后镇痛，鼻导管吸氧4～6小时，预防腹腔胀气应保留胃管减压。

3. 术后第一天禁食，由静脉补充液体，术后24～48小时后肠蠕动功能恢复，开始进流质饮食。

4. 术后应及时检查血常规，包括血小板，一般血小板在术后24～48小时即可显著增加。

八、阑尾炎

阑尾炎为小儿最常见的急腹症之一，病势较成人严重，如治疗不及时可并发阑尾穿孔、腹膜炎，甚至致死。穿孔率可高达20%～40%，并且年龄越小，穿孔率越高。术前应注意患儿是否存在发热、恶心、呕吐、脱水，或由于呕吐引起水电解质紊乱。由于患儿胃肠蠕动功能紊乱，胃排空不良，加上胃液分泌迅速并聚集在胃中，因此这些患儿均应当作饱胃患儿对待。即使患儿已经数小时没有吃喝任何东西（甚至还有呕吐），也不应认为胃是空的。水、电解质紊乱可能是由于呕吐造成的。患儿可能发热，增加了代谢率和氧耗，同时增加了对液体的需要量，体温每上升1℃，液体的需要量就增加10%～12%。

（一）麻醉前准备

1. 仔细评估患儿的全身状况，包括脱水状态、补液情况、电解质、尿量等，静脉补液纠正水电解质紊乱，如有休克，应积极抗休克治疗。

2. 阑尾炎伴有腹胀和肠梗阻，应放置鼻胃管，进行胃肠减压。

3. 术前高热者不用阿托品以免体温进一步上升。

（二）麻醉处理要点

常规监测，开放静脉输液通路。抽吸胃管，尽量排出胃内容物。

诱导前备好吸引装置。经面罩吸入纯氧后，静脉依次注入丙泊酚、琥珀胆碱进行快速诱导，行面罩正压通气时避免压力过大，肌颤消失后行气管插管。诱导期间由一助手压迫环状软骨。术中吸入异氟烷、N_2O维持麻醉，间断静注非去极化类肌松药维持肌松。肠梗阻患儿不用N_2O，避免肠腔更加胀气。手术结束，待肌松作用消失，患儿完全清醒后于头侧位下拔管。一般状态良好的年长儿童可采用硬膜外阻滞麻醉。

九、腹腔镜手术

小儿腹腔镜技术已发展至可进行多种手术，包括阑尾切除术、幽门括约肌切开术、胃底折叠术、脾切除术、先天性巨结肠根治术、卵巢囊肿切除术、疝修补术、肾切除术和隐睾牵引术等。与开腹手术相比其主要的优点是：减少手术暴露所造成的组织创伤；减小刀口尺寸，从而减轻术后疼痛，有利于早期活动，缩短住院时间。

（一）人工气腹及其对患儿的影响

为了将腹壁与内脏分离，将二氧化碳以一定的压力充入腹腔，造成人工气腹。先进的设备具有自动限制腹内压的功能。腹内压过高可导致患儿一系列的生理学改变。腹内压的大小应在充气设备上显示以便于监测。一般腹内压设定于8～15mmHg之间。人工气腹对小儿生理功能有下列的影响。

1. 对呼吸功能的影响　腹内压增高可使膈肌向头侧移位，功能残气量减少（小于3岁的小儿更低），肺容量减少，胸顺应性减少，潮气量减少，气道压增高，气道阻力增加，胸膜腔内压增高，小儿头低位时影响更明显，而且气道压会随着腹内压的增高而增高。

相同气腹压时，头高位气道压较平卧位下降，而头低位时升高且升高幅度显著，这可能与头低位时腹腔脏器上移压迫膈肌有关。腹内压增加时还可造成生理无效腔增加，通气／血流比值失衡，$PaCO_2$增高，间歇正压通气和心排血量减少时更严重。膈肌的上抬使得气管隆嵴向头端移位，可能导致气管导管进入支气管。胃内压增高可能引起反流误吸。CO_2气腹对婴儿的影响较小儿大。

2. 对循环功能的影响　与成人相比，由于小儿的生理特点，小儿的安全范围较窄，如心排量要依赖于心率的增加。快速充气可刺激腹膜牵张感受器，兴奋迷走神经，引起心律失常。高碳酸血症和腹内压增高是腹腔镜气腹对循环的主要影响，另外还与患儿的体位、手术时间、注气速度、注气容量、年龄和心血管状态有关。其中高CO_2血症可直接抑制心肌、扩张末梢血管，同时刺激中枢神经系统，增加交感活性，增加儿茶酚胺释放，间接兴奋心血管系统。

腹内压对小儿静脉回流的影响与所用压力的大小有关。腹内压5～10mmHg时，腹内脏血管受压可使回心血量增加，CO增加。腹内压>10mmHg时，下腔静脉和其他的内脏血管被压迫，腹部和下肢的静脉回流减少，CO也减少。当血容量减少或头高位时可加重腹内压的影响。腹腔正压还可经膈肌传至胸腔，使胸腔内压增高，回心血量减少，肺内分流增加，CO下降，同时影响心肌的舒缩功能。气腹可使主动脉血流、每搏量降低，体循环和肺循环阻力增加。心指数（cardiac index，CI）改变与所用气腹压力有关，有研究显示为5～8mmHg时，CI没有明显改变，甚至可以由于分钟通气量不改变所致的轻度高碳酸血症引起的神经体液作用而使CI增加。当腹内压为12mmHg时，CI平均下降15%。

3. 对颅内压的影响　腹腔镜手术时气腹可引起颅内压升高。可能通过下述机制。

（1）颅内静脉回流受阻。

（2）因CO_2吸收引起高碳酸血症，后者再引起颅内血管扩张，脑动脉血流量增加，继而引起颅内压升高。

（3）头低脚高体位加重了颅内压的增高。

（4）在有脑室腹腔分流的病人，分流远端阻塞也许在颅内压升高过程中起些作用。虽然腹腔镜已经很长时间用于小儿，且术后患儿平安无事，但颅内顺应性减少的小儿应为腹腔镜手术的相对禁忌。

4. 对酸碱平衡和内环境的影响　小儿腹膜吸收CO_2的速度比成人快。CO_2弥散入血，使$PaCO_2$升高，形成高碳酸血症。CO_2的吸收与所用的充气压有关，压力越高吸收速度越快。CO_2气腹可导致内环境和酸碱平衡紊乱，且对婴儿的影响大于对小儿的影响，但其酸中毒常能在术后48小时和24小时恢复正常。门静脉高压的小儿更易发生高碳酸血症，所以对于这种小儿行腹腔镜检查时应尽量减少气腹时间和气腹压，调整通气指标以减少高碳酸血症。气腹时间长的患儿由于大量吸收的CO_2缓冲在肌肉、骨骼和组织中，这会导致术后早期一个额外的CO_2负荷从肺排出，所以呼吸功能较弱的患者应注意。

5. 对体液和内脏的影响　腹腔镜手术较开腹手术的可感和不可感的液体丢失较少，且难估计，通常维持量就可以了，但发生低血压时应怀疑低血容量。增高的腹内压可增加所有内脏的静脉压，减少肝肾及其他内脏的血流量。但小于15mmHg的腹内压对小儿肾功能影响较小。CO_2还可使腹腔积液酸化，这也是术后疼痛的原因。

（二）麻醉前准备

1. 术前评估　应充分评估患儿对气腹的耐受性，尤其是对有急性创伤、严重呼吸系统疾病、肺顺应性降低、自发性气胸史、先天性心脏畸形的患儿应慎用。麻醉前应积极治疗并发症，补充血容量，纠正电解质紊乱，合并呼吸道感染者应延期手术。

2. 术前置入鼻胃管，行胃肠减压。减少胃容积，预防误吸，还可以降低外套针穿透腹壁时损伤内脏器官的发生率。

3. 下腹部手术患儿应置入导尿管。

（三）麻醉处理

采用以气管内插管控制呼吸的全身麻醉最为常用和安全。静吸复合麻醉或加椎管内阻滞。术中使用肌松剂，便于IPPV。诱导时避免面罩通气压力过高导致胃胀气，尽量使用较低的气腹压力，有人建议腹内压婴儿<10mmHg，健康小儿<12mmHg。低腹内压可减少气腹对呼吸和血流动力学的影响，还可降低CO_2栓塞的病死率。充气开始应慢，流量应渐进性升高至所需的压力，一般以1~2L／min为宜。气腹后加大分钟通气量，对抗高碳酸血症。通常增加20%~30%的分钟通气量就可保持正常的血CO_2含量。

术中常规监测呼气末二氧化碳分压（partial pressure of end-tidal carbon dioxide, $PetCO_2$），以便及时指导通气参数的调整。如用肌松药的话，应监测肌松程度并评估手术结束后的残余肌松。有条件的医院可使用食管超声多普勒对心脏进行评估，对小的气栓也能得到早期的诊断。可用经皮监测CO_2（$PetCO_2$）评估$PaCO_2$的水平，较$PetCO_2$更可靠。

静脉通路应尽量开放在上肢，因增高的腹内压可造成下腔静脉不同程度的压迫。尽量选择带套囊的气管插管，避免由于气道压增高引起气管插管周围的气体泄漏。

术中最好避免使用氧化亚氮，以防止其弥散入体腔，使小肠胀气而影响手术操作。术中血压增高、心率增快，应首先排除高碳酸血症，调整CO_2分压至正常水平，如仍不改善再用吸入麻醉药或瑞芬太尼加深麻醉。慎用血管扩张药或β-受体阻滞剂。

（四）术中注意事项

1. 所有的腹腔镜手术都应有紧急开腹手术的准备。

2. 可能会出现出血，且可能比较难止，因此，要用较粗的穿刺针开放静脉通路，以保证液体和血液的及时输入。脾切除等大手术应中心静脉置管，监测CVP。

3. 出现难以控制的高碳酸血症时，应注意是否发生了皮下气肿、纵隔气肿、气胸等并发症。一旦确诊，应停止腹腔充气，并查找腹膜外气体来源。

4. 突然出现急剧血压下降、呼气末二氧化碳减少、心律失常、CVP升高等急性右心衰竭的表现，应考虑为静脉气体栓塞。

（五）麻醉后处理

1. 手术结束时要求术者尽可能排出二氧化碳以减轻疼痛。伤口部位给予局部麻醉。

2. 术中发生皮下气肿等异常情况的患儿，应在麻醉恢复室继续观察至呼吸功能完全恢复。

十、小儿肝移植手术麻醉

肝移植已成为治疗儿童肝功衰竭的有效手段，我国肝移植近年发展较快，但儿童肝移植仍属起步阶段。尽管肝移植有长足的进展，无论在我国还是在国外，仍是一种复杂、昂贵和死亡率颇高的治疗手段，因此，在选择肝移植受体时应极其慎重。由于缺乏合适的供肝，部分活体肝移植成为儿科患者中主要的方式。

儿童肝移植适应证主要有如下五项：

（1）胆道闭锁。

（2）代谢性疾患如：α_1-抗胰蛋白酶缺陷症、尼曼-匹克氏病B型、Wilson病、囊性纤维病、糖原累积症Ⅰ、Ⅳ型、家族性高胆固醇血症、酪氨酸性贫血、戊酮酸血症等。

（3）胆汁瘀积性疾患。

（4）急、慢性肝功衰竭。

（5）肝脏肿瘤。

原位肝移植手术步骤通常分为三期：

Ⅰ期（无肝前期，肝脏游离期），从手术开始至切除病肝。

Ⅱ期（无肝期），从钳夹门静脉和肝动脉开始，至供肝的腔静脉和门静脉吻合完毕，并准备开放移植肝循环。

Ⅲ期（新肝期，再灌注期），从开放下腔静脉和门静脉阻断，移植肝恢复供血开始，直至肝动脉、胆总管吻合及关腹结束手术为止。

（一）术前评估

行肝移植前应对受体进行全面评价，包括完整系统的病史及体格检查；肝细胞功能检查；肝组织活检；并发症及其发作间隔；疾病进展分期等。一般应作如下评价：

1. 心脏评价　许多患有肝脏疾病的患儿同时患有先天性心脏疾患，比如：胆道闭锁患儿可同时有房室间隔缺损，Alagille综合征常合并有外周肺动脉狭窄，在确定移植受体之前仔细检查患者心脏功能是否适于肝移植是非常重要的。

2. 呼吸评价　一部分患有晚期肝脏疾病的患儿可发展成肺动脉分流，后者可伴有或不伴有肺动脉高压，因此发现杵状指等一系列临床体征应引起重视，进一步做相应的肺功能或心导管检查。

3. 神经发育评价　为了评价预后及移植后生命质量如何，有必要确定神经缺陷情况及其是否为可逆性改变，这对于急性肝功衰竭患儿或继发于严重低血糖症、低氧血症后器质性脑损伤患儿尤为重要。心理或发育评价可通过标准的测验进行。

4. 肝脏功能评估　终末期肝脏疾病患儿常伴有低蛋白血症、腹腔积液、电解质紊乱、血氨增高等。肝功能衰竭继发血小板减少和凝血功能障碍，术中可能大量失血。

5. 肾功能评估　肝脏疾病还可引起肾功能不全，患儿表现为急性肾小管坏死和肝肾综合征。肝移植是肝肾综合征唯一有效的治疗方法。

（二）麻醉前准备

（1）有凝血功能障碍的患儿术前用药要避免肌肉注射，可以选择口服咪达唑仑。术前补充维生素K，并根据情况输注血小板、冷沉淀物等。

（2）术前开始应用大剂量的类固醇激素和环孢菌素进行免疫抑制治疗。

（3）纠正贫血、低蛋白血症及电解质紊乱。

（4）做好患儿和家属的心理准备。

（三）麻醉方法

采用静吸复合麻醉方法。麻醉诱导药物可选用羟丁酸钠、咪达唑仑、氯胺酮、芬太尼等。若患者情况尚可，丙泊酚和依托咪酯是良好的快速起效的诱导药。肌松药选用顺式阿曲库铵、维库溴铵。麻醉维持采用芬太尼和阿曲库铵或维库溴铵间断静脉注射，并辅以低浓度异氟烷吸入。氧化亚氮可能引起胸腔和肠腔胀气、气体栓塞，无肝期将增加肠道瘀血和循环障碍，应避免使用。

（四）麻醉管理要点

1. 无肝前期

（1）至少开放三条粗大的静脉通路，以备术中快速输血和输液。

（2）因为术中可能钳闭腹主动脉，有创动脉测压最好选择桡动脉穿刺置管。麻醉诱导后进行中心静脉置管和留置导尿管。放置食管和直肠温度探头监测术中体温变化。

（3）术中输血、输液均需要加温，手术床上需铺加热毯，术中注意保温。

（4）维持正常的$PaCO_2$，可使用$5cmH_2O$的PEEP预防肺不张。

2. 无肝期

（1）阻断肝动脉、门脉及下腔静脉后，静脉回心血量立即下降一半以上，CO明显减少，血压下降。此时需要快速补充血容量，预防低血容量休克及代谢性酸中毒。根据血气结果，及时补充碳酸氢钠。

（2）阻断后，肠道及下肢瘀血，采用静脉-静脉体外转流，可以减少失血量，改善内脏器官血液灌注。但应注意防止发生低温、血栓栓塞和空气栓塞。

（3）无肝期可发生血糖下降，输注库存血，也提供了葡萄糖，但仍然需要监测血糖。

（4）针对大量出血和大量补液，应注意：

1）血液稀释、纤维蛋白溶解或凝血因子缺乏可加剧出血。

2）加强监测、血气分析、电解质、血小板计数、凝血酶原时间、血糖、血栓弹性图监测（thrombelastography，TEG）。

3）及时补充新鲜血浆和凝血因子。

3. 新肝期　肝上下腔静脉及门脉吻合完毕，开放血流，移植肝血循环重新建立。此时可发生一系列的症状，称为灌注综合征。表现为严重低血压、心律失常甚至心搏骤停，与再灌注时释放至血液内的炎症介质以及肝缺血开放后大量酸性代谢产物进入循环有关。治疗措施：在开放前补充钙离子和碳酸氢盐；补充容量使得CVP大于10mmHg；使用多巴胺和肾上腺素等血管活性药物。再灌注后可能发生以下生理变化：

（1）代谢性酸中毒：

重建循环后的移植肝细胞内的H^+溢出可使酸中毒加重，应根据血气分析结果，补充$NaHCO_3$。

（2）高钾血症：肝脏离体后可大量释放钾，开放血流时大量的高钾血液突然进入循环，导致高钾血症，必须及时纠正高钾血症。移植后对钾有摄取能力，如移植后血钾仍不下降，说明移植肝损害严重。在重建循环后半小时左右血钾高峰即下降。

（3）体温下降：移植肝重建循环后，体温可下降1~1.5℃，1小时后体温开始回升，必要时可采取复温措施。

（4）凝血功能障碍：移植肝恢复灌注后发生纤溶亢进，可见手术野广泛渗血，可采取输血小板等治疗措施。

5. 手术后期　常见高血压，与容量负荷过度、肾功能受损、环孢菌素和类固醇激素治疗有关。对加深麻醉和抗高血压药物的处理效果不佳。可以使用利尿药和血管紧张素转换酶抑制药治疗。

6. 手术后期注意事项　移植肝血循环完全建立后，回心血量突然增加，CVP上升，应减慢输液速度，预防循环负荷过重。继续纠正代谢性酸中毒和离子紊乱。继续纠正贫血和低蛋白血症。

（五）术后处理

（1）术后患儿转入ICU病房继续呼吸支持，维持循环稳定，调整凝血状态，密切监测肝胆功能的恢复情况。注意腹腔引流量，注意水电解质平衡。

（2）发生出血、胆汁漏、胆道梗阻、肝动脉和门静脉栓塞等并发症，需手术探查。移植肝功能障碍或血管栓塞引起的继发性肝坏死常需要再次肝移植。

（3）肝移植术后免疫抑制剂的应用使得患者对病原微生物的抵抗力下降，应注意无菌操作，以防感染。

第五节　泌尿外科常见手术的麻醉

一、肾母细胞瘤

肾母细胞瘤又称肾胚胎瘤。以往常用名为Wilms瘤，是儿童时期最常见的恶性肿瘤之一，约占到小儿肾脏肿瘤的第一位（97%）。肾母细胞瘤发病年龄，多在婴幼儿期，集中在6个月至3岁，个别可在成人发病。男、女性别发病例数相接近；左、右差别也大致相同，约5%的患儿双侧肾脏同时发生肿瘤，它不是对侧转移，每侧病理类型、分期均不相同。该肿瘤多为散发，国外报道有家族史者占1%～2%，可检出有遗传性。肾母细胞瘤的大小、重量和组织学变异相差很大。肿瘤本身有完整被膜，周围界限清晰，随着肿瘤的增长，被膜可被突破。肿瘤向外生长，可广泛侵及肾周围组织和器官，也可侵犯到下腔静脉。术中瘤栓脱落可能发生肺栓塞。常见的症状包括腹部肿块、血尿、发热、腹痛和高血压。高血压可能是由于肿瘤压迫肾血管，造成肾脏缺血，进而肾素增多，继发血压升高。肿瘤最常转移到肺部。肾母细胞瘤可并发其他先天畸形。

（1）隐睾、两性畸形等泌尿生殖道异常。

（2）半身肥大。

（3）先天性虹膜缺如。

（4）智力发育迟滞。

治疗方法包括手术切除、化疗和放疗。术前放疗可能会损害肺功能。

（一）术前准备

（1）腹腔内巨大肿瘤可能使胃排空延迟，麻醉诱导时容易引起反流和误吸，术前可以使用抗酸药和胃动力药。

（2）患儿常处于贫血状态，术前要做好输血准备，术中可能需要补充凝血因子。

（3）60％的患儿由于肾素分泌增加引起高血压，一些患儿可以表现为严重高血压，需要进行术前和术中的治疗。血管紧张素转换酶抑制剂（angiotensin converting enzyme inhibitor。ACEI）例如卡托普利可以在术前应用。

（二）麻醉处理要点

麻醉方法采用气管内全身麻醉，吸入诱导或静脉快速诱导后进行气管插管，静吸复合维持麻醉。因肿瘤侵犯腔静脉和肾静脉，术中可能发生难以控制的大出血，所以应该在上肢或颈部开放两条静脉通路。术中除了常规监测之外，还要监测中心静脉压和有创动脉压。外科操作时可能会压迫下腔静脉，造成血压的突然下降，及时通知术者减轻压迫或暂停操作。术中发生严重高血压，可以增加吸入异氟烷浓度，必要时可采用硝普钠控制性降压。注意保暖，加热静脉输注的液体和血液，以防止体温下降。

（三）术后处理

（1）危重患儿术后常需进入ICU，以加强监测，采用静脉镇痛。

（2）肿瘤局限于肾脏本身，手术创伤较小的患儿术后可送回普通病房。

二、腹股沟疝及睾丸鞘膜积液

因6个月以上的腹股沟疝自愈的机会很少，故应采取手术治疗，而嵌顿性腹股沟疝的患儿应紧急手术治疗。鞘膜积液若体积不大，张力不高，可不急于手术，特别是一岁以内的婴儿尚有自行消退的机会。小儿3～4岁时肿物仍不消失，可行手术治疗。大部分行疝修补手术和睾丸鞘膜积液手术的患儿是健康儿童，一般为ASA Ⅰ级，适合于日间麻醉。

（一）麻醉前准备

（1）术前常规禁食、禁水。少用或不用镇静药，以免苏醒延迟。

（2）嵌顿疝患儿应及早手术，术前给予补液和抗生素治疗，放置胃管，有肠坏死者备血。

（二）麻醉处理要点

如果患儿1岁以上，可以在吸入或静脉诱导后，行骶管阻滞或髂神经阻滞，复合面罩下吸入低浓度七氟烷或异氟烷加氧化亚氮维持浅全麻，术中可以使用短效阿片类药物。不行气管插管，保持自主呼吸，必要时可行辅助通气。6个月以下小婴儿及需要急诊手术的患儿应行气管插管，以便于做好呼吸管理。6个月～1岁的婴儿可不行气管内插管，但应密切监测呼吸和SpO_2，保持呼吸道通畅，必要时使用口咽或鼻咽通气道，或置入喉罩，做好辅助呼吸。对于新生儿，应避免髂神经阻滞，因为局部麻醉药的扩散，可能使手术视野不清。年长儿童可在基础麻醉下行椎管内阻滞。术后可使用对乙酰氨基酚栓剂镇痛。

三、隐睾

隐睾也称睾丸下降不全。未下降的睾丸位于腹腔内、腹股沟管内或接近阴囊的外环处，发生率约占一岁男婴的0.8%。小婴儿睾丸尚有自行下降的可能。长期未下降的睾丸有可能发生恶变。睾丸固定术是治疗隐睾的主要方法。隐睾如不治疗，2岁就可以有不可逆的病理改变，因此手术年龄宜在2岁以前。一般经腹股沟切口进行睾丸下降术，切开阴囊进行睾丸固定。睾丸不能触及者，可能需要探查腹股沟管或剖腹探查。

（一）麻醉前准备

（1）术前常规禁食水。少用或不用镇静药，以免苏醒延迟。

（2）睾丸扭转患儿则按急诊处理。

（二）麻醉处理要点

多为1岁以上小儿。静脉注射丙泊酚诱导或吸入七氟烷诱导，吸入七氟烷或异氟烷加氧化亚氮维持麻醉，术中可以使用短效阿片类药物，通常不用气管插管，不用肌松药，保留自主呼吸。难以保持呼吸道通畅者可使用喉罩。加用骶管阻滞、髂神经阻滞或局部浸润麻醉时，可减少全麻药用量，降低呼吸抑制的程度，且有利于术后镇痛。

如果睾丸位置较高，骶管阻滞应该使用大容积低浓度局麻药（0.2%～0.3%罗哌卡因1.25mL／kg），麻醉平面可到中胸部水平。剖腹探查术需在全身麻醉气管内插管和使用肌松药下进行，术中机械通气。牵拉精索可能引发心动过缓，若暂停手术操作仍不能恢复正常心率时，需应用阿托品（0.02mg／kg）。浅麻醉时可能发生喉痉挛。可疑睾丸扭转需急诊手术的患儿应考虑快速诱导，气管内插管。

（三）术后处理

使用长效局麻药骶管阻滞的患儿术后可有一段时间的镇痛效果，局麻药中加吗啡（0.05mg／kg）可获得较长时间的镇痛。使用吗啡患儿必须留院观察。其他可用非甾体抗炎药栓剂镇痛。

四、阴茎或尿道成形术

尿道下裂是小儿泌尿系统常见的先天畸形，发生率约占成活男婴的8／1 000。尿道开口异位，开口位于冠状沟约占87%，阴茎体占10%，而严重的如阴茎阴囊型占3%。常伴有阴茎下弯。尿道下裂一般多主张在1岁后手术。手术重建皮下和黏膜下尿道，直达龟头。手术方法取决于畸形的解剖情况，有时需多次手术。若分两期手术，在一期术后半年再行二期手术。总之，手术完成最迟不超过学龄前期。手术时间1～3小时。

（一）麻醉前准备

（1）通常为独立的疾病，合并其他畸形的情况较少。

（2）常规禁食、禁水。

（二）麻醉处理要点

面罩下吸入七氟烷诱导或静注丙泊酚诱导，尿道下裂一期手术等短小手术可选用喉罩，不用气管插管，保留自主呼吸。需1小时以上的手术，可选用全身麻醉气管内插管，术中可使用肌松药进行控制呼吸，也可不用肌松药保持自主呼吸或辅助呼吸。无论手术时间长短，均建议行骶管阻滞，以减少术中全身麻醉药量和提供良好的术后镇痛。

（三）术后处理

使用长效局麻药骶管阻滞的患儿术后可有一段时间的镇痛效果，局麻药中加吗啡（0.05mg／kg）可获得较长时间的镇痛。使用吗啡患儿必须留院观察。其他可用非甾体抗炎药栓剂镇痛。

第九章　眼科手术麻醉

眼科手术根据手术部位不同分为内眼和外眼手术。需切开眼球者属内眼手术，不需切开眼球者属外眼手术。眼科手术要求：安全、运动不能、充分镇静、减少出血、避免或减轻眼心反射、控制眼内压、注意药物的相互作用、手术过程平稳。小儿不能忍受镇静下行眼科手术，所以一般采用全身麻醉。通常内眼手术要维持眼内压稳定，外眼手术要注意眼心反射。

第一节　相关解剖生理

一、眼心反射

眼科手术时压迫、刺激眼球或眼眶，牵拉眼外肌引起心脏迷走神经反射，导致心律失常（心动过缓甚至心搏骤停）称为眼心反射（oculocardiac reflex，OCR）。此反射弧的传入支为三叉神经的睫状长、短神经，传出支为迷走神经心支和心内神经节。眼心反射在小儿斜视手术中最易发生，视网膜手术、眶内手术及眼球摘除术也时有发生。

（一）特点

首次刺激引起的眼心反射最显著，且刺激强度越大，越易发生。肌肉牵拉中止时眼心反射消失，再次牵拉会再引起眼心反射，但具有反射疲劳，持续或间断重复牵拉眼外肌不会引起同样强度的眼心反射。心率、节律的改变同眼外肌张力急性改变密切相关，快速牵拉眼球比缓慢地牵拉眼外肌更容易引起眼心反射。浅麻醉、缺氧或二氧化碳蓄积以及迷走张力增加时眼心反射加重。

（二）预防和处理

在操作刺激前静脉注射阿托品$0.01 \sim 0.02$mg／kg有一定的预防作用。不可通过肌注阿托品或局部麻醉来抑制这种反射。手术时应密切观察心率变化，一旦发生眼心反射，应立即停止刺激。若心率婴幼儿小于100次／分钟，儿童小于60次／分钟，需给予阿托品（$0.01 \sim 0.02$mg／kg，静注）。球后阻滞有预防作用，但其本身也可引发眼心反射，所以不可通过球后阻滞来抑制这种反射。

二、眼内压及影响因素

眼内压（intraocular pressure，IOP）为房水、晶体和玻璃体等眼球内容物作用于眼壁的超过大气的压力，正常值为10～21.7mmHg，>25mmHg为异常。正常的眼内压是保持眼内液体循环和维持晶体代谢所必需。正常情况下，房水生成与排出率及眶内容物（晶状体、玻璃体、房水和血液）的容积处于动态平衡。术中眼内压突然、急剧的升高可影响眼内血供，且有发生眼内容物脱出，压迫视神经的危险，而眼内压降低则增加视网膜剥脱和玻璃体出血的发生率。

（一）生理因素对眼内压的影响

凡影响房水循环、脉络膜血容量、中心静脉压、血压、眼外肌张力等因素均可影响眼内压。

1. 房水循环　房水由睫状突产生，进入后房，经过瞳孔流入前房，然后由前房角和虹膜角间隙内的小梁网排入巩膜外静脉系统。虹膜外静脉的压力正常为8～11mmHg，任何增加静脉压力（如咳嗽、用力、头低脚高位）或减少虹膜角间隙横截面积的因素都会引起房水流出阻力增加，从而增高IOP。

2. 中心静脉压　与IOP间有直接而密切的关系，静脉压升高、静脉回流受阻，压力可直接传到眼内，抑制房水排出，相应的IOP升高。眼内手术时，轻度头高位有助于抵消中心静脉压的影响。

3. 眼内血管张力　主要受二氧化碳和间脑控制区影响。低碳酸血症通过使脉络膜的血管收缩而降低IOP，而缺氧、高碳酸血症则增高IOP。

（二）麻醉药物对眼内压的影响

麻醉药和肌松药通过改变房水生成，影响房水流出道，或改变眼内血容量，影响中枢神经系统（尤其是间脑）对眼外肌张力的调节或眼内血管平滑肌张力均能使眼内压改变（表9-1）。

1. 阿托品（肌注、静注或口服）　仅引起眼内压轻微升高，因此青光眼患者仍可用阿托品作为术前用药。

2. 氯胺酮　可通过增高眼外肌张力使眼内压升高，而在使用术前用药地西泮，应用氯胺酮并不会影响IOP。

3. 吸入麻醉药、静脉麻醉药（巴比妥类、丙泊酚、精神类药和阿片类药）和非去极化肌松药　均有降低眼内压的作用，且该作用呈剂量依赖性。

4. 静脉注射琥珀胆碱　可引起眼内压的一过性升高，预先用非去极化肌松药不能使该反应消失。通常用药后30秒内发生眼内压的升高，6分钟可恢复到正常。小儿眼内手术一般不用琥珀胆碱，已有眼内压升高（如青光眼）的病人该作用不明显，但此类病人

表9-1 麻醉用药对IOP的影响

	剂量	用药途径	影响
增高眼内压的药物			
氯胺酮	1~2mg/kg	iv	↑
氯胺酮	5mg/kg	im	轻度↑
琥珀胆碱	1~2mg/kg	iv	↑18%
眼内压无影响			
阿芬太尼	5μg/kg	iv	(−)
瑞芬太尼	0.5μg/kg	iv	(−)
哌替啶	0.5~1mg/kg	im	(−)
阿托品	0.01~0.02mg/kg	im	(−)
东莨菪碱	8μg/kg	im	(−)
格隆溴铵	4~8μg/kg	iv	(−)
阿曲库铵	0.4~0.5mg/kg	iv	(−)
维库溴铵	0.08~0.1mg/kg	iv	(−)
N_2O	70%	吸入	(±)
降低眼内压的药物			
氯丙嗪	0.2~0.5mg/kg	im	↓20%~30%
地西泮	0.2mg/kg	iv	↓
咪达唑仑	0.15mg/kg	iv	↓25%
氟哌利多	0.1~0.2mg/kg	iv	↓12%
恩氟烷	1%~N_2O	吸入	↓35%~40%
氟烷	1MAC	吸入	↓14%~33%
异氟烷	1%~3%	吸入	↓40%
七氟烷	1%~3%+N_2O	吸入	↓40
芬太尼	1~2μg/kg	iv	↓20%
舒芬太尼	1~2μg/kg	iv	↓
吗啡	0.2mg/kg	im	↓
泮库溴铵	0.05mg/kg	iv	轻度↓
依托咪酯	0.3mg/kg	iv	↓30%
硫喷妥钠	2.5mg/kg	iv	↓30%
丙泊酚	1~2mg/kg	iv	↓

注: ↑升高; ↓降低 (−)无变化

还是应该慎用琥珀胆碱，尤其术中要测量眼内压时。

5. 利尿药　降低眼内压，可减弱琥珀胆碱引起的眼内压升高。

（三）麻醉操作和眼内压

1. 喉镜置入和气管插管可引起眼内压升高，可能与气管插管时交感神经的心血管反应有关。插管前三分钟静脉注射利多卡因（1.0～1.5mg／kg）、舒芬太尼（0.05～0.15μg／kg）或瑞芬太尼（0.5～1.0μg／kg）可减轻该反应。喉罩（laryngeal mask airway，LMA）引起眼内压升高的幅度较小，取出喉罩时伴发咳嗽、紧张的可能性小，因此对于眼内手术的患者，喉罩是一个不错的选择。

2. 咳嗽、兴奋、哭闹、紧张均可显著升高眼内压，拔管前用利多卡因1.0～1.5mg／kg静推可使拔管平稳，并无咳嗽反应。

第二节　麻醉前评估和准备

一、注意并发症

小儿眼科异常可能是先天性综合征诸多系统功能异常的表现形式之一。

1. 眼外肌疾病有关的综合征　有类重症肌无力综合征，与重症肌无力相似，不同点在于对非去极化肌松药敏感，但用胆碱酯酶抑制剂效果不明显，肌电图表现与重症肌无力不同。

2. 与晶状体疾病有关的综合征　有马凡氏综合征，合并有主动脉瘤、二尖瓣关闭不全或脱垂、主动脉瓣关闭不全。

3. 先天性白内障　因代谢障碍引起，糖代谢障碍和氨基酸代谢障碍多见，如半乳糖血症、酪氨酸血症、同型胱氨酸尿症。

4. 高胱氨酸尿症　是一种罕见的氨基酸先天性代谢缺陷病，存在晶状体不全脱位或青光眼。全麻期间，患儿容易并发血管栓塞，高胰岛素血症和低血糖惊厥亦较常见。安全的麻醉处理需提前使用阿司匹林和双嘧达莫进行术前治疗，用葡萄糖或低分子右旋糖酐充分补液，并维持动脉血压正常，扩张外周血管。同时为了预防静脉瘀血，在手术时应让患儿穿弹性长裤或充气靴，并应尽早下地行走。

二、注意眼科用药的全身作用

1. 碘化磷酰硫胆碱是一种长效的胆碱酯酶抑制剂，某些有青光眼或斜视的病人可能长期用于滴眼，全身吸收可导致毒性症状，如恶心、呕吐、腹痛及增加琥珀胆碱或米库氯胺的肌松作用。

2. 马来酸噻吗洛尔　是一种β受体阻滞剂，也是一种小儿的抗青光眼药物，该药从眼球结膜吸收，可产生阿托品无效的心动过缓和支气管痉挛，哮喘的小儿服用该药后会加重哮喘。

3. 碳酸酐酶抑制剂—乙酰唑胺　可导致代谢性酸中毒、低钠、低钾、脱水，偶有过敏反应、Stevens-Johnson综合征及骨髓抑制。

4. 术中用于结膜或注射到眼内的药物　可能引起全身性不良反应。

（1）赛克罗奇是一种瞳孔放大剂，当浓度达到2％时可产生共济失调、精神症状、躁乱，婴儿可用0.5％的浓度，小儿为1％。

（2）托吡卡胺（瞳孔散大剂）可导致行为失常、精神症状，偶有血管收缩功能不全。

（3）东莨菪碱可引起兴奋和方向知觉的丧失，毒扁豆碱0.01mg／kg可拮抗。

（4）毛果芸香碱可引起高血压、心动过速、支气管痉挛、恶心、呕吐和腹泻。

5. 取出透镜后为了产生缩瞳作用，静脉注射乙酰胆碱可导致分泌物增多、支气管痉挛和心动过缓。

6. 视网膜修复手术　可能会注射硫磺六氟化物或空气，以减少玻璃体出血，这种情况下应预先停用氧化亚氮（N_2O）20分钟，避免因注射空气时眼内压升高，然而一旦停吸N_2O，又会发生更具危险的眼内压降低，甚至会影响整个手术。

7. 青光眼病人为了降低眼内压而长期服用乙酰唑胺（Diamox），可引起低血钾和代谢性酸中毒，围术期需注意纠正。

三、术前用药

麻醉前用药的目的包括使病人镇静、抑制呼吸道黏膜腺体和唾液分泌外，减少麻醉中自主神经反射，减少恶心、呕吐，维持稳定的眼内压。术前用药剂量的抗胆碱药不会对眼内压产生明显影响，因此青光眼患儿仍可用阿托品作为术前用药。阿托品不仅可有效地抑制呼吸道分泌物，还可在一定程度上预防术中眼心反射。地西泮有抗焦虑、遗忘作用，并能对抗氯胺酮的兴奋作用，剂量在0.1mg／kg以内，一般不会使眼内压升高。咪达唑仑起效快，半衰期短，肌注剂量0.07～0.10mg／kg，效果满意。哌替啶、吗啡有镇静、镇痛作用，但易致恶心、呕吐，仅用于剧痛者。

第三节　麻醉管理

一、一般原则

1. 不同的眼科手术对麻醉的要求不同。外眼手术麻醉的重点在于完善的止痛、预防眼心反射；内眼手术则防止眼内压升高和保持眼内压稳定。

2. 眼睛是神经分布十分丰富，感觉非常敏感的器官。眼科手术的麻醉必须达到一定深度，确保眼球固定在中央不动；浅麻醉时，眼球容易转动。小儿不能耐受镇静下行眼科手术，故需要足够深度的全麻，以防止眼球运动、咳嗽、屏气。吸入性全麻通常可达到满意效果，可辅以非去极化肌松药。

3. 麻醉中呼吸管理　眼科手术患者的头面部及颈部均被无菌巾覆盖，增加了麻醉中呼吸管理的困难，密切观察病人的呼吸运动，监测无创脉搏血氧饱和度和呼气末二氧化碳分压，及时发现呼吸道轻微的梗阻情况。

4. 术毕由麻醉转至清醒，保护性反射由抑制至恢复的过程均可显著升高眼内压，因此麻醉清醒要快而完全，无呛咳、躁动、咳嗽、哭闹，拔管前用利多卡因1.0～1.5mg／kg静推可使拔管平稳，并无咳嗽反应，避免眼内压的升高。

5. 术后疼痛　可用非甾体类解热镇痛药，如对乙酰氨基酚可提供足够的镇痛。术后恶心呕吐也较常见，用丙泊酚作为主要的麻醉用药时发生率降低，如在术中静脉推注茶苯海明（0.5mg／kg）、昂丹司琼（0.1mg／kg）或甲氧氯普胺（0.15mg／kg）则可降低恶心呕吐的发生率。

6. 眼睑手术或其他小手术（如睑板腺囊肿切除）面罩供氧时要特别注意，使用电刀时避免高浓度的氧气泄漏到面罩周围以免发生严重的面部灼伤。

二、麻醉方法

（一）眼部区域阻滞

大部分小儿眼科手术需在全麻下完成，但有部分合作儿童短小的外眼手术可以在区域阻滞下完成。

1. 球周麻醉（peribulbar anesthesia）　将局麻药注射到肌锥外，再向肌锥内渗透，从而阻滞Ⅲ～Ⅵ颅神经末梢及睫状神经节，使眼外肌麻痹，产生完善的镇痛和眼球固定。对内眼手术安全、有效，并发症少。

2. 球后阻滞（retrobulbar anesthesia）　将麻醉剂直接注入肌锥内，以阻滞睫状神经节和睫状神经的麻醉方法，使眼球完全麻醉，眼外肌松弛，降低眼内压。

3. 上直肌鞘浸润麻醉　主要目的是上直肌牵引时，防止疼痛反应。

（二）全身麻醉

1. 静脉吸入复合麻醉　常用的麻醉诱导用药为起效迅速的静脉麻醉药、强效止痛药和肌肉松弛剂。巴比妥类镇静催眠药、麻醉性镇痛药均可使眼内压下降10%～15%。丙泊酚降眼内压效果明显大于硫喷妥钠，尤其对已有眼内压增高的病人，降眼内压的效果更为显著。

肌肉松弛剂首选非去极化类，如维库溴铵、阿曲库铵。静脉注射琥珀酰胆碱可引起眼内压的一过性升高，通常用药后30秒内发生眼内压的升高，6分钟可恢复到正常。预先用非去极化肌松药不能使该反应消失。小儿眼内手术一般不用琥珀酰胆碱，已有眼内压升高（如青光眼）的病人该作用不明显，但此类病人还是应该慎用琥珀酰胆碱，尤其术中要测量眼内压时。穿透性眼外伤病人是否能用琥珀酰胆碱是一个有争议的问题，以往认为是禁忌使用，而现在一系列资料证实是安全的。麻醉诱导先用硫喷妥钠，琥珀酰胆碱不会引起眼内压的升高。随着快速起效的非去极化肌松药（如罗库溴铵）的问世，穿透性眼外伤麻醉的快速诱导有了更好的选择。

挥发性吸入麻醉药氟烷、安氟烷、异氟烷及七氟烷均有降低眼内压作用，可控性强，诱导及苏醒迅速。静脉吸入复合麻醉诱导及维持平稳，无呛咳及躁动，有利于保持眼内压稳定。

2. 喉罩的应用　大多数眼科浅表手术如白内障吸取、人工晶体植入、青光眼手术、角膜移植、眼睑成型、眼肌和虹膜等常见手术不需要术中使用肌松剂控制呼吸，但要求麻醉清醒快而完全。气管内插管操作刺激较大，术中需较深的麻醉维持，术毕麻醉转浅、拔管呛咳和头部振动使眼内压升高，均不利于内眼手术。喉罩不需使用肌松药，在保留自主呼吸的情况下插入，操作简便，而且不会像气管插管那样引起血流动力学的明显改变。可选用氧化亚氮-氧-七氟烷半紧闭吸入麻醉诱导，喉罩辅助吸入麻醉维持。

使用喉罩时要注意下列问题：

（1）饱胃或胃内容物残余的病人禁忌使用。

（2）严重肥胖或肺顺应低的患者，应用喉罩行辅助或控制呼吸时，由于需要较高（>20cmH$_2$O）的气道压，易发生漏气和气体入胃，诱发呕吐，故应列为禁忌。

（3）有潜在气道梗阻的病人，如气管受压、气管软化、咽喉部肿瘤、脓肿、血肿等禁忌使用喉罩。特殊体位，如俯卧位手术病人不宜使用。

（4）浅麻醉下置入喉罩易发生喉痉挛，应予避免。

（5）置入喉罩后不得做托下颚的操作，否则将导致喉痉挛或位置移动，术中应密切注意有无呼吸道梗阻。

（6）呼吸道分泌物多的患者，不易经喉罩清除。

3. 氯胺酮静脉麻醉　氯胺酮原先认为会使眼内压升高，现在认为可能只有轻微的作用，但易引起眼球震颤等不良反应，通常不适合眼科手术麻醉。

4. 监测下麻醉管理（monitored anesthesia care，MAC）与镇静术在眼科麻醉中的应用　复杂的内眼手术既往均需在气管插管下完成。静脉吸入复合麻醉，术毕清醒时间长，潜在危险较多，拔管时也难免引起呛咳，严重者直接影响手术效果。近年来，激光、玻璃体切割等技术的应用和改进使眼科手术的时间大大缩短，手术刺激也相应减少。因此，相当一部分手术可在局麻下完成。局部麻醉虽可完成手术，但不能消除患儿的恐惧和焦虑。局麻辅以镇静术（sedation）既可以减轻恐惧和焦虑的程度，又安全无痛。

Scamman将镇静术的特点概括为三个方面：

（1）可与患儿保持语言交流。

（2）遗忘，消除焦虑。

（3）止痛；又有学者将其称为镇静止痛术（sedative analgesia）。目前ASA将麻醉科医师参加的从术前评估、制订麻醉计划到指导给药达到所需程度的镇静或对局麻病人监护，随时处理紧急情况称为监测下麻醉管理（monitored anesthesia care，MAC），以强调麻醉安全。

镇静止痛术给药必须是渐进性的，在病人舒适和安全之间获得一个满意的平衡点，防止镇静过深，同时对呼吸、循环系统的变化持续监护，否则难以保证病人安全。如需逆转过深镇静，可用相应拮抗药。

三、术中监测

常规监测心电图、心率、无创血压和脉搏氧饱和度等项目。全身麻醉病人还需常规监测呼气末二氧化碳，有条件时行麻醉气体浓度监测呼吸力学、体温、肌松监测。术中患者的头面部及颈部均被无菌巾覆盖，应密切监测病人的呼吸情况，及时发现呼吸道的梗阻情况。

第四节　常见小儿眼科手术的麻醉

一、斜视矫正术

斜视矫正术是小儿最常见的眼科手术，通常手术时间在一个小时内，气管插管或喉罩通气、静吸复合全麻或吸入麻醉均可。

（一）术前准备

1. 不进行深度镇静，咪达唑仑作为术前用药，起效迅速。可乐定（4μg/kg，口服）也可作为术前用药，但必须在术前60~90分钟给药，不良反应有心动过缓、低血压，优点是能提供一定的术后镇痛。

2. 建议诱导时静脉使用阿托品。

（二）麻醉管理

1. 可采用静脉（硫喷妥钠或丙泊酚加用阿托品、肌松药、麻醉性镇痛药）或吸入麻醉诱导（氟烷或七氟烷），如采用吸入麻醉诱导，在手术开始前静脉给阿托品1次。

2. 可以采用气管插管或喉罩通气，如果手术时间不长，用N_2O、氧气或七氟烷维持麻醉，可保留自主呼吸或控制呼吸。

3. 术中由于牵拉眼肌，特别是内直肌时易引起眼心反射，术中需密切监测心电图，一旦发生心动过缓（婴幼儿心率小于100次/分钟或儿童心率小于60次/分钟），并伴有血压下降，应暂停手术操作，同时静脉给阿托品0.01~0.02mg/kg。

4. 施行眼肌手术的病人发生恶性高热的可能，如术中出现心动过速，呼吸频率加快，呼气末CO_2分压增高，但不能用麻醉浅解释者，应测体温。对于体温上升迅速，于15分钟内增高0.5℃以上者，必须警惕恶性高热，避免用琥珀胆碱、强效吸入麻醉药。丹曲洛林（Dantrolene）对恶性高热病人有特殊的逆转作用，麻醉中应用剂量为10~20mg/kg。

（三）术后处理

1. 为了减少结膜下出血，拔管或取出喉罩时避免咳嗽或烦躁，在病人处于较深的麻醉状态下拔管，面罩给氧直到病人平稳的苏醒。拔管前静注利多卡因（1.0~1.5mg/kg）可减少咳嗽的发生。

2. 斜视术后患儿的疼痛很轻微，通常非麻醉性镇痛药（对乙酰氨基酚口服或直肠给药）可以缓解患儿的不适，必要时静注吗啡（0.05mg/kg）。

3. 眼胃反射 眼外肌手术牵拉眼外肌引起的术后恶心、呕吐很常见，手术开始前静注茶苯海明（0.5mg/kg）、昂丹司琼（0.1mg/kg）或手术刚结束时给甲氧氯普胺（0.15mg/kg）可以减少术后呕吐的发生。术中足够的补液可避免在麻醉恢复室早期进食，推迟进食可减少斜视术后发生呕吐的机会。

二、眼外伤

眼外伤患儿多为饱胃，其急症麻醉处理要点在于既要防止胃内容物的误吸又要防止IOP骤增，因为这可能导致进一步的眼部损害和失明。对不合作的儿童，不宜采用眼部区域麻醉，清醒气管插管可增加IOP，因此应避免采用清醒插管。

（一）术前准备

1. 眼内压轻微的升高　都可能导致前房和（或）玻璃体的突出，必要时给予轻微的镇静和镇痛，避免小儿烦躁，减少眼内压的升高。

2. 饱胃的处理　眼外伤小儿多为饱胃，需防止呕吐误吸，避免眼内压的升高。如病情许可，可延迟数小时再行全麻手术。术前肌注或静注甲氧氯普胺0.1mg／kg可加速胃排空，阿托品可减弱甲氧氯普胺作用，因此不能术前使用，应诱导时使用。减少胃液量和提高胃液pH可用竞争性H_2组胺受体拮抗剂雷尼替丁等。

（二）麻醉管理

1. 诱导时静脉使用阿托品。

2. 大部分病人需快速诱导插管，面罩供纯氧4分钟后，缓慢静注利多卡因1.0～1.5mg／kg，3分钟后给硫喷妥钠或丙泊酚、非去极化肌松药、麻醉性镇痛药。

3. 快速诱导时给予琥珀胆碱可使眼内压增高约10mmHg，持续5分钟。以前常选用琥珀胆碱以提供快速插管的条件，现在常选用非去极化肌松药罗库溴铵，60秒可获得充分的插管条件。

4. 插管前，助手持续压环状软骨，以防胃内容反流。

5. 机械通气，麻醉维持可用N_2O、氧气、氟烷、七氟烷或丙泊酚。

（三）术后处理

1. 拔管前使用利多卡因减少咳嗽。

2. 当病人完全清醒后侧卧位拔管。

三、先天性青光眼

先天性青光眼是由于房水流出受阻造成眼球内压力异常升高，药物治疗无效，一经确诊应立即手术治疗。通常采用前房角切除和小梁切除术，在一岁以内手术者，可以收到良好疗效。

小儿青光眼手术一般都需要全身麻醉。麻醉药物和麻醉操作均可影响眼内压，并要注意眼心反射，咳嗽和紧张可升高眼内压。

（一）术前准备

1. 充分镇静，避免紧张，预防眼内压升高。

2. 先天性开角型青光眼患儿可以安全使用阿托品。

（二）麻醉管理

1. 麻醉诱导尽可能平稳，可用硫喷妥钠或丙泊酚静脉诱导或用笑气和氟烷或七氟烷吸入诱导，不用琥珀胆碱。插管前加深麻醉并用利多卡因充分表面麻醉，或插入润滑的喉罩。较长时间的手术，插管前用非去极化肌松药。

2. 用N$_2$O、氧气、氟烷或七氟烷维持麻醉，也可用丙泊酚维持，优点是可以减少术后呕吐的发生。如果术中要注射硫化六氟化物或空气，尽早停用笑气。

3. 手术结束病人处于较深麻醉状态，将咽喉部吸引干净后拔管，拔管前静注利多卡因1.0～1.5mg／kg，可减少苏醒期咳嗽和紧张。保持气道通畅，充分供氧，直至病人完全清醒。

（三）术后处理

1. 完善的镇静和镇痛。

2. 必要时使用抗呕吐药。

四、先天性白内障

先天性白内障是胎儿发育过程中晶体发育障碍形成的混浊。婴儿出生后6周是视力发育的关键期，理想的手术时间应在儿童视觉发育的关键期之前，即出生后数周内或2个月内，以保证其视功能恢复。通常行白内障超声乳化吸出术。

使用喉罩通气或气管插管的全身麻醉，应注意维持眼内压，避免呛咳、挣扎引起的眼内压增高。可用丙泊酚静脉诱导或用N$_2$O和氟烷或七氟烷吸入诱导，插入充分润滑的喉罩。用N$_2$O、氧气、氟烷／七氟烷维持麻醉。

五、视网膜母细胞瘤

本病是起源于视网膜核层的胚胎性恶性肿瘤，多见于3岁以下儿童，偶见于成人，多为单眼，但也可双眼，与遗传因素有关。大多数情况下采取眼球摘除术。

通常采用气管插管或喉罩通气的全身麻醉，如果手术时间不长，用N$_2$O、氧气、七氟烷维持麻醉，可保留自主呼吸或控制呼吸。术中需切除视神经、四条直肌、上下斜肌。牵拉内直肌时易引起眼心反射，术中需密切监测心电图，一旦发生心动过缓（婴幼儿心率小于100次／分钟或儿童心率小于60次／分钟），并伴有血压下降，应暂停手术操作，同时静脉给阿托品0.01～0.02mg／kg。

手术牵拉眼外肌引起的术后恶心、呕吐很常见，手术开始前静注茶苯海明（0.5mg／kg）、昂丹司琼（0.1mg／kg）或手术刚结束时给予甲氧氯普胺（0.15mg／kg）可以减少术后呕吐的发生。

六、视网膜剥离

视网膜剥离是指视网膜和底下附着的色素上皮层（即脉络膜）分离而丧失视觉功能。视网膜剥离术所用的眼内充填物，常用人工合成的硅胶带或硅海绵以形成一个局部的或环行的巩膜切迹。视网膜剥离术基本上属于外眼手术，但当医生选用穿孔术引流视网膜下积液时就成为内眼手术。此外，牵引眼外肌旋转眼球时可引起眼心反射，因此麻醉医生必须警惕有潜在的心率失常。在巩膜上操作时希望使眼球软化，因此在视网膜手术中常规静脉使用乙酰唑胺或甘露醇。

麻醉诱导和麻醉苏醒要平稳，避免咳嗽和紧张升高眼内压，可用丙泊酚静脉诱导或用N_2O和氟烷／七氟烷吸入诱导，插入充分润滑的喉罩。用N_2O、氧气、氟烷／七氟烷维持麻醉。由于血气分配系数不同，围术期应用N_2O时，可增强六氟化硫的内部填塞作用。N_2O可进入六氟化硫的填塞气泡内，使眼内压快速上升，在20分钟内达高峰；一旦停止使用N_2O，眼内压和眼内容量迅速下降。眼内压的升高会影响视网膜的血供，在气体注入前15分钟停止使用N_2O可防止玻璃体内气体容积的变化。

这类患儿的麻醉管理与一些内眼手术的管理方法相同，只是围术期肌松的维持并不像内眼手术那样严格。因此，术中用吸入麻醉药时就没有必要同时用非去极化肌松药。短时间可保留自主呼吸，否则应机械通气以避免高碳酸血症。

手术结束病人处于较深麻醉状态，将咽喉部位吸引干净后拔管或取出喉罩。拔管前利多卡因1.0～1.5mg／kg静脉推注可减少苏醒期咳嗽和紧张发生。

第十章　耳鼻喉科手术的麻醉

麻醉医师和耳鼻喉科医师要共用上呼吸道，而患儿往往存在一定程度的气道通畅问题，麻醉时甚至可能发生气道完全梗阻的情况（如取异物术）。如何保持足够的通气是耳鼻喉科手术麻醉的难点和重点。

第一节　麻醉特点

一、气道管理难度及处理

1. 大多数手术涉及呼吸道，麻醉医师必须在维持安全气道的同时，提供清晰的手术野。

2. 小儿呼吸道的解剖特点与成人差异很大，即：头大、颈短、会厌软骨较大，腺体分泌旺盛，尤其是婴幼儿，呼吸肌薄弱，舌头易后坠等，易致呼吸道阻塞。

3. 这类病人常有上呼吸道感染的症状（upper respiratory tractinfection，URTI）。因此要同时考虑上呼吸道感染的严重性和手术的紧急性（如急性中耳炎）。

4. 先天性解剖异常、感染、异物、肿瘤、水肿和损伤等影响呼吸道通畅，引起不同程度的气道阻塞。喉乳头状瘤等脆性肿物占据或遮挡声门，多次复发及反复手术可造成局部解剖改变，增加了气管插管的难度和麻醉手术危险性。

5. 外科微创器械的发展为精巧的中耳手术提供新技术，麻醉必须为平稳的手术提供条件，减少出血，平稳苏醒，减少术后干扰。

6. 使用表面收缩剂时，麻醉医师必须对药物和剂量心中有数，因为该类药物吸收过多时，可导致严重的情况。小儿去氧肾上腺素的最大首次剂量是20μg／kg，临床上往往大于此剂量。用药时认真监测，去氧肾上腺素会使血压增高，但该作用消失很快，一般无需特别处理。偶有发生严重高血压，此时可用血管舒张剂（硝普钠）或α-受体阻滞剂（酚妥拉明）降低血压。不能用β-受体阻滞剂或钙通道阻滞剂，因为可能导致心排血量减少及肺水肿。

二、喷射通气

高频通气（high frequency ventilation，HFV）是一种高频率低潮气量的通气方式。其通气频率至少是正常呼吸频率的4倍，而潮气量近于或少于解剖无效腔，据此能维持患儿有效的气体交换。HFV通常分为三型：高频正压通气（high frequency positive pressure ventilation，HFPPV）、高频喷射通气（high frequency jet ventilation，HFJV）、高频震荡通气（high fequency oscillation ventilation，HFOV）。临床麻醉上最常用的是HFJV。

现常用的HFJV机采用高压气源，通过一细孔导管以喷射的气流形式注入气道，通气频率为60～120次／分，儿童控制呼吸时驱动压为0.6～1.0kg／cm^2，辅助呼吸时为0.3～0.5kg／cm^2，吸呼比为1：2。它与HFPPV的主要区别不是频率的高低，而是采用了喷射装置，所以其潮气量除喷射容量外，还有一部分根据Venturi原理卷吸带入的气体。高频喷射通气具有高频率、低潮气量、低气道压、循环干扰少、不影响自主呼吸、不增加颅内压、不产生因通气引起的手术区干扰等优点，主要用于喉、气管、支气管检查和手术时的通气维持。

HFJV时的肺泡通气是较大地依赖于潮气量，而较小的依赖呼吸频率。在HFJV期间，潮气量取决于呼吸频率，当呼吸频率增加时，潮气量减少，从而导致肺泡通气量减少。因此，HFJV时，潮气量的控制是影响肺泡通气的最重要因素。

在HFJV期间，排出二氧化碳的方法主要是增加输送的潮气量，增加输送的潮气量可以靠升高吸气压来完成，这导致肺泡通气量的增加和通气／灌注比值的改善。如果发生肺不张，可增加PEEP以复原肺容量和维持适当的功能残气量。

在HFJV期间肺容量并没有显著改变，因为峰压是低的，吸气时间也较短，因此肺容量保持在静态平均肺容量的大致水平。平均肺容量是由平均气道压决定的。因此，HFJV期间的氧合主要取决于平均气道压，增加平均气道压即增加了肺容量，从而改善通气／灌注比例和氧合。

HFJV的适应证：

（1）支气管镜检查时，应用HFJV不影响操作和通气。

（2）支气管胸膜瘘、支气管食管瘘、气胸及休克等需要人工通气而要求避免胸肺内压过高的患儿。

（3）气管插管困难者或导管置换者，可边插管边从导管内行HFJV。

（4）在口腔或喉部手术时，高频通气经环甲膜穿刺喷射可有辅助通气效果。

高频喷射通气的潜在危险有二氧化碳蓄积、气胸、纵隔气肿、胃膨胀和反流、误吸及黏膜表面脱水。

三、激光手术时通气处理

与普通光相比，激光是波长相同、运动方向相同、位相相同的单色光。激光能将大量能量聚焦在极小区域，导致靶组织凝结、切开或蒸发，具有出血少、组织反应轻、切割组织精确等优点。激光用于气道手术，其处理精确局限在病变部位，极少出血和水肿，不损伤周围结构，愈合迅速。CO_2激光临床应用最广泛，尤其适用于治疗喉及声带乳头状瘤、喉蹼（laryngeal webs），切除声门下多余组织，凝固血管瘤。CO_2激光散发的能量被血液及组织中的水分吸收。人体组织约含80%的水分，被组织水分吸收的激光能量迅速升高局部温度，使蛋白变性、靶组织挥发。激光热能气化组织的同时可烧灼血管，这样很少出血和发生术后水肿。

高度特异性的激光，定位不准的激光束可能造成患儿或无保护的手术室人员受伤。眼睛最易受损，因此所有的手术室人员都应佩戴有侧面保护的激光防护镜。CO_2的穿透力有限（0.01mm），因此只损失角膜。其他激光，如Nd-YAG（neodymium yttrium aluminum garnet）激光穿透力强，可损伤视网膜且留下疤痕。应让接受激光手术患儿的眼睛闭合，并覆盖湿纱布，再罩上金属防护罩。泄漏的激光束被湿纱布吸收，防止穿透患儿眼睛。激光辐射升高吸收光能组织的温度，因此易燃物，如手术铺单，应远离激光束的照射路径。激光用于气道时，应将湿毛巾覆盖面部和颈部暴露的皮肤，避免偏离的激光束灼伤皮肤。激光烟雾可损伤肺，已有长时间暴露引发间质性肺炎的报道。

激光可引燃麻醉所用的耗材，如气管导管、麻醉回路等。术中需使用金属铝或铜箔包绕的气管导管，如果使用的是普通的气管导管，吸入气氧浓度（fractional concentration of inspired oxygen，FiO_2）不能超过40%。一旦发生导管或其他部位着火，立即停止通气，应尽快取出火源，将燃烧材料浸入水槽中。然后给予100%氧气面罩通气，并继续麻醉。热气和（或）烟雾吸入可能造成肺损伤，需延长插管和机械通气时间，并应用大剂量皮质醇激素。

术后注意事项包括取头高位以减轻水肿和吸入湿化氧气，消旋肾上腺素有助于减轻喉头水肿。

第二节　麻醉前准备和术前用药

术前除检查耳鼻喉科情况外，还要了解全身状态。对伴有上呼吸道感染者施行全麻时，麻醉并发症发生率较正常明显增高，择期手术应暂停。鼾症、肿瘤、再次手术、发育畸形者应进行困难气道（difficult airway）程度估计，并做好技术和设备上的准备。拟经鼻气管插管者行术前鼻道检查；拟行气管异物取出术者明确气管异物的性质，有无肺不张、气胸；扁桃体手术出血再次手术病人应考虑出血量、有无凝血功能障碍等。

术前用药常选颠茄类以抑制腺体分泌，保持呼吸道干燥。对于情绪紧张的病人给予咪达唑仑糖浆口服，有抗焦虑和顺行性遗忘作用。1周岁以内婴儿和已有气道阻塞的病人一般不用阿片类术前药，严重气道梗阻或扁桃体出血再次手术者暂不给术前药，送至手术室后视病情给予颠茄类药。

第三节　麻醉药物的选择和管理

耳鼻喉科手术中一些手术的时间短、手术周转快，因而要求麻醉诱导快，术中达到一定的麻醉深度，术毕苏醒快，术后不良反应发生率低，通常需要选择一些短效的药物。

1. 瑞芬太尼　作为一种新型 μ 阿片受体激动剂，主要经非特异性酯酶水解代谢，不依赖于肝肾功能，其起效时间迅速，作用时间短，1分钟可达有效浓度，其持续半衰期为 3~5 分钟，清除半衰期为 9.5 分钟，长时间输注给药或反复给药，其代谢速度无变化，体内无蓄积作用。能有效抑制气管插管反应和手术应激时的高血压反应，已广泛用于全身麻醉的诱导及维持可致剂量依赖性血压降低、心率减慢。瑞芬太尼的缺点是术后无镇痛作用，需在停用瑞芬太尼或术毕给予其他镇痛措施。

2. 丙泊酚　是快速、短效静脉全麻药，静脉注射丙泊酚诱导起效快（30~40秒），无肌肉不自主运动、咳嗽、呃逆及术后恶心、呕吐等不良反应，半衰期短（低于40分钟），体内无蓄积，通过调节输注速度，可使血药浓度迅速达到稳态。停药后苏醒快、彻底，无恶心、呕吐等并发症，有抑制气管反射的作用，可减轻手术操作的不良反应，且有一定的镇吐作用，是呼吸道手术较理想的静脉麻醉药。

3. 七氟烷　血气分配系数为 0.63，故其诱导苏醒过程迅速。对呼吸道的刺激性小，诱导期平稳、无呛咳。即使长时间使用该药，患者麻醉苏醒亦很快，且对循环抑制轻微，对肝肾功能的影响小，还具有明确的心肌保护作用。七氟烷具有水果清香味，小儿对七氟烷的接受程度较好，常用于吸入麻醉诱导。

通常以氧气、N_2O、七氟烷混合诱导。另外也可以在给予睡眠量静脉麻醉剂后，以氧气、N_2O、七氟烷混合诱导。术中以氧气、N_2O、七氟烷维持麻醉，根据病儿的血压、心率变化调节吸入浓度。采用最小的有效浓度维持麻醉状态，手术结束前15分钟，将呼气末七氟烷浓度控制在 2.5%，直至手术结束，停止七氟烷吸入。

4. 罗库溴铵　是起效快的中时效甾类非去极化肌松药，其作用强度为维库溴铵的 1/7，时效为维库溴铵的 2/3。气管插管剂量 0.60mg／kg，注药90秒后可作气管插管，临床肌松维持45分钟。无明显的心率和血压变化，适用于耳鼻喉科短小手术的麻醉。

第四节　苏醒期的观察和处理

术后，应维持气道通畅。拔管前，仔细检查咽喉部确认无血或无异物（纱布、牙齿或肿瘤残余物），在病人清醒、咳嗽及吞咽反射恢复后拔管。涉及呼吸道的手术，应在麻醉恢复室接受有丰富经验护士的护理，以便早期发现异常情况，及时处理。因分泌物增多、舌后坠、声门水肿术后易发生呼吸道不全梗阻，经吸痰、放置通气道、纠正体位、吸氧、静注地塞米松等治疗后缓解。必要时放置口咽通气道，防止舌后坠和分泌物过多引起呼吸道梗阻及呕吐物误吸。术后可能发生气道梗阻，如果时间长，会导致肺水肿，需要给氧，严重时甚至需要重新气管插管和正压通气。

术后呕吐很常见，在手术结束前预防性给予抗呕吐药，但是止吐药物可能会掩盖出血。

由于使用短效麻醉药物，通常需要术后镇痛，一般不用水杨酸，因为会诱发出血，可用对乙酰氨基酚（10～20mg／kg，口服）。对烦躁的小儿要慎用麻醉镇痛药，尤其是有气道不畅的迹象时，烦躁可能提示缺氧而不是镇静不够，过度镇静可能导致气道完全梗阻。

第五节　耳鼻喉科常见手术的麻醉

一、耳部手术麻醉

（一）鼓膜切开置管术

鼓膜切开置管术用于治疗中耳炎、中耳渗出或慢性上呼吸道感染综合征的小儿，手术时间一般5～10分钟，通常门诊即可完成。

N_2O、氧气、氟烷／七氟烷面罩吸入不仅可获得足够的麻醉深度，而且能迅速苏醒。一般不需要气管插管，但是要准备好喉镜和气管导管以防意外。也可以在局部麻醉和适量镇静剂下手术，在注射局麻药前，静脉注射适量的丙泊酚可以提供轻度镇静，必要时也可加用咪达唑仑（0.02～0.04mg／kg）。

这类病人常有上呼吸道感染的症状，因此，要同时考虑上呼吸道感染病情的严重性和手术的紧急性（如急性中耳炎）。如患儿体温正常，胸片上没有异常表现，可进行手术。

术前口服对乙酰氨基酚或对乙酰氨基酚可待因可以镇痛，如果术中使用混有4%利多卡因的滴耳剂，术前则不需口服镇痛药。

（二）乳突根治术和鼓室成形术

乳突根治术常用于慢性乳突炎患儿，鼓室成形术常用于鼓膜穿孔或中耳畸形的病人。手术时间通常1~3小时，如乳突根治术和鼓室成形术同期进行则时间更久。此类手术需全麻，行气管插管控制呼吸，一般采用静吸复合麻醉。儿童可用咪达唑仑或丙泊酚、肌松药、麻醉性镇痛药诱导，婴幼儿可面罩吸入氧气、N_2O、七氟烷诱导。麻醉管理应注意以下四个方面。

1. 鼓室成形术中容易发生鼓膜凸出和鼓膜移植物移位。在放置鼓膜移植物过程中及之后，避免用N_2O，因为N_2O会增加密闭腔隙中的压力，使移植物移位。咽鼓管不通的病人，吸入N_2O还会使鼓膜穿孔和出血。

2. 中耳手术经常涉及面神经周围的分离，为防止术后面神经麻痹，术中需检查面神经的刺激征和对伤害刺激的运动反应。对使用肌松剂的患者，应监测肌松效果并至少仍存有10%~20%的肌反应。

3. 中耳的显微手术要求术野无血，即使少量出血也可使解剖结构模糊不清。头部抬高15°可以增加静脉回流减少出血。使用挥发性麻醉药，辅用麻醉性镇痛药，必要时表面使用肾上腺素，均能提供令人满意的手术野。一般不用控制性降压来减少出血。

4. 平稳拔管很重要。尽量避免咳嗽，可预注利多卡因及在较深麻醉状态下拔管。术后给予镇痛药、止吐药。

二、鼻咽部手术的麻醉

（一）鼻息肉

鼻息肉常见于有胰纤维性囊肿病的小儿，可引起完全性鼻阻塞。胰纤维性囊肿病是一种外分泌腺的全身性疾病，可以导致胰腺功能不全、肝硬化，以及由于气管支气管分泌物黏度增加导致慢性阻塞性呼吸功能不全，可能伴维生素缺乏，在术前要予以纠正（肌注维生素K_1）。

术前避免使用阿托品，只在手术中需要时使用。由于通气／血流比例异常，吸入麻醉药诱导延迟，因此最好用静脉诱导。术中使用的药物，应该能使病人迅速苏醒，且无镇静药或肌松药的残余作用，以便得到病人的早期合作，进行有效的咳嗽和呼吸运动疗法。应该保证良好的静脉补液，麻醉气体应湿化，插管后及拔管前要吸尽气管支气管内分泌物。

（二）功能性内窥镜鼻窦手术

功能性内窥镜鼻窦手术（functional endoscopic sinus surgery，FESS）已经成为治疗慢性鼻窦炎最重要的手术，FESS可以精确地去除病变组织和解除梗阻，使鼻窦开口扩大，恢复鼻窦的正常生理功能。适应证主要有：

（1）窦口鼻道复合体阻塞：如筛泡肥大、中鼻道黏膜肥厚、息肉样变、中鼻甲息肉样变等。

（2）慢性鼻窦炎，包括保守治疗无效的单组或多组鼻窦炎。

（3）鼻息肉。

（4）鼻咽纤维血管瘤。

（5）脑脊液漏等。

FESS均需在全麻下实施，术前用药物收缩鼻腔黏膜，麻醉可采用静脉诱导，吸入维持。术中患儿躁动将可能造成内镜进入颅内、失明和颈内动脉的损伤。

鼻腔黏膜血管丰富，易导致大量的出血，不仅影响操作，还可能危及生命。术前开放静脉通路，动脉穿刺置管连续监测直接动脉压，有条件时进行中心静脉压、尿量、血气分析监测。局部使用血管收缩剂、头高位15°～20°和控制性降压可以减少出血，术中放置咽喉填塞物可以减少血液进入声门。

血管收缩剂的最大剂量为1∶200 000肾上腺素10μg／kg。如果发生高血压，可加深麻醉或用血管舒张药，注意不要使用β受体阻滞剂或钙通道阻滞剂。

拔管时患儿口咽部残存的血液可能引起患儿咳嗽或者喉痉挛，应特别注意软腭后方积聚的血液，拔管后该部位的血凝块可能会脱落进入声门导致完全性气道阻塞，应在完全吸尽残血待清醒后拔除气管导管，确保经口呼吸通畅。

（三）扁桃体切除和腺样体刮除术

扁桃体切除术和腺样体刮除术可能是耳鼻喉科最常见的手术，手术适应证主要是扁桃体反复或慢性感染、扁桃体窝脓肿、扁桃体和腺样体增生所致的上呼吸道阻塞。通常施行全身麻醉，防止患儿术中挣扎、咳嗽和用力，术后应迅速恢复患儿的意识和保护性气道反射。

阻塞性睡眠呼吸暂停综合征（obstructive sleep apnea syndrome，OSAS）是以睡眠时出现上呼吸道塌陷、阻塞而引起严重打鼾甚至呼吸暂停为特征的征候群。呼吸暂停的定义为：通气停止幼儿和儿童10秒以上，孕后年龄（post conceptual age，CPA）小于52周的婴儿15秒以上。通气停止由听诊确定或氧饱和度<92%。睡眠性呼吸暂停的类型包括中枢型（缺乏通气气流，呼吸运动弱）、阻塞型（缺乏通气气流，上气道梗阻，肋骨和腹肌的反常运动）、混合型（中枢神经系统和梗阻问题均存在）。OSAS诊断依靠临床评估（打鼾病史和无休息的睡眠）、夜间脉搏氧饱和度测定或多功能睡眠记录仪（Polysomnogram，PSG）。对睡眠的观测所作出的定量结果可以表述如下：每小时睡眠中发生呼吸暂停或呼吸不足的次数称为呼吸暂停低通气指数（apnea hypopnea index，AHI），可用来区分OSAS的严重程度：AHI 1～5、6～10、>10分别表示儿童轻度、中度、重度OSAS。

OSAS的体征是：无时无刻的嗜睡（包括日间嗜睡）；扁桃体肥大导致咽腔狭小引起通气障碍；语言交流障碍；矮小（快动眼睡眠期受打扰会使生长激素释放减少）。由于长期慢性缺氧，OSAS可引起严重心血管、肺和中枢神经系统的功能不全，肺源性心脏病患儿肺血管收缩引起肺循环阻力增加导致心排血量下降。解除扁桃体／腺样体的阻塞能够逆转大多数这些问题，并且还能够预防其他的一些问题，如肺动脉高压和肺源性心脏病。

睡眠呼吸暂停发病机制归因于解剖学和生理学两种因素。儿童常见的病因为扁桃体和（或）腺样体肥大。肿大的扁桃体吸气时阻塞上呼吸道导致呼吸困难，睡眠时发生气道梗阻和呼吸暂停。66％的患者存在肥胖症，颈部的脂肪浸润限制下颌的正常运动，导致睡眠时舌下坠。鼻咽气道的解剖学畸形（例如腭裂修复、小下颌、Piene-Robin综合征）也导致易感个体气道阻塞。近半数伴有梗阻性睡眠呼吸暂停综合征的患者被发现存在神经学功能障碍，中枢神经系统疾病影响控制上呼吸道肌肉系统的脑干区域，当负吸气压的塌陷力量超过咽部肌肉收缩的膨胀力量时，导致口咽部的阻塞，导致阻塞性的呼吸暂停。

阻塞性睡眠呼吸暂停综合征患儿通常伴随的表现有低氧血症、高碳酸血症和清醒时部分气道梗阻。治疗的目的是缓解气道梗阻和增加咽部的横断层面区域。因为扁桃体肿大通常是引起上气道梗阻的常见原因，最为常见的治疗措施是腺样体、扁桃体切除术，66％的患儿扁桃体切除术后有效缓解睡眠呼吸暂停综合征。

OSAS围手术期的呼吸系统问题包括插管失败，拔管后气道梗阻以及使用镇静药、阿片类镇痛药后出现呼吸停止。

在全麻诱导期间，所有未治疗的患儿都会表现出部分或全部上呼吸道梗阻，在意识消失后置入口咽通气道可以解除梗阻。合并气道解剖畸形患儿可能存在气管插管困难。

行扁桃体切除术和（或）腺样体切除术的OSAS的患儿发生术后上呼吸道梗阻的高危因素，包括<2岁的患儿、颅面异常、发育停滞、张力减退、病态性肥胖、上气道创伤史、肺源性心脏病、多睡眠图显示呼吸性窘迫指数（respiratory distress index，RDI）>40或最低氧饱和度<70％或悬雍垂腭咽成形术（uvulopalatophar-yngiplasty，UPPP）后的患儿，建议术后第一晚监测脉搏氧饱和度。如果这些患儿术后发生上气道梗阻可以考虑使用经鼻持续气道正压通气（continuous positive airway pressure，CPAP）或双水平气道正压（bilevel positive airway pressure，BiPAP）。

相对于正常儿童，大多数OSAS患儿可能有通气量减少和CO_2潴留。围手术期对于这些易感的患儿要慎用那些已知可引起通气量降低的药物，如镇静安眠药、抗焦虑药和麻醉药。幼儿或术前氧饱和度<85％的患儿应减少吗啡用量，因为可能会由于中枢阿片类受体的增量调节而再次出现低氧血症。扁桃体切除术和（或）腺样体切除术后静脉给予氯胺酮0.5mg／kg与0.1mg／kg的吗啡的镇痛效果类似。

1. 术前准备　慢性咽痛患儿常服用水杨酸类药物，应在术前一周停用，如近期服用且出血时间延长，手术最好推迟至血小板功能正常，否则易造成术中、术后出血。

有显著气道梗阻的患儿，最好不用术前镇静剂，阿托品应在术前或诱导前给药。

2. 麻醉管理

（1）婴幼儿可用N_2O、氧气、七氟烷诱导，儿童可静脉快速诱导。使用挥发性吸入麻醉药、瑞芬太尼和短效肌松药通常可以达到满意的麻醉效果。

（2）选择带套囊气管导管插管并固定于口唇中部，插管后仔细听诊双肺，避免插入一侧支气管。上开口器时应注意气管导管是否移位或受压，并适当加深麻醉抑制这一强刺激下的机体应激反应。

（3）吸入或静脉复合维持麻醉，术中给予中短效肌松剂。阿片类药可以减少麻醉剂的用量并提供术后镇痛。

（4）术中应使用晶体液充分补液［$3 \sim 5mL／（kg \cdot h）$］，因为扁桃体切除术中的出血量难以估计。

3. 术后处理

（1）手术结束时，仔细检查咽喉部，防止残留的出血导致喉痉挛。尽量避免用吸引管盲目地经口或经鼻吸引，因为刺激扁桃体窝或鼻咽部创面会引起新鲜出血。在患儿清醒且保护性气道反射恢复后拔管。麻醉恢复期应保持侧卧头略低位，以便于血液和分泌物排出口腔而不是反流进入声门内。

（2）扁桃体切除术后呕吐很常见，可在手术结束前预防性给予抗呕吐药物，但是应用止吐药物（如昂丹司琼）时要注意，可能会掩盖出血。

（3）有阻塞性睡眠呼吸暂停病史的病人必须清醒后才能拔管，镇静药或气道梗阻很容易诱发呼吸暂停，在恢复室应密切观察有无呼吸功能抑制。

（4）对烦躁的小儿要慎用麻醉镇痛药，尤其是有气道不畅的迹象时。烦躁有时候是梗阻引起缺氧的症状，麻醉药的使用可导致呼吸暂停。禁忌使用水杨酸镇痛，因为会诱发出血。对乙酰氨基酚（泰诺）$10 \sim 20mg／kg$口服或泰诺复合可待因常可提供足够的镇痛，尤其是已给麻醉镇痛药或布比卡因浸润麻醉的患儿。

（四）扁桃体切除术后出血再手术

扁桃体切除术后出血发生在术后6个小时内，持续渗血比急性出血多见。因血液被吞咽或血凝块积滞在口咽部，故出血量常被低估。明显的活动性出血必须在麻醉下缝合或填塞出血部位。

1. 术前准备

（1）胃内有积血，诱导时可能发生反流误吸，插入大号胃管行胃肠降压。

（2）因大部分出血被咽下，仅看到很少的出血，可能对低血容量估计不足。补足丢失的血容量，纠正贫血，恢复正常的循环指标，一般先用晶体液补充，然后根据血细胞比容考虑是否输血。

（3）检查凝血功能：术前服用水杨酸类制剂导致的术后出血，可考虑输入血小板以利止血。

（4）不给术前用药。

2. 麻醉管理

（1）静脉麻醉药加阿托品推注及琥珀胆碱快速诱导气管插管，同时压迫环状软骨。

（2）麻醉诱导时由助手吸尽口咽部的血液，并确认丢失的血容量已补足。

（3）麻醉维持同扁桃体切除手术（见前）。

3. 术后管理

（1）病人完全清醒，咳嗽和吞咽反射恢复完全后拔管。

（2）警惕再出血的可能性，检查血色素水平以确定是否需输血。

（3）适当镇痛（不用阿司匹林），如果是纱布压迫止血，还要注意：过度镇静可能导致气道完全梗阻；烦躁可能提示缺氧而不是镇静不够。

三、喉、气管、食管手术的麻醉

（一）喉乳头状瘤切除术

本病由病毒引起，菜花状的乳头状瘤可引起严重通气障碍。人们试过各种治疗方法，包括冷冻、超声和免疫疗法，目前比较推崇的是激光切除。小儿常于2～4岁时发病，以后反复再发、反复切除，青少年时期可自愈。日益加重的声音嘶哑和呼吸困难是再次手术的指征，喉镜检查前无法确定肿瘤的生长程度，有时肿瘤甚至会堵塞整个声门，手术时必须注意。术后给予雾化。

肿瘤生长在声门或气道的任何部位，且多部位生长。声带及声门上肿瘤使气道梗阻，给气道重建带来困难；根部在气管内的带蒂的肿瘤，诱导时面罩加压给氧，瘤体受蒂的牵引堵塞气管，造成严重窒息。多次手术可造成咽喉局部解剖不清，加上瘤体的遮挡，常难以窥视声门，气管插管难度极大。小儿术前检查较困难，难以对肿瘤范围，特别是气管内情况做出准确评估。婴幼儿难以清醒气管插管，镇静、睡眠又可加重气道梗阻，诱导处理很棘手。术前多存在明显呼吸困难，家长通常不接受气管切开，且气管切开有引起乳头瘤沿气管、支气管播散的倾向。

1. 术前准备

（1）术前评估：

1）呼吸道梗阻的程度？

2）通气方式，睡眠状态中有无呼吸道梗阻？鼾声？呼吸暂停？

3）咽喉镜检查的结果，气管插管是否可行？

4）气道附近有无损伤？是否存在可能威胁生命的气道梗阻？

（2）术前行CT和电子喉镜或纤维喉镜检查有助于了解肿瘤侵犯的范围。

（3）适度的镇静药对患儿有利，但要注意防止对呼吸的抑制及对呼吸道的影响，有气道梗阻者避免使用。

（4）准备不同尺寸的喉镜片、气管导管备用，并备纤维喉镜或支气管镜。

2. 术中管理

（1）诱导前应用阿托品以减少腺体分泌、减少心动过缓和减少喉部操作对自主神经的强烈刺激引起的心律失常。

（2）如果患者无气道梗阻，吸入或静脉麻醉均可应用。

（3）对气道梗阻患者应采用慢诱导，用氟烷或七氟烷保持自主呼吸下缓慢诱导，在给肌肉松弛药前必须先证明手控呼吸是有效的。

（4）对上呼吸道完全梗阻的患者应采用清醒插管，在气道保证之后再行麻醉诱导。

（5）不主张经口或经鼻盲插管，以防止损伤肿瘤致呼吸道完全梗阻。

（6）如遇插管困难，患儿因缺氧而发绀，应立即面罩加压通气，同时助手用双手挤压患儿胸壁辅助通气，此法多可缓解缺氧。严重缺氧不缓解者，应紧急气管切开。

（7）由于小儿喉腔组织疏松，淋巴管和血管丰富，术中极易造成组织水肿和出血，静脉给地塞米松0.5~1.0mg／kg预防。

3. 术后处理　病人完全清醒、咳嗽和吞咽反射恢复完全后拔管。术后呕吐很常见，可在手术结束前预防性给予抗呕吐药物。

（二）气管切开术

气管切开适用于上呼吸道梗阻的病人或者其他需要做较长时间的气管吸引和机械通气呼吸支持的病人。如作紧急气管切开而病人缺氧严重，最好先将气道阻塞缓解或稳定后，再行切开操作。例如，用粗针头（14号或至少16号针头）在环甲膜穿刺。

局麻下行气管切开虽然安全，但是患儿通常不能合作。全麻时患儿合作不会躁动，能尽快改善患儿全身情况及缺氧。术前不给镇静剂或麻醉性止痛药，入手术室后给予面罩吸氧，开放静脉后给予阿托品，予吸入麻醉诱导，静脉给予利多卡因以减少自主呼吸时的喉反射，确保有效通气的前提下给予肌松药。吸入麻醉诱导需预防吸入药物浓度过大，使患儿不能耐受，出现屏气、挣扎，加重缺氧症状；静脉麻醉对呼吸抑制明显，不易控制麻醉深度，在气管插管困难情况下（如急性喉炎）易加重缺氧，一般不使用。

气管切开的早期主要并发症是套管位置不正确，置入套管后必须检查呼气末二氧化碳浓度、双肺呼吸音和氧饱和度。

（三）食管镜

小儿的食管镜常用于取食管异物和食道狭窄扩张。

术前应仔细查看胸片，确定是食管扩张还是异物存留以及异物的位置，患儿无窒息可禁食以等待胃排空。

通常选择全身麻醉行气管内插管，术中最好应用肌松药并维持合适的麻醉深度以防因为操作中咳嗽或其他任何的活动导致食管穿孔。咽部的异物易滑向喉或气道，患儿要较深的镇静，入睡后进行诱导，避免兴奋、咳嗽。一旦开放静脉，先给阿托品，七氟烷吸入麻醉或琥珀胆碱辅助气管插管，辅助或控制呼吸，操作要轻柔，避免压迫环状软骨，以免激惹上气道或使异物移位。食管镜检中，环状软骨处的黏膜可能因前方有气管导管后方有硬的食管镜，两者的压迫造成损伤，应该用小1或2号的气管导管，减轻声门下水肿。患儿应预防性使用皮质激素，并在恢复室密切观察术后声嘶的症状。

术后观察病人直到完全清醒。警惕食管穿孔，尤其是手术不顺利的病人，穿孔的征象包括：心动过速、发热、气胸的体征及X片显示气胸或纵隔气肿。如咽喉部用利多卡因喷雾则术后禁食2小时。

四、内窥镜检查术的麻醉

支气管镜检查术包括呼吸道异物取出、呼吸疾病的诊断、吸引分泌物、肺膨胀不全的治疗等。

呼吸道异物多发生于1～5岁儿童，异物进入气管后，刺激气管黏膜引起剧烈呛咳。因异物大小不同，停留在呼吸道不同部位而产生不同症状，严重者可以出现呼吸困难。异物较大，嵌顿于喉头时可以立即窒息；而小的异物嵌顿于喉头时会出现吸气性呼吸困难、喉鸣、声音嘶哑、失声；异物停留在气管内随呼吸移动刺激气道可引起剧烈咳嗽；支气管异物时患儿咳嗽、呼吸困难的症状较轻，约95%异物位于右主支气管。

呼吸道异物操作与麻醉通气共用一气道，且取异物操作要求开放气道。如何选择安全的麻醉方法，维持良好的通气功能是气道异物取出术麻醉处理的关键，因此气管异物取出术麻醉有较高的风险性。

（一）术前评估与准备

1. 术前评估应重点了解气道梗阻的位置和程度及气体交换情况。胸片有利于确定异物位置及一些继发性的病变，如肺膨胀不全、气肿、肺炎。

2. 术前要求禁食6小时，禁水2小时。无法确定气道是否通畅时，不给大剂量的镇静药。静脉注射阿托品以减少呼吸道分泌和减轻迷走神经紧张性。

（二）麻醉管理

1. 由于气管异物患儿术前有不同程度的缺氧，麻醉前须经面罩吸纯氧或加压辅助呼吸，提高吸入氧浓度和通气量，使患儿术前缺氧得到纠正，为进一步实施麻醉、手术提供安全基础。除非病人已有呼吸功能不全，否则推荐保留自主呼吸。

2. 吸入麻醉诱导用N_2O、氧气、七氟烷、氟烷，如果X线胸片提示肺气肿，应避免使用N₂O，因N₂O引起患肺膨胀，或者静脉使用丙泊酚3mg／kg，利多卡因1mg／kg诱导。

3. 麻醉深度足够时，移开面罩置入喉镜，用利多卡因（最大剂量5mg／kg）喷雾咽喉部、气管和支气管。完善的表面麻醉不仅可以消除反射，使手术操作时病人更易于平稳，还可减少麻醉药物应用量，利于患儿尽快清醒。面罩吸氧到利多卡因起效（2～3分钟）后进行支气管镜检查。

4. 通过支气管镜的侧孔吸入氧气（5L／min），保留自主呼吸。气管镜置入后气道变窄，气道阻力增大，无效腔量也增大，患儿的自主呼吸难以维持氧供。在术前充分吸氧的情况下，患儿可耐受在3～4分钟之内取出异物，当患儿出现呼吸抑制时，可用手堵住气管镜的窥视孔进行辅助呼吸。

5. 监测心电图，观察胸廓抬动或用听诊器监测呼吸情况，连续监测氧饱和度。浅麻醉，低通气，缺氧及迷走神经的紧张性增加可引起心律失常，包括室性节律、室性早搏、室性心动过速。可用手控过度通气，充分供氧及加深麻醉来治疗。

（三）术后处理

禁食2小时（利多卡因喷雾后），密切观察病人是否有喘鸣、呼吸窘迫或声门下水肿的隐性体征，吸入湿化氧气和雾化消旋肾上腺素常能改善呼吸道梗阻的体征。

第十一章　颌面、口腔外科手术麻醉

小儿颌面、口腔外科手术以唇裂、腭裂修复术多见，多数患儿可能有颌面部畸形，困难插管发生率高。手术在头部操作，麻醉医师远离气管导管位置，给气管插管、呼吸道管理和保持呼吸道通畅带来一定困难。

第一节　与麻醉有关的呼吸道解剖特点及术中管理

一、呼吸道特点与麻醉

（一）上呼吸道

婴幼儿鼻腔短小、狭窄，鼻黏膜柔嫩并有丰富血管，易因分泌物或感染充血肿胀出现鼻塞。头相对大和颈短、舌头相对大，所以主要经鼻腔呼吸，鼻塞时，不能马上改用口呼吸，而导致呼吸困难。

（二）下呼吸道

喉头位置高，位于第3～4颈椎水平（成人在第5～6颈椎水平），喉镜不易抬起会厌，不利于声门暴露，有时需压迫环状软骨或用直喉镜才能暴露，可能造成插管困难。

（三）气道

最狭窄的地方是位于声带下方的环状软骨，该处覆盖假单层上皮、纤毛上皮，与下层肺泡组织连接松弛，任何创伤都会引起该组织水肿，即环状软骨黏膜1mm的水肿，气管直径则减少50%，呼吸阻力增加16倍。

（四）困难气道

困难气道指经过正规训练的麻醉医师在行面罩通气和（或）气道插管时遇到困难的临床情形，包括困难气管内插管和面罩通气困难。困难气管内插管指经过正规训练的麻醉医师使用常规喉镜正确地进行气管插管时，经三次尝试仍不能完成；面罩通气困难指麻醉医师在无他人帮助的情况下不能维持正确的氧合和／或合适的通气。常见原因分为四类。

1. **第一类** 是由于先天性畸形造成气道不同程度的慢性阻塞，例如包括喉（软骨）软化、声门网状物、血管瘤、血管环及下颌骨发育不良，这种情况常在出生后不久或婴儿期出现。

2. **第二类** 包括气道感染，例如会厌炎、哮吼与白喉，表现为气道进行性阻塞，常常持续时间较短。

3. **第三类** 是儿童气道的突然阻塞，如异物吸入或外伤。

4. **第四类** 包括未发现先天性或获得性气道畸形但却有意料不到的明视插管困难的患儿。

头面部先天性畸形患儿可能存在明显的气道改变，困难气道发生率较高（详见表11-1）。例如Pierre-Robin综合征有下颌畸形，Treacher-Collins综合征有下颌、后鼻孔不通、小口的畸形。未预测的困难气道可能引起麻醉危险，甚至危及生命，因而麻醉前准确预测小儿有否气管插管困难十分重要，有助于选择好合适的诱导方法和插管技术。通常，舌体的移位度和声门的可视度在一定程度上取决于下颌、舌体的大小以及颈椎和颞下颌关节的伸展度等。预测时，使小儿颈部后仰、张口，用手指测量其舌骨至下颌骨支内侧缘间的距离，可估计出插管时所暴露的空间大小。稍大年龄小儿此距离约为3cm，年龄小的距离也成比例缩短。另外，X线检查也将有助于气道解剖学上的准确评估。

表11-1　可能导致困难插管的先天性综合征

综合征	特征
Down	巨舌，小嘴使喉镜置入困难，可能合并声门下狭窄，喉痉挛常见
Goldenhar	下颌发育不全，颈椎棘突异常使喉镜置入困难
Kippel-Feil	颈椎融合导致颈项强直
Pierre Robin	小嘴巨舌，下颌畸形，新生儿必须清醒插管
Treacher Collins	下颌面部骨发育不全，导致喉镜置入困难
Turner	困难插管可能性大

（五）上呼吸道梗阻

有颅颌面综合征的小儿，围术期可能发生上呼吸道梗阻，例如，Pierre-Robin综合征中下颌和舌塌陷、Crouzon综合征中上颌骨后缩和鼻后孔闭锁、Down氏综合征中大舌畸形、Treacher-Collins综合征中小颌畸形和软骨发育不全致鼻后孔狭窄等均是引起上呼吸道梗阻的主要病因。有些小儿在术前已有明显的梗阻症状，甚至出现阻塞性睡眠呼吸暂停综合征，长时间的梗阻还可引起慢性缺氧和二氧化碳蓄积，最终导致心肺功能受损和全身发育不良。在这些小儿中，处理气道困难将成为围术期管理的一项重要内容。

（六）插管径路

颅底、眼眶、鼻部、上颌骨、上颌窦手术宜采用经口插管，下颌骨、腮腺区、口腔内手术宜采用经鼻插管。由于经鼻插管较经口插管固定性好，故在口腔颌面外科和颅颌面整形外科手术中应用广泛。

二、呼吸道的远距离管理

1. 口腔颌面外科手术均需在头面部施行操作，手术涉及口底、口咽部、舌、颌骨、颈部以及颅脑部等区域，麻醉医师远离气道，气管导管固定显得极其重要，丝线缝扎固定导管更保险。口腔内手术操作、术中头颈部位置的变动都可能引起导管脱出或移位，术前在适宜的深度固定气管导管十分重要。

2. 颅面手术在头面部操作，麻醉医师难以直接观察患儿呼吸状况，术中气管导管可能移位、脱出。术中加强呼吸监测，注意观察气道压、二氧化碳浓度监测等，及时发现有无导管移位、扭曲、滑脱及接口脱落等异常情况，及时发现，及时处理。如果气管插管的病人突然出现SpO_2下降，应考虑以下几种可能（DOPE）。

（1）导管在气管内移位（Displacement of tube）。

（2）导管阻塞（Obstruction of tube）。

（3）气胸（Pneumothorax）。

（4）仪器设备故障（Equipment failure）。

3. 由于手术野在气道入口处，异物、分泌物和血液有误入气道的危险，因此需保证气道密闭性，尽量使用有气囊导管，无气囊导管者术中应在导管周围塞入无菌纱布，术后取出。

4. 机械通气时，应根据患儿的具体情况调整呼吸机参数，监测吸入氧浓度、脉搏氧饱和度和呼气末二氧化碳分压等。长时间、重大手术者还应定时作血气分析，以避免缺氧、二氧化碳蓄积和酸碱平衡失调。

三、出血

口腔颌面部血运丰富、止血困难、创面大、术时长，可出现较多的失血、渗液；加上麻醉药物的扩血管作用，常可造成这些部位手术的失血量增多。涉及骨切除的手术须待完全取走标本后方能进行止血操作，骨创面渗血，手术失血量也较大。同时注意患儿是否合并有血友病、血小板减少性紫癜、白血病、脾肿大等出血性疾病。

根据出血的性质，一般可分为三种：毛细血管出血为弥漫性渗血，血色鲜红；静脉性出血为持续性溢血，血色暗红；动脉性出血为快速喷射状搏动性出血，血色鲜红。处理方法包括结扎止血、压迫止血。

颌面部手术加强循环系统的监测尤为重要。非创伤性监测有简便易行、并发症少的优点，常被应用于临床，主要包括心电图、脉搏、无创动脉压、脉搏氧饱和度、周围灌注、尿量、失血量以及无创心排血量的测定等。遇有重大手术和危重病人时，可监测有创动脉压、中心静脉压、肺动脉压和心排血量等，有助于及时了解血流动力学变化、肺循环和心功能状况，以维持围术期病人循环功能的稳定。

预计有严重失血可能的手术，有时需采用控制性降压技术减少失血，对于术中急性大量失血的病人，应及时输注晶体液、血浆代用品，自体输血等方法，及时补足血容量。而对失血量大或需进颅的手术，还需实施低温操作，以增加病人组织、器官对缺血、缺氧的耐受性。

四、苏醒期的管理

手术结束后应将鼻、口、咽的积血清理干净，并常规吸引胃内液体。在患儿充分清醒、气道反射恢复、胃排空和确保可以再次建立人工气道的前提下拔出气管导管。拔管后密切注意有无呼吸道梗阻、呕吐误吸、通气不足等情况。对估计拔管后难以维持气道通畅者，则需预先作气管造口术。因口咽部组织肿胀、血液或分泌物堵塞、失去颌骨支撑、颌间结扎固定以及多层敷料包扎等因素影响，拔管后易发生气道梗阻，应注意加强管理。术后应严密观察患儿有无出血和气道梗阻的迹象，至完全清醒后再送回病房。

术后按需给镇痛药，应用非甾体抗炎药可提供足够镇痛。对有呼吸道梗阻症状，应慎用镇痛药。颌面部大手术常需要一定剂量的吗啡。

第二节　常见手术麻醉

一、小儿牙科门诊麻醉

小儿门诊牙科治疗主要包括拔牙、牙齿修复、牙髓治疗、牙齿排列畸形矫正等。临床常用麻醉方法主要有：局部麻醉、静脉镇静、吸入镇静和全身麻醉。

牙科操作中使用空气涡轮钻时应警惕皮下和纵隔气肿的发生，从而导致呼吸道梗阻和气胸。术中应注意面部有无气肿出血，如可疑应立即停用氧化亚氮，检查呼吸音，行呼吸支持。手术结束后应使用喉镜仔细检查咽喉部有无残留异物，确定后才可拔除气管导管。

（一）局部麻醉

局部麻醉包括表面麻醉、浸润麻醉和神经阻滞，仅适用于合作患儿，一般由牙科医生操作完成。浸润麻醉可分为黏膜下、骨膜上、骨膜下、牙周韧带等，多采用骨膜上或骨膜下浸润麻醉。神经阻滞包括上颌神经阻滞、上牙槽神经阻滞、眶下神经阻滞、下颌神经阻滞等。局部麻醉患儿恢复期大多数无疼痛、安静，优于全身麻醉。

（二）静脉镇静

对于不合作的患儿，可以用巴比妥类、苯二氮䓬类、水合氯醛和丙泊酚复合局部麻醉。丙泊酚是理想的镇静药物，术后苏醒快速，先单次静脉注射丙泊酚（2.5～3.5mg／kg），然后持续泵注，开始需300μg／（kg·min），逐渐减为75～100μg／（kg·min），维持剂量因人而异。需注意呼吸抑制的不良反应，应备好药物、气管插管和通气的设备，加强呼吸监测。术前口服或直肠应用咪达唑仑，可以为患儿术中提供足够的镇静，是安全和可以接受的镇静方法。

（三）吸入镇静

吸入麻醉药氧化亚氮麻醉诱导及苏醒迅速，镇痛效果强，对气道黏膜无刺激性，常以60%以下浓度和氧气合用，特别适用于正畸治疗以及拔牙少于4颗牙齿的儿童。

（四）全身麻醉

复杂、长时间牙科手术以及智障患儿，常需要全身麻醉，全身麻醉管理与一般小儿全身麻醉相同。采用吸入或静脉诱导，给予肌松剂、麻醉性镇痛药后气管插管。麻醉维持可以吸入N_2O或七氟烷。短时间可以保留自主呼吸，长时间手术控制呼吸。拔除气管导管前，需用喉镜检查确保口腔内无渗血或异物残留。

二、唇腭裂手术麻醉

唇腭裂是最为常见的颅颌面异常，1000个活产儿中有1个联合存在唇裂和腭裂，因此，唇裂和腭裂修补手术在儿科整形手术中占很大一部分。近年来多主张唇裂修复术在10～12周的年龄施行，腭裂修复术在12～18个月的年龄进行，腭成形术和咽成形术常在5～15岁进行，以尽早开始语音功能训练。

唇腭裂手术邻近气道操作，手术年龄趋早，为提高安全性，目前这类手术均采用气管内插管全麻。与该手术相关的麻醉危险主要与气道有关，包括困难插管、术中导管意外脱落或术后气道梗阻。

（一）术前准备

1. 要特别重视伴发的其他先天畸形，尤其是对麻醉有影响的先天畸形

（1）此类病人先天性心脏病的发生率为3%～7%，以单纯的房间隔和室间隔缺损为多见。

（2）困难气管内插管的先天畸形：因张口困难、小下颌、门齿外突、巨舌、高腭弓、高喉头、短粗颈、头颈后仰受限、咽喉部肿物等情况下，口轴线、咽轴线和喉轴线无法接近重叠，或巨舌和咽喉部肿物阻碍观察视线，导致声门无法显露，造成气管插管困难。唇腭裂合并困难气管内插管的常见先天畸形有Pierre-Robin综合征、Treacher Collins综合征。

2. 营养不良／脱水　由于可能存在哺乳困难，所以应全面评价患儿的全身发育情况，是否伴有营养不良、脱水或贫血，这将影响患儿对麻醉手术的耐受。术前，应做适当纠正。理想状况是所有患儿的血红蛋白都应该达到10g／dL。术前2小时之前仍可喂食清饮料，全母乳喂养的小婴儿可以哺乳到术前4小时。

3. 慢性气道梗阻／睡眠呼吸暂停　腭裂患儿的父母会述说患儿有打鼾，即睡眠时有明显的气道梗阻。哺乳时患儿可出现窒息，哺乳所需时间延长，患儿由于在哺乳时无法正常呼吸而生长缓慢。

4. 肺心综合征　腺组织增生、反复上呼吸道梗阻引起缺氧，最终可导致肺高压和右心衰竭。其主要特点如下。

（1）过度肥胖，少动嗜睡。

（2）肺泡换气障碍，二氧化碳蓄积、缺氧。

（3）肺动脉高压，右心衰竭。

（4）左室肥大，扩大，左心衰竭。

因此这类小儿对麻醉剂（如苯二氮䓬类或麻醉性镇痛药）的呼吸抑制作用都很敏感。术前监测心电图、超声心动图和脉搏氧饱和度。

5. 慢性鼻漏　鼻漏在行腭裂闭合术的小儿中很常见，这是由于喂养时食物返流到鼻部所致。慢性鼻漏需要与上呼吸道感染相鉴别，如果有上呼吸道感染需要推迟手术。有轻度鼻部感染的小儿术前应用抗生素能减少术后发热性疾病的发生。

6. 腭裂手术的婴儿　由于存在气道梗阻的危险，所以应避免术前用药。

（二）麻醉管理

1. 吸入麻醉诱导前给予阿托品以减少分泌物。阿托品可以减少口腔分泌物并能阻断迷走神经反射，但由于引起心动过速而增加了术中判断麻醉深度和静脉液体容量的难度。术前使用阿托品，对于接受吸入麻醉或氯胺酮麻醉者或预计有困难插管者有益。

2. 最安全的是用氟烷或七氟烷进行吸入麻醉诱导。用七氟烷吸入直到患儿能耐受喉镜，为尽量减少喉镜插入引起的咳嗽反应，置喉镜前静注1.5mg／kg利多卡因，达到足够深的麻醉深度或加用琥珀胆碱或非去极化性肌松剂进行气管插管。在无法进行面罩通气之前禁止使用肌松剂。

3. 对于可能存在气道困难或合并Pierre-Robin综合征的患儿麻醉诱导时建议使用吸入麻醉诱导，忌用肌松药插管，以防意外。常需要使用一些如经鼻盲插、纤支镜插管、使用导芯或逆行插管等特殊技术。小儿纤维光导支气管镜是解决婴幼儿气道困难十分有用的辅助器械。大于1岁的小儿，可用纤维光导支气管镜作直接引导插管；小于1岁的小儿，可利用其可视性以窥视气管导管通过另一鼻孔插入至喉部的操作情况作间接引导插管。

多数情况下，可以使用标准的Miller镜片插管，但是部分腭裂患儿插管时，喉镜凸缘叶常会嵌入裂缝中，使喉镜在喉部移动困难，并可能对咽喉组织造成损伤、出血。采用低凸缘的弯镜片如Robert-Shaw或Oxford镜片有助于解决这一问题。

4. 大多唇腭裂手术可选用经口插管，也可选用经鼻插管，导管应固定在下唇中线。采用RAE（Ring-Adair-Elwyn）气管导管可以避免导管的扭曲和脱出，并最大限度地暴露手术区域。

5. 导管必须安全固定，以防导管意外脱出。手术常需采用过度后仰的头位，通常在患儿肩下垫一个布卷，头部垫头圈，伸展颈部使头后仰。在放置手术体位时导管可能被拔出或因插入过深而进入右主支气管；放置开口器时可能会使气管导管进入支气管，因此在手术体位摆好及放置开口器后应再次听诊确定气管导管的位置和通畅性。

6. 使用吸入麻醉药维持麻醉时，可保留自主呼吸或进行机械通气。保留自主呼吸的方法使导管意外脱落和意外拔管时的安全性增加，但不适用于很小的婴儿。使用肌松剂并进行机械通气可以容许较浅的麻醉深度，有利于麻醉的迅速恢复，维持较低的$PaCO_2$水平，则有助于减少术中出血。

7. 全身麻醉合并眶下神经阻滞可以减少术中麻醉药物的使用，降低拔管后呼吸道梗阻的发生率，并可为患儿提供良好的术后镇痛。局麻药混合1∶200000的肾上腺素作局部浸润可减少术中创面出血，肾上腺素用量须限制在$3\sim5\mu g/kg$，以策安全。

8. 一般情况下，单侧唇裂修复手术失血量多在20～30mL以内；双侧唇裂、腭裂修复手术失血量为50～100mL；而齿槽突裂修复手术需植骨移植，创面较大，手术失血量约为100～200mL，术中仔细监测失血量并及时补充。由于输血增加传染疾病和输血反应的危险，目前多主张唇腭裂修复手术不输血，以补充平衡液和血浆代用品为主。

（三）术后处理

1. 急性气道梗阻是手术结束拔管后一个很重要的危险因素。术后创面组织水肿、舌后坠易造成急性气道梗阻发生。采用牵拉舌缝线的方法可以将舌体从咽后壁向前拉以纠正术后气道梗阻。

2. 为避免损坏修复创面，负压吸引的力量应尽可能小，并尽可能地减少口内吸引和放置口咽通气道。在患儿意识恢复且保护性反射良好的情况下才可以拔管。

3. 术后应常规送入麻醉恢复室（post anesthesia care unit，PACU），严密观察患儿有无出血和气道梗阻的迹象，至完全清醒后再送回病房。小儿完全清醒之前应吸氧并给予镇痛药，予以有效镇痛。

4. 唇腭裂患儿麻醉诱导后直肠给予对乙酰氨基酚（40mg/kg），以便在术后有足够的镇痛。唇裂患儿（尤其是接受了眶下神经阻滞者）只需经直肠给予或口服对乙酰氨基酚或非甾体抗炎药即可镇痛。腭裂患儿则需要足量的对乙酰氨基酚，可能需要口服可待因。咽成形术后，因腭咽腔明显缩小，局部组织肿胀可出现鼻腔通气不畅，睡眠时严重打鼾甚至呼吸道梗阻症状，这类小儿应慎用镇痛药。

三、下颌骨骨折复位固定术麻醉

下颌骨为马蹄形，是面部唯一可活动的骨，在面骨骨折中发生率最高。据发生部位发生率高低依次为：下颌角骨折、颏孔骨折、中线骨折、双颏孔骨折和髁（状突）颈骨折等。

术前应仔细评估患儿；了解伤情，判明是单纯下颌骨骨折或是并发颈椎和颅脑损伤，如伴有颈椎和颅脑损伤者，首先处理颅脑等全身情况。骨折后组织移位致软腭下垂或舌后坠、口咽腔及颈部软组织肿胀或血肿形成、咽喉处血液或分泌物阻塞、破碎组织阻挡等均可造成急性上呼吸道梗阻，若不迅速清理气道，有发生窒息的危险。颌骨骨折或软组织损伤后还可影响病人的张口及提颏功能，给麻醉诱导时面罩通气及气管插管操作带来困难。

患儿可能饱胃，如病情允许应推迟手术，并采取促进胃排空，降低胃内酸度的措施。尚须引起注意的是，口腔颌面部血运丰富，损伤后易失血。若伴大面积、严重损伤或有复合外伤时，可因急性大量失血导致低血容量性休克，甚至危及生命。

这类病人一般都使用全身麻醉，采用快速诱导并按压环状软骨，给予静吸复合麻醉和肌松药维持麻醉，控制呼吸。术后待患儿完全清醒后才可以拔出气管导管。

四、颅颌面畸形手术麻醉

颅颌面畸形大致可以分为：颅面骨发育不全、眶骨错位和颅面裂。手术的基本目的是先纠正面部和颅骨的骨畸形，然后进行软组织及外表畸形的纠正。颅面畸形的患儿往往存在其他系统的畸形，与中枢神经系统、心脏和肺部有关的畸形值得特别注意，术前需仔细评估及了解气道的情况。

（一）术前评估及准备

1. 术前评估　患儿可能合并畸形或并发症。

（1）颅内压增高：在6周～15岁狭颅症的手术患儿中，其中1/3颅内压正常（小于10mmHg），1/3处于边界性颅内压升高状态（11～15mmHg），余下1/3处于颅内压升高状态（大于15mmHg），因此一经发现患儿颅狭小，就应注意可能出现的颅内压升高和颅内顺应性降低。患儿有头痛、呕吐病史，检查发现视神经盘水肿、囟门肿胀也提示有可能颅内压升高。

（2）困难气管插管：中、下面部畸形患儿，由于鼻腔，上、下颌及口咽解剖关系异常，可能出现各种气管插管困难。大约65％的下颌骨发育不良和53％的颅面骨发育不良的患儿会出现气道管理困难。上气道的解剖畸形如下颌骨发育不良、小颌、巨舌、部分或完全的后鼻孔闭锁可引起喉镜下不能直视声门或直视声门困难。下颌骨发育不良的患儿通常不能充分地张口，不能充分地移动巨大的舌体和发育不良的下颌骨，因此在喉镜下不能直视声门。

对于颌面畸形患儿，在体检中应特别注意畸形的形状、大小、下颌骨的对称性、颌骨到舌骨的距离（新生儿为1.5cm，成人为3cm）、舌的大小、腭的现状、颞下颌关节的运动情况、张口时下颌前移的情况（让患儿做上下齿相对的运动）及张口度的大小，通过对患儿进行观察和综合分析，判断是否存在困难气道。一旦判断为困难气道或可能困难气道，应事先制定插管方案，准备所需要的特殊器具及各种抢救药物防止意外。对于年龄较大能够配合的患儿，一般主张在镇静和局部麻醉下进行气管插管。对于不能配合的患儿，可在麻醉状态下保留自主呼吸，进行气管插管。并根据插管困难的原因采用合适的插管方法。

1）不能张口、张口受限或不能经口插管者，使用清醒经鼻盲探气管插管、盲探气管插管装置或经鼻纤维支气管镜辅助进行气管插管。

2）对能张口但无法暴露喉头、鼻腔不通或手术需要经口插管者，也可以使用听气流经口盲探插管或经口纤维支气管镜辅助插管。纤维光导内镜引导插管是一种十分有效的解决气管插管困难的方法。

3）经各种方法试插仍不能完成气管插管者，应及时进行气管切开，置入专用的气管导管进行麻醉。

2. 术前用药　1岁以内婴儿、困难气道、气道梗阻，合并颅内压升高及气道受损的患儿术前不用镇静药，抗胆碱类药物最好在诱导时应用。

3. 困难气道的准备　麻醉前充分准备麻醉方案，包括几种不同的诱导方案和需要的各种用具及设备，特别是应准备细一号的气管导管、各种型号的喉镜片、气管插管导引导丝、纤支镜插管设备和紧急气道切开的设备。

（二）麻醉管理

1. 麻醉诱导　麻醉诱导时气道管理可能遇到意想不到的困难，保留自主呼吸的麻醉诱导更加安全，待气管插管成功后再控制呼吸。麻醉诱导可以通过吸入或静脉用药。小儿吸入诱导常用七氟烷，丙泊酚有降低颅内压、保护脑功能的作用，适用于颅内压升高或经颅内路径手术患儿。

2. 麻醉维持　可以选用吸入维持或者静吸复合麻醉，可以根据患儿反应、手术情况及麻醉医师习惯选择。吸入麻醉维持应用$N_2O+O_2+0.8 \sim 1.2MAC$的吸入麻醉药。

3. 麻醉监测　包括麻醉常规监测、呼吸监测、循环监测、体温监测、动脉血气监测、麻醉深度监测、颅内压监测等。

（1）常规监测：包括监护呼吸、心率、ECG、脉搏氧饱和度和呼气末二氧化碳分压。

（2）循环监测：颅面部血液循环丰富，手术范围及创面大，术中易出血，而且缺乏有效的止血手段，因此需密切监测循环情况。中心静脉压和直接动脉压监测应常规应用，以便术中实时了解循环变化，并及时处理。

（3）呼吸监测：包括呼气末二氧化碳分压、麻醉气体浓度监测、呼吸力学监测。颅面手术在头面部操作，麻醉医师难以直接观察患儿呼吸状况，术中气管导管可能移位、脱出，呼吸监测可以早期发现环路、气管导管及肺内出现的问题。

（4）体温监测：术中长时间广泛的组织暴露可使患儿丢失大量热量，术中失血及输入库血，容易发生体温过低。麻醉中应注意保温措施，包括维持环境温度在23～24℃之间，减少身体热量的丢失，也可以用空气温控毯给身体周围加温。输入静脉内的液体和血液、冲洗用的液体在使用前均应加温。

（5）动脉血气监测：酸碱度、血气分析和血细胞比容（hematocrit，Hct）。

4. 循环管理　患儿的失血量常不易准确计算，应密切观察动脉压和中心静脉压的变化，评估患儿的血容量，并及时充分补充丢失的血液，不应在血压下降后开始补充。颅缝早闭患儿通常在2～6月大时行切开修复重建术，此时患儿处于生理性贫血期，故在手术前应开放深静脉以便快速输血。

5. 气道管理

（1）根据手术情况选择不同途径的气管插管：上面部的手术可以选用经口插管；下颌部手术可选用经鼻插管；当术前预计气管插管十分困难时，应在诱导前做好紧急气管切开的准备。

（2）由于气道位于手术野，麻醉医师远离头部，增加了呼吸管理的难度。术前应确保各接头连接紧密以防止术中呼吸管道脱开。颅颌面手术上颌骨、下颌骨的前移最多可达3cm，导管应安全地固定在面部如鼻中隔、下颌骨或牙槽嵴。

（3）术中加强呼吸监测，注意观察导管位置，避免气管导管在术中因颈部伸展或上颌前移而使导管脱出，或颈屈曲时导管滑入支气管内。

6. 降低颅内压　颅内手术要求减少颅内容量，应避免使用增加颅内容量的药物如恩氟烷、氯胺酮。颅内压增高的治疗主要是围绕着降低颅内容物的容量，临床上常采取以下措施。

（1）细致的气道管理：低氧和高CO_2会导致脑血管舒张，应尽量避免。过度通气使$PaCO_2$在25～30mmHg，可以使脑血管收缩，有利于颅内压（intracranial pressure，ICP）增高的急性治疗，但$PaCO_2$低于20～25mmHg时CBF很少再减少，而脑缺血的生化指标增高，所以应避免过分的过度通气。

（2）头抬高30°可有利于静脉回流，从而可降低颅内静脉血容量。颈部不要过分屈曲和旋转，防止胸腔内压增高（例如咳嗽、喷嚏、胸膜腔内压升高），呼气末正压应降低至利于供氧的最低水平。

（3）巴比妥类药是强效脑血管收缩药，在降低脑耗氧量的同时降低脑容量，对降低ICP是有效的。

（4）维持高血浆渗透浓度（305～320mmol／L）可减轻脑水肿，降低脑容量。此外，甘露醇（0.5～1.0g／kg）和呋塞米会产生一个高渗状态，可有效地快速降低ICP。

（三）术后管理

1. 手术患儿部分存在困难气道，术后口腔和鼻腔渗血可能引起气道阻塞，术后的包扎也可能影响患者呼吸，手术和包扎使再次气管插管更加困难，因而拔除气管导管应格外慎重。如果气道周围组织肿胀严重，可保留导管12~48小时延迟拔管，在口咽部持续出血、脑水肿或有肺部并发症时也应延迟拔管。

2. 手术结束后应将鼻、口、咽的积血清理干净，并常规吸引出胃内液体。应在患儿充分清醒、气道反射恢复、胃排空和确保可以再次建立人工气道的前提下拔出气管导管。

第十二章 骨科手术麻醉

小儿骨科手术与其他各系统疾患的区别在于，患儿的年龄跨度较大（涉及新生儿、婴幼儿至青少年等不同年龄段）；骨科手术的部位广泛（包括骨、关节、肌腱和肌肉等组织）。大多数骨科手术为择期手术，也可能是急诊创伤病例。接受骨科手术的患儿大多为健康儿童，但也有部分患儿可能合并神经肌肉方面的疾病（尤其是先天性畸形或遗传性疾病）。除大多数一期手术外，骨科患儿中有些复杂手术可能需多次实施矫正，并延续数月甚至数年。当手术需要分期进行时，早期的住院诊治经历可能导致患儿对医院的恐惧心理，必要时在术前访视时要做好心理疏导。骨科手术还可能涉及肢体止血带的应用、大型手术面临的大失血、低体温的处理以及术后疼痛管理等，均应列入患儿的麻醉计划中。

第一节 麻醉选择

一般骨科手术，围手术期处理和其他系统手术没太大区别。与成人相同，气管内麻醉和局部麻醉均能广泛用于小儿骨科手术。首先，必须了解与熟悉小儿的解剖生理特点，即各生命器官系统的功能尚不成熟，且处于迅速生长发育的过程之中。其次，应根据不同年龄阶段、不同成熟程度的特点，选用合适的器械设备，采取相应的管理措施，才能确保患儿手术麻醉的安全。

麻醉选择主要取决于下列因素：

（1）手术因素：手术方式、大小、时间、部位等。

（2）患者因素：年龄、生长发育状况、病情、生理机能、经济条件等。

（3）麻醉因素：麻醉药品、麻醉机及监测设备和麻醉医生的习惯等。

在术前随访时，麻醉医生应对患儿进行全面的了解，在综合上述因素后，作出有利于患儿的麻醉选择并制定相应的麻醉计划。

一、区域阻滞麻醉

区域阻滞麻醉自20世纪初应用于小儿麻醉以来，曾经历过兴旺与衰退的跌宕起伏。近年来，随着局麻药在婴儿和儿童的药代动力学和药效动力学的进一步理解和特殊设备的应用，区域阻滞麻醉技术在小儿麻醉中的应用（尤其是在骨科四肢手术的麻醉中）有明显的增加。但在较多的情况下，小儿区域阻滞麻醉常与全身麻醉联合使用，而利用区域阻滞麻醉技术在术后镇痛方面发挥积极的作用。

（一）蛛网膜下腔阻滞

婴幼儿的椎骨较成人平坦且较狭窄，新生儿脊髓下端在L_3水平，直至1岁方达成人水平（$L_{1~2}$）。为避免穿刺针损伤脊神经，在新生儿实施蛛网膜下腔阻滞应选择$L_{4~5}$或$L_5 \sim S_1$。自皮肤至蛛网膜下腔的距离，在新生儿期最短（约1.4cm），随年龄增加而增长，至成人达4cm左右。脑脊液（cerebrospinal fluid，CSF）量与体重的比例，在婴幼儿期较成人高，早产儿与新生儿明显高于儿童和成人，因此可解释按体重（mg／kg）计算，婴幼儿需较大剂量才能成功阻滞蛛网膜下腔。CSF的流速也较成人快，因而蛛网膜下腔阻滞的作用时间相对较短。婴幼儿蛛网膜下腔阻滞与年长儿和成人相比，血流动力学相对较为稳定。

1. 穿刺技术　采用合适的体位，在新生儿及婴幼儿，尤其应注意保持呼吸道通畅；以30G注射针局部浸润麻醉后行脊髓穿刺或入手术室前1小时局部使用EMLA软膏；选择$L_{4~5}$或$L_5 \sim S_1$间隙，5岁以上可选择$L_{3~4}$间隙；穿刺针以25G、5cm足够；当蛛网膜下腔内给予局麻药后，下肢不能任意抬高（决不能高于心脏水平），否则易引起阻滞平面急剧升高，此在放置电极锌板时应特别注意；因给予镇静药有可能发生类似全麻后的呼吸暂停，故婴幼儿不宜同时给予镇静药（尤其是氯胺酮）。如果阻滞作用良好，往往也能镇静，不必常规给予镇静药。

2. 药物选择

（1）新生儿和婴幼儿：局麻药的需要量较成人大，见表12-1。

（2）儿童：0.5%布比卡因0.3～0.5mg／kg（2月～12岁）；1%地卡因0.3～0.4mg／kg（12周～2岁）；0.2～0.3mg／kg（>2岁）。

（3）下肢手术：可选用0.5%布比卡因0.12mg／cm椎管长度（椎管长度＝第七颈椎至骶裂孔）。

表12-1　新生儿和婴幼儿蛛网膜下腔阻滞用药

局麻药	剂量（mg/kg）
1%地卡因＋5%葡萄糖	0.6~1.0
0.5%布比卡因	0.80~0.86
0.75%布比卡因＋8.25%葡萄糖	0.6
5%利多卡因＋7.5%葡萄糖	1~3

3. 并发症　小儿蛛网膜下腔阻滞的并发症主要有：全蛛网膜下腔阻滞（多发生于新生儿，呼吸抑制但无血压的变化）、穿刺后头痛、背部疼痛、穿刺损伤而致的神经后遗症等。

（二）硬膜外（骶管）阻滞

根据骨科手术需要主要选用骶部、腰部等途径，目前较多用于增强全麻作用、便于术后疼痛管理。骶管阻滞是小儿部位麻醉应用最广的技术，1933年首次报道，但在1960年后开始流行。小儿骶管穿刺多采用单次注射法。

1. 骶管穿刺技术　患儿取侧卧位或俯卧位，下肢沿髂嵴轻度弯曲；摸清骶骨及髂后上棘；选择22G套管针或7号注射针头；右手握针，与皮肤呈45°～75°角，以手腕力量刺入骶裂孔，当刺破骶尾韧带时有落空感，可退出金属针芯，套管缓慢推进0.5～1cm，固定后即可注药（注意：此时回抽应无CSF或血液）；如穿刺不顺利或反复多次穿刺，易损伤周围血管丛，为防止局麻药误入血管而致严重反应，如回抽有血，应放弃骶管阻滞，改用其他麻醉方法；如实施连续骶管阻滞，可选用16～18G管针，在金属针芯退出后置入套管1～2cm。

2. 药物选择　Numerous研究指出，小儿骶管阻滞局麻药剂量与骶管腔的容量有关，而非药物的浓度。但在小儿骶管阻滞的实际应用时，局麻药的浓度除考虑术中麻醉及术后镇痛之需外，还应考虑其毒性的危害。

（1）单次注射：0.125%布比卡因（1:200 000肾上腺素）1mL/kg（最多20mL）；或1%利多卡因0.5～0.7mL/kg

（2）连续输注：0.125%布比卡因0.4mL/kg·h

3. 并发症　硬膜外（骶管）阻滞麻醉或镇痛的并发症包括误入血管或误入骨髓腔内、血肿、神经损伤和感染等。

（三）外周神经阻滞

可作为全身麻醉的辅助技术，也可单独实施完成手术并有利于术后镇痛。在小儿骨科手术中，主要选用臂丛神经阻滞以配合实施上肢手术。

1. 外周神经阻滞局麻药的选择　常用的有利多卡因、布比卡因，近年来左旋布比卡因和罗哌卡因也已用于小儿外周神经阻滞。局麻药作用的持续时间，取决于药物的浓度、总剂量、给药部位和患儿年龄（<6月婴儿剂量应减少30%）。

2. 神经刺激器的应用　在婴幼儿实施外周神经阻滞时选用神经刺激器是安全有效的，可用于已麻醉状态、清醒时及镇静状态患儿的神经定位，避免损伤神经。通过电流刺激混合神经，引发相应的肌肉收缩并以此作为定位的标志。通常将刺激器的正极通过表面电极同病人的皮肤相连，负极连于绝缘阻滞针，设置初始电流为1.0～1.5mA，使针尖接近拟阻滞的神经，直至诱发该神经支配的肌肉的收缩，然后调低电流至小于0.5mA，如仍有收缩反应则注入局麻药。

3. 臂丛神经阻滞　臂丛神经阻滞有三种入路（腋路、锁骨上、肌间沟），后两者需要患儿的密切配合。因而，小儿臂丛神经阻滞较多采用腋路法，因其操作简便，不良反应发生率低而被广泛地用于肘部以下的手术。它的穿刺点既不像肌间沟臂丛阻滞那样靠近神经中枢，也不像锁骨上入路那样接近肺尖。

从定位方法上分为血管旁法、异感法、外周神经刺激器引导法（peripheral nerve stimulate，PNS）、透动脉法和扇状封闭法等；从穿刺点的部位又分为常规入路和肱骨中段入路等。

4. 并发症

（1）局麻药毒性反应：由于腋部的血管丰富，局麻药的毒性反应发生率较高，反复回抽和缓慢分次注药可极大程度地减少血管内注射的可能。

（2）神经并发症：腋路臂丛阻滞后的神经损伤发生率介于1%～2%，多为短暂的神经功能障碍（持续时间小于3个月）。神经损伤的机制可分为机械创伤、神经缺血和药物的毒性。使用短斜面的阻滞针可能较为明智，当注药时病人自诉疼痛，应引起麻醉医师的足够重视。

（3）血管并发症：对于透动脉法而言，100%的病人有动脉损伤，其中发生包括短暂的动脉痉挛占发生率的1%，血肿约0.2%。

（四）小儿部位麻醉注意事项

（1）不配合的小儿可以先静脉或肌注给药，但应注意观察，只顾操作是危险的。

（2）常需辅助镇静药物，因此应加强监测，保证气道通畅并保证供氧。

二、全身麻醉

全身麻醉在小儿骨科手术中的应用可依据患儿年龄及手术类型选择全凭静脉麻醉（单次注射、连续输注及靶控输注等）和静吸复合气管内麻醉。全凭静脉麻醉可用于短小的骨科手术，如先天性髋脱位（Dysplasia dislocation of thehip，DDH）的内收肌切断闭合复位术等。更多情况下，小儿骨科大手术（如脊柱手术）的全身麻醉主要是选择气管内插管全身麻醉。在某些病例，气管内麻醉也可能与部位麻醉联合应用，以保证气道通畅，便于呼吸管理，为手术创造良好的条件。

（一）与气管插管有关的解剖生理特点

婴幼儿头相对较大，颈短，颈部肌肉发育不完全，易发生上呼吸道梗阻，即使施行椎管内麻醉，若体位不当也可阻塞呼吸道。口小舌大，会厌长而硬，呈“U”型，喉头位置较高（$C_{3\sim4}$），成人喉头位于$C_{5\sim6}$，且向前移位，气管插管时喉部暴露困难。有时需选用直形喉镜暴露声门，采用修正体位，即将头部处于中间位或颈部轻度屈曲使气管插管容易完成。小儿喉部最狭窄的部位在环状软骨水平，也即声门下区，年龄越小越明显。因此在小儿气管插管时，当气管导管进入声门遇有阻力时不能用力硬插，而应改用细一号导管插入，以免损伤气管，导致气道狭窄。

（二）术前准备

1. 必须检查所用的麻醉机有无漏气、连接是否妥当、机器的性能是否正常，并应检查气管插管所需设备是否齐全（见表12-2）。

表12-2　气管插管所需设备

大小合适的咽喉镜及备用件	拉舌钳
合适的气管导管及大一号、小一号	导管架
气管导管连接头	安全带或绷带
金属导芯	局麻用喷雾器
导管润滑剂	牙垫
插管钳	面罩
气囊充气用之注射器	呼吸回路

2. 术前应对患儿的病情有较详细的估计，尤其要注意近期是否有呼吸道感染及相关疾病、有无上呼吸道解剖异常等。

3. 术前禁食　固体食物6小时、牛奶4小时、清淡液体2小时。

4. 术前用药　围术期的充分镇静、镇痛能显著减轻应激反应。小于6个月的婴儿通常可短时间离开家长而不需麻醉前用药；6个月以上的婴幼儿比较依恋家长，需麻醉前用药。目前小儿术前用药的变革趋势是尽量避免肌内注射而改用口服、经鼻或肛塞等途径。术前口服咪达唑仑糖浆0.5mg／kg获良好效果，可使患儿安静地与父母分离，达到充分镇静和诱导平顺的目的。

（三）麻醉诱导与维持

气管插管可在局麻下完成（采用局部喷雾、气管壁喷雾、喉上神经阻滞等），或在全麻下完成（静脉注射或吸入，用或不用肌松药）。除少数早产儿有可能清醒插管外，其余均应以一定方式诱导完成气管插管。可通过吸入、静脉注射、肌肉注射或直肠用药，配合肌松药的方式顺利进行气管插管。麻醉诱导时如果有需要，应允许父母在麻醉诱导时陪伴在小儿身边。

对于婴幼儿而言，没有完美的麻醉维持药，也没有较其他年龄组更好的给药常规。大多数情况下，婴幼儿常使用静吸复合维持麻醉。如选择O_2-N_2O-挥发性吸入麻醉药（七氟烷或异氟烷），或持续输注丙泊酚并联合应用阿片类药物（瑞芬太尼、芬太尼）等。

第二节　特殊手术的麻醉处理

一、脊柱侧弯矫正术的麻醉

最常见的脊柱异常是脊柱侧弯（congenital scoliosis）和脊柱后凸。脊柱侧弯包括脊柱前凸，表现为脊柱侧弯成弧度，伴椎体旋转。在侧凸角度最大处，椎体、椎间突和椎间盘成楔形。在弧度的凸面，肋骨被向后牵拉而形成驼背。脊柱后凸与脊柱侧凸相反，后凸的脊柱只有一个角。此病为进行性加重的过程，畸形越严重，重心偏离中心越多，越容易发生脊柱侧弯。少数脊柱侧弯患者合并有脊柱后凸。

脊柱侧弯患儿常伴随其他疾患，如伴有严重的肺发育受限等。70%的患儿为特发性脊柱侧弯，有两种类型：早发型为婴幼儿期发病；另一类为青少年发病的晚发型。在早发型特发性脊柱侧弯患儿中，左侧弯为右侧弯的2倍，男女比例约为6：4。晚发型特发性脊柱侧弯则多见于女孩，尤以胸椎右侧弯为最常见。发病时间与疾病的进展有关，早发型患儿骨骼发育进行性畸形且影响肺的发育，慢性低氧可导致肺动脉高压。5岁为分隔年龄，5岁以前已有明显脊柱侧弯的患儿肺（肺血管与肺泡）的发育较差，在脊柱侧弯弧度最大处可见肺萎缩现象。5岁以后发病者，对心肺功能发育的影响较小。所有脊柱侧弯患儿的胸腔均较狭窄，表现为阻塞性肺通气功能障碍，潮气量低下，功能残余气量减少，肺总量降低。潮气量的降低常可直接提示胸廓变形的严重程度。随着畸形的加重，气体交换的异常、通气／血流的不相匹配可能越来越明显。

（一）术前评估

术前访视应包括术前对患儿的评估以及各种术前医嘱、禁食时间和术前用药的选择，是否由家长陪同患儿进手术室以及术后镇痛计划等。除对全身情况的常规评估外，还应包括对脊柱侧弯的严重程度，是否适合手术以及疾病对患儿损害程度的详细了解。

1. 对脊柱畸形的评估　通常对病人的X线作Cobb's角的测量，即以脊柱侧弯的最高一个椎体的上缘与最低一个椎体的下缘作延长线，这两点分别与此线作垂线而测得Cobb角。可以此Cobb's角测得值对肺功能进行评估，并对术后恢复进行预测。

2. 对心肺功能的评估　在脊柱侧弯病人的术前随访中，应特别注意患儿活动后的耐受情况、咳嗽能力以及有无胸部感染史（频率与严重程度），尤其是智力低下或患有肺病的患儿，以便对其肺功能作出初步的评估。

肺功能评估包括胸部X片、肺功能测定（FVC、FEV以及PEFR）和血气等。肺功能检测值应在正常范围±20%内。通常脊柱畸形使患儿身高的实测值低于实际身高值，因此可以双臂距离作为正常值作比较。Cobb角<65°的特发性脊柱侧弯的患儿，较少见明

显的肺功能改变。然而，继发于神经肌肉疾病的脊柱侧弯患儿其肺功能可有严重受累。当FVC<50%者，术后可能需要呼吸机支持，特别是同一天内进行了两步手术的患儿或同时存在神经肌肉疾病的患儿。

早发型脊柱侧弯在青少年或青年期可发生肺高压。如果ECG显示高P波（>2.5mm）以及在Ⅵ、Ⅴ，导联R波高于S波为肺高压晚期征象。任何边缘性的肺功能及肌营养不良患儿必须行心超检查来评价左心室壁的厚度、室壁活动情况以及射血分数。许多肌病除骨可累及心肌，当射血分数<50%时，则可能增加围手术期的死亡率。

（二）麻醉管理

1. 麻醉诱导与维持　选择静脉或吸入诱导主要取决于麻醉医师及患儿的状况。

在进胸手术或前路松解时，气管插管可选用双腔支气管导管，但大多数情况下，普通气管导管即可。因为开胸后，侧凸侧向上，轻拨开肺即可显露手术视野。对于Cobb's角较大的患儿，术前需用纤维支气管镜对气管导管位置进行检查，因为胸部的发育畸形常导致气管的畸形。固定气管导管也是不容忽视的重要环节，特别当作唤醒试验时，意外的导管滑出将带来灾难性的后果。

诱导后需开放两条较粗的静脉通路；插鼻胃管作胃肠减压；插导尿管以便术中检测尿量；双眼需作适当防护，以免角膜损伤。术中可采用IPPV或PCV模式行机械通气，维持$P_{ET}CO_2$正常或略低水平。麻醉维持可采用静吸复合技术，小剂量阿片类药物（瑞芬太尼、舒芬尼）与丙泊酚持续输注或分次给予能维持术中麻醉平稳，也可辅助吸入N_2O和低浓度挥发性麻醉药（异氟烷、七氟烷），但要注意可能影响体感诱发电位（somatosensory-evoked potentials，SSEP）。

2. 术中监测　脊柱纠治术中基本监测包括ECG、SpO_2、$P_{ET}CO_2$以及尿量、中心体温等，同时应连续监测有创动脉血压及血气分析。若行前路松解术，予开胸一侧实施中心静脉置管。对于有心肌损害的患儿可能需监测肺毛细血管楔压及经食道超声检查等。

脊髓功能监测是重要的环节，有三大监测方法：术中唤醒试验、体感诱发电位（somatosensory evoked potentials，SSEP）和运动诱发电位（motor evoked potential，MEP）。

唤醒试验：在术前应告之患儿术中被唤醒的事宜，且要反复说明术中唤醒无任何不适或痛苦，以期获得患儿的配合。唤醒在金属棒完全固定后，准备关切口之前进行。在行唤醒试验前30分钟应逐渐减浅麻醉，不再追加肌松，肌松监测有助于提示在唤醒试验中，患儿是否能活动肢体。所有的麻醉药在唤醒试验前应停用，一旦患儿苏醒，先让患儿握麻醉医生的手，再让患儿活动脚。随后麻醉医生应给予小剂量诱导药物以及肌松药，使患儿回到唤醒前的状态，手术继续进行。唤醒实验完成后可用异丙酚维持代替吸入麻醉。也可用咪达唑仑，随后可用氟马西尼来拮抗。

SSEP：在20世纪70年代后期出现，目前在各大脊柱手术中心广泛应用。刺激胫、腓、正中神经，并分别记录刺激后大脑皮层、脊髓反映的波形。大脑皮层对刺激的反应对笑气及吸入麻醉药的敏感程度超过脊髓反应的敏感程度。局麻药对脊髓SSEP也有明显的影响。双极硬膜外电极可直接由外科医生置于手术野最高点或由麻醉医生用硬膜外穿刺针在术前经皮置入。在前路脊柱手术时脊髓SSEP技术是很有用的。开始上椎板螺钉时就应监测SSEP。若SSEP振幅下降超过50%，提醒外科医生需警惕，可能应松棒或去除固定物。发生瘫痪与术中监测到脊髓损伤符合率为1%~7%。有些脊柱中心既监测SSEP也进行术中唤醒试验。

MEP：可以持续监测运动通路，而唤醒试验只监测1次。但目前MEP并未广泛应用，因为许多麻醉药都对其有影响，N_2O和吸入麻醉药以及肌松药都不能应用，术中可采用全凭静脉麻醉。

3. 体位　前路松解术患儿取侧卧位，上侧手臂置于手架上，所有着力点需有棉垫保护。后路融合术取俯卧位，可选用特殊的脊柱手术床，如Relton Hall或Toronto frame等。腹部不应施压，可避免硬膜外静脉充血，避免术中出血。患儿头侧应偏向一侧，手臂在头两侧置于支架上。膝置于软枕上，以防压疮。

4. 其他　术中体温监测与防护也很重要，手术时间长、切口创面大以及环境温度低等因素均可造成患儿术中体温难以维持。无论是侧卧还是俯卧位，使用加压热空气毯可能较传统加温毯的效果更佳。静脉补液及血制品都应加热后给予，呼吸机循环紧闭或环路中可添加有效的温湿化装置。

脊柱手术术中失血量与体位、需融合的椎体数、术者经验、手术时间、同种异体骨或合成骨移植以及血压偏高或静脉充血等因素有关。减少输血的方法包括：肾上腺素术野浸润、控制性降压、血液回收技术、自体输血和使用抑肽酶等。在脊柱手术的控制性降压时，收缩压不应低于50mmHg，否则会影响脊髓灌注。

（三）并发症

1. 术中并发症　长时间俯卧位手术可对患儿带来诸多问题：受压部位出现压疮；由于视神经缺血造成失明（罕见）；短暂的心输出量减少（与外科操作有关）；气管压迫；支气管分泌物堵塞气管导管；乳酸性酸中毒（肌球蛋白尿，肾功能不全，横纹肌溶解之故）；静脉气栓（常可致命）；血液稀释而致凝血功能紊乱等。

2. 术后并发症　绝大多数术后并发症涉及呼吸系统，特别是经前路手术以及非特发性脊柱侧弯的患者。包括：肺不张、血气胸、拔管延迟、胸膜渗出、肺炎、肺水肿、上呼吸道梗阻、胃扩张、抗利尿激素分泌失调而造成的综合征、低血容量、DIC和麻痹性肠梗阻等。

（四）术后处理

所有一天内进行两期手术（前路松解+后路融合）的患儿、术前肺功能较差的患儿以及合并肌营养不良的患儿，术后都应选择性地进行机械通气12~24小时，可有利于患儿的生理状况逐渐恢复至稳定。术后早期给予镇静但不能用肌松药,由此能评估患儿的运动功能。术后应定时替患儿翻身,一旦苏醒,应鼓励其积极活动。术后深呼吸及定时胸部理疗是预防肺部问题的有效手段。

良好的镇痛是脊柱侧弯手术后处理的重要一环。脊柱手术后,一般可经静脉、鞘内、硬膜外应用阿片类药物镇痛,年长儿可选用自控镇痛(patient control analgesia,PCA),术后3~5天静脉内镇痛或硬膜外镇痛是必需的,随后可改用口服阿片类药物或NSAIDs药物。

二、脑瘫选择性脊神经后根切断术的麻醉

Fasano(1978)首先采用电刺激法选择切断脊神经后根的Ⅰa类纤维,部分阻断调节肌张力的γ-环路来治疗脑性瘫痪痉挛。1991年以来我国各地也在治疗挛缩性脑性瘫痪中开展选择性脊神经后根切断手术(selective posterior rhizotomy,SPR),并已获得一定的近期疗效,远期疗效还有待进一步随访。

(一)手术机制

目前已知脑性瘫痪患儿的肌张力增高和挛缩都是牵张发射过强的一种表现,肌梭是感受机械牵拉刺激的特殊装置,其传入纤维有快传纤维(Ⅰa类纤维),进入脊髓后直接与支配肌肉或协同肌肉的神经元发生兴奋性突触联系;慢传纤维(Ⅱ类纤维),与本体感觉有关。α神经元的活动通过肌梭传入联系,引起α神经元的活动和肌肉收缩的反射过程称γ-环路。本手术通过电刺激鉴别,选择性保留肢体的感觉神经纤维,从而解除肢体的痉挛。

(二)手术方法

该类手术的适应证为:单纯痉挛性脑性瘫痪、肌张力在3级以上,无固定软组织挛缩或挛缩的患儿,术者躯干与四肢有一定的运动功能,仅因挛缩所致的步态异常和动力性畸形,一般为3岁以上,智力正常或接近正常的患儿。

手术在手术显微镜和手术放大镜下,用显微外科器械将各神经后根分成若干小束,肌电图仪或神经阈值测定仪依次测定每个后根小束的阈值。采用肢动法观察,即电刺激时足(手)部肌肉痉挛出现时的神经阈值,将阈值低的小束切断并切除1cm,保留阈值高的小束。手术后常应配合康复训练,方可使肢体功能有所改善。

(三)麻醉管理要点

此类手术均需在全身麻醉下实施。由于手术采用显微外科器械和技术,除手术医师操作要轻柔,不能过度牵拉神经根外,维持恒定的麻醉深度尤为重要。可选用静吸复合技术维持麻醉,如O_2-N_2O辅以低浓度吸入麻醉药(异氟烷、七氟烷)与静脉持续输注丙泊酚(6~10mg/kg/h)联合应用,并给予小剂量中短效阿片类药物(瑞芬太尼、舒芬太尼)。为避免电刺激时不出现肌肉反应或神经阈值过高,术中不宜使用肌松

剂。手术显露过程中往往为保持无血术野，防止血液流入硬膜腔内，应适当掌握麻醉深度，必要时可运用控制性降压技术。

痉挛型脑性瘫痪患儿选择性脊神经后根切断术或矫形手术后的康复训练对于进一步降低肌张力，恢复肢体功能，最终使患儿能生活自理而言，同样是重要的一环。在康复训练中麻醉医师的介入，运用部位阻滞技术，选用合适的镇痛措施，如连续神经丛阻滞、连续硬膜外阻滞或使用非甾体抗炎药（nonsteroidal anti-inflammatory drugs，NSAIDs）等，将在一定程度上减缓疼痛，松弛肌肉，有助于肢体的功能训练。

选择性脊神经后根切断术近期效果得到肯定，其远期效果有待进一步随访，整体解除痉挛优于其他手术，但对手术适应证的掌握要求很高，神经切断比例和术后并发症处置上均有一定的难度，因而目前此手术的广泛开展尚有限制。

三、先天性髋脱位骨盆截骨术的麻醉

涉及髋关节的许多"骨科手术"中最常见的诊断有先天性髋脱位（Dysplasia dislocation of the hip，DDH），表现为髋关节于屈曲位时股骨头后脱位。以女性多见（6~8倍于男性），左侧较多见，约1/4患儿双侧同时受累。近年来已在新生儿期即开展筛查，但仍有些DDH病例出现较晚，个别患儿可能需要多次手术治疗。患神经肌肉疾病、脑瘫及多关节萎缩的患儿也可能需接受髋关节附近软组织及骨骼手术，因而麻醉处理将涉及多方面，如镇痛、减少出血、髋"人"字形石膏固定的配合等。可根据患儿年龄、手术类型选择静脉麻醉、气管内麻醉或区域神经阻滞等，包括腰段硬膜外阻滞、骶管阻滞及股神经阻滞等。

对DDH识别的年龄会影响治疗，在2~6个月之间经髋关节B超筛查DDH阳性的患儿早期可给予手法操练或Pavlic吊带治疗。7~18个月经X线确诊DDH者，通常在静脉麻醉下给予手法闭合复位，蛙式石膏或蛙式支架保守治疗。在闭合式复位手术时，常同时行经皮内收肌肌腱切除术，术者可用手将髋关节还原到关节内，多数可获良好疗效。如闭合复位失败或>18个月的患儿常需施行手术治疗，即切开复位，股骨旋转截骨，髋臼成形，主要手术方式有Salter骨盆截骨术或Pemberton截骨术或髋臼扩大术等，大年龄DDH患儿也可施行LeCoeur骨盆三联截骨术等。此时多考虑选择气管内麻醉，年长儿也可选择连续硬膜外阻滞，插入喉罩并保留自主呼吸。

术前需备血，但若只涉及一处截骨且由熟练医师手术，一般不用输血，而涉及两处或多处截骨则应输血。术后患儿多以"人"字形石膏绷带制动髋部。术后疼痛管理应列入麻醉计划，可采用硬膜外或静脉持续输注阿片类药物镇痛2~3天。

四、骨科麻醉中的特殊问题

小儿骨科手术中的某些特殊情况越来越受麻醉医师的重视，这些问题可能涉及常见的一些综合征，某些可能与遗传因素有关。

（一）软骨营养障碍（Chondrodystrophies）

也称软骨发育不全性侏儒症，发生率1：20 000（常染色体显性遗传）。临床表现躯干、四肢短小，而头围一般超过97cm。上颌退缩而下颌突出，常伴有脑积水、中耳炎等，可有腰段脊柱前凸及胸段脊柱后凸。软骨轻度发育不全患儿2岁前肌张力往往较低。

术前评估的重点在于气道状况及其呼吸功能，包括对睡眠呼吸的监测。这类患儿通常在较低年龄已发生限制性的肺部疾病，在颈部水平的脊髓有受压时可表现为疼痛、四肢麻痹、共济失调、大小便失禁、不能控制头部以及通气降低等，颈椎的活动性及稳定性需根据详细的影像学检查来评估。气管插管时应避免过度的头颈背伸。此类患儿不宜施行区域神经阻滞，因为局麻药在硬膜外间隙的扩散可能异于正常，但对麻醉及镇痛药物无特别的反指征。术后应严格监测呼吸，特别是睡眠期间。

（二）成骨不全（osteogenesis imperfecta）

发病率为1：30 000（Ⅰ型）。临床分四型，Ⅰ型及Ⅳ型为常染色体显性遗传，不同类型成骨不全严重程度及临床表现不同。Ⅰ型最常见，可累及胶原、骨、牙齿、巩膜以及韧带，表现为骨质疏松易骨折、蓝巩膜、韧带松弛以及青少年期的传导性耳聋。常见畸形为下肢弯曲、膝外翻、平足，并在青少年期可发生脊柱侧弯。Ⅳ型表现为多发性骨折、长骨畸形等。Ⅱ、Ⅲ型少见，为常染色体隐性遗传。

此类患儿多因骨折而需行手术，麻醉处理前应详细询问病史并作仔细的体检，包括长骨、脊柱和肋骨的畸形，颈椎的活动度及稳定性，张口度，牙齿以及心肺功能情况。这类患儿的转运、摆放体位都必须十分轻柔，放置肢体止血带、神经阻滞体位以及维持气道通畅的操作等都有可能会造成意外骨折。除琥珀胆碱外，其他麻醉药的选用均无反指征。在面罩通气及置入喉镜时，应随时注意牙齿、下颌骨和颈椎的情况。当喉镜暴露困难时，应使用喉罩或纤维支气管镜插管。术后管理应包括严密的呼吸监护以及适当的镇痛。

（三）先天性多关节挛缩（arthrogryposis multiplex congenital，AMC）

发病率为1：3000至1：10 000，是患儿自出生后即表现出的一组多关节结构异常的疾病，可能与多种综合征相关。AMC与神经系统异常疾病明显相关，常累及多关节，导致肩关节外展、内旋，肘或膝关节伸直或屈曲畸形，髋关节屈曲、外展及外旋，腕关节掌侧屈曲畸形，尺骨或桡骨侧向偏离以及足马蹄内翻畸形等。累及区域的肌肉常有萎缩，为纤维组织或脂肪组织所替代。往往可能合并颅面畸形以及内脏畸形（闭锁或腹裂）等。脊柱侧弯合并限制性肺疾病极其常见，严重畸形患儿常在1岁以内死亡，死亡原因大多由于肺发育不良以及肺部感染。

绝大多数AMC患儿手术涉及髋及下肢的截骨术或肌肉、肌腱手术，也有一小部分为上肢及脊柱融合手术。应考虑到这类病人困难气道发生率较高，术前应严格评估呼吸功能，包括呼吸功能的测定以及血气分析等。术中及术后均须严密监测患儿的通气状况。此类患儿的静脉穿刺及区域神经阻滞可能也较为困难。体位摆放应十分轻柔，着力点应以棉垫保护以减少意外的骨折及压疮的发生。术中患儿体温升高较常见，而恶性高热并不多见。琥珀胆碱应用后对异常的肌肉反应异常可发生高钾血症。

（四）脑性瘫痪（cerebral palsy，CP）

发病率约4：1000，是由于大脑发育过程中发生的缺陷或损伤引起的一组运动受损的综合征。常累及语言、视力及智力，可合并癫痫。其病因可以是出生前的感染，也可能是分娩时的窒息或产后的脑膜炎等。大多为早产儿，且可能伴有误吸和反复肺炎、营养不良、癫痫、交流障碍及发育迟缓。有多种临床类型，轻者为双下肢强制性瘫或强制性的单侧瘫，强制性四肢瘫为最严重者。部分患儿可能累及下尿路功能不全，胃食道反流以及发育不成熟的疾病，如慢性肺部疾病等。全身累及的患者可有大范围的运动障碍、步态紊乱，甚至须靠轮椅进行活动。对于能走路的患儿，手术目的是维持并增强其走路功能，使之能舒适地使用矫形器。对于严重累及的患者而言，手术目的在于提高功能，使之能保持矫正后脊柱形态的坐位，以及减轻疼痛或防止髋关节术后的疼痛。

医务人员在接触脑瘫患儿时应带有同情心，除却其外表的不正常，脑瘫患儿的智商相对正常。术前应全面评估患儿的生理缺陷及其功能不全，并且应取得脑瘫患儿护理人员的合作。谨慎选用术前用药，尤其是应用抗惊厥药物的病人，有报道部分脑瘫患儿对非去极化类肌松药（non-depolarizing muscle relaxants，NDMRs）抵抗，可能与应用抗惊厥药物有关，此类患儿对琥珀胆碱稍敏感但无高钾血症。静脉开放相对困难，这类病人骨质较脆，搬动及摆放体位时应十分小心。术后患儿抽搐发作会使其十分痛苦，尤其在石膏固定的情况下，故在脑瘫患儿选择硬膜外麻醉与术后镇痛是有优势的。

五、小儿骨科手术后的疼痛管理

疼痛是矫形外科手术中的一个主要问题，疼痛大多是由截骨术和大范围的软组织切除引起的。良好的镇痛是骨科手术后处理非常重要的一环。手术产生的剧烈疼痛若不积极处理，将影响患儿术后的肢体活动、咳嗽及深呼吸，致使术后肺部并发症增加，如肺不张、痰液滞留和肺部感染等。减轻疼痛的方法包括椎管内阻滞（骶尾部或硬膜外阻滞）、外周神经阻滞，如脊柱手术前期的肋神经阻滞、局部阻滞或静脉（间断或持续）输注麻醉性镇痛药、PCA以及局麻、直肠或口服用药。

所有的术后镇痛技术可能都涉及阿片类药物，可能还包括非甾体抗炎药以完善镇痛效果，减少阿片类药物的需求。脊柱手术后，一般可经三个途径应用阿片类药物，即静脉内、鞘内和硬膜外应用。静脉内阿片类药物可持续输注，大龄儿童可用PCA模式，PCA配方（以吗啡为例）参考如下：负荷量$100\mu g/kg$、单次剂量$20\mu g/kg$、锁定时间5~10分钟、背景输注$10~20\mu g/kg$（第24~48小时）。一般在第一个24~48小时内，如疼痛较剧烈时，可逐渐加量10~20μg/h，可获较佳效果。鞘内可给予吗啡（0.02μg/kg），一般在手术开始之前或手术结束时给予。单剂阿片类药物往往镇痛时间可达40小时。一旦当鞘内吗啡镇痛作用消失即以PCA替代。

术后硬膜外持续输注镇痛药，也可提供良好的术后镇痛。硬膜外导管可在麻醉诱导后穿刺置入，也可由手术医师在术中于直视下放置，即在相应脊柱部位作椎板切开而置入，随后穿出皮下固定。根据患儿体重，给予局麻药和阿片类药物作持续输注。输注速度可根据镇痛需求作出调整，并可辅以静脉内阿片类药物。硬膜外镇痛可用于前路开胸松解术+后路融合术的患儿，或仅行后路融合术的患儿。术后3~5天静脉内镇痛或硬膜外镇痛是必需的，随后可过渡至口服，先给予阿片类药物1~2天，随后减量至NSAIDs。

单一的硬膜外阻滞和脊髓尾部神经阻滞都能极好地减轻疼痛，但也存在三个潜在的问题：

（1）这些阻滞几乎可以完全解除疼痛并因此也掩盖了术后分离综合征的早期症状。对分离综合征（临床表现不出来的疼痛以及累及肌肉的被动伸展引起的疼痛）的临床诊断，主要取决于累及部分的整体感觉。

（2）内部置管后的病人须绝对卧床，因而推迟了下床时间，延长住院时间。

（3）硬膜外阻滞可以引起反跳性疼痛。

在主要的重建术后，如复杂的截肢术，在硬膜外持续输注镇痛药后，患儿可有轻微或没有术后疼痛。但在术后24~48小时停止硬膜外阻滞时，对于由各种原因引起的疼痛，可能会产生患者难以控制的严重疼痛。这种反跳性疼痛在主要的外科手术过程中是可以预知的，并且可以通过随着硬膜外止痛的减弱而开始静脉内输注吗啡来减轻疼痛。当脊柱纠治手术的目的是起融合作用时，应避免给予非甾体抗炎药（nonsteroidal anti-inflammatory drug，NSAIDs），该类药物抑制骨的形状且会导致骨不连接的概率增加。

第十三章　胸外科手术麻醉

第一节　术前评估和准备

一、小儿开胸后的病理生理改变

（一）一侧肺萎陷

开胸后由于该侧胸腔负压消失，肺脏失去了维持其膨胀的力量，仅依其本身的弹性回缩，造成肺萎陷，而使呼吸交换面积急剧减少，可达50％。同时流经不通气的萎陷肺血流，不能进行气体交换，增加肺内分流。

（二）纵隔摆动

由于两侧胸腔压力不相等，纵隔被推向健侧，侧卧位时移动更加明显。当胸壁切口大于气管直径6倍以上时，纵隔便随自主呼吸的动作而摆动。吸气时，健侧胸腔负压增大，开胸侧仍为大气压，两侧压差增加，纵隔便被推向健侧，呼气时又推向开胸侧，于是纵隔便随呼吸而左右摆动，称为纵隔摆动，小儿摆动更为明显。纵隔摆动可使腔静脉在心脏入口处发生扭折，使静脉回流减少，心脏每搏量减少，同时摆动对纵隔部位丰富的神经感受器不断刺激，引起呼吸循环的不良反射。

（三）反常呼吸与摆动气

由于开胸侧肺内压始终与大气压相等，健侧肺内压却随呼吸运动而发生变化。吸气时，健侧肺内压低于开胸侧，因此开胸侧肺内部分气体随外界空气被吸入健侧肺内而回缩。呼气时，健侧肺缩小，肺内压高于开胸侧，又有一部分呼出气体进入开胸侧，于是开胸侧肺随呼吸运动出现与正常相反的回缩与膨胀，称此为反常呼吸。其结果有一部分气体在两肺之间往返，这部分气体称为摆动气。摆动气不能与外界气体交换，实际为无交换的无效腔气，造成或加重缺氧和二氧化碳蓄积。

二、术前评估和准备

患儿术前可能存在不同程度的低氧、心肺功能受损、营养不良和肝肾功能障碍，开胸手术麻醉会对原来器官功能的影响加重，因此应重视术前评估和准备。

（一）评估

麻醉前访视病人时，应从生命体征和临床表现开始。儿童往往失去大量的肺组织也没有明显的呼吸窘迫，因此，出现呼吸费力或活动量减少是其危重前兆。

较大儿童的病史要了解有无呼吸困难、发绀、哮喘、咳嗽及体重下降。婴儿缺少特异的体征，可能存在进食差、烦躁、哽噎或睡眠差。检查患儿时，应着重了解呼吸功能、运动耐量及代偿情况，有无咳痰及量，以及有无呼吸道及肺内感染及控制情况。

（二）术前准备

所有开胸手术均应选用气管内全身麻醉，并与患儿家长交代麻醉的过程和注意事项，取得他们术前和术后的配合。解释可能出现的并发症、术后可能继续机械通气等。存在肺内感染或支气管痉挛的患儿最好延期手术，使用抗生素控制感染，应用解痉、化痰药物，改善患儿全身状态。

（三）呼吸管理

为克服开胸后生理紊乱，麻醉维持必须采用控制呼吸。控制呼吸就是应用肌松药或在较深麻醉基础上适量过度通气，消除患儿的自主呼吸，代之以人工的被动通气，通常采用间歇正压通气。由于自主呼吸的消除，健侧胸腔不再产生负压，呼气末及吸气时，两侧肺内压力相等，故不会产生纵隔摆动及摆动气。还可通过适当增加通气压力（气道压）及频率增加健侧通气量，以补偿呼吸交换面积之减少。

（四）单肺通气技术

为保证手术操作方便和防止患侧痰或分泌物污染健侧，通常需要支气管插管，使两肺分别通气或进行单肺通气。

1. 单腔气管导管　目前市售双腔管右侧最小号为F32，左侧双腔管有F32、F28、F26号管，分别适用于12岁、10岁和8岁的儿童。更小的患儿如需两肺隔离，可采用单腔气管导管。目前市售气管导管前端右侧有椭圆形开口，均适用于支气管插管。左开胸时，将气管导管插入右支气管内，由于右上叶开口离气管分叉处较短，套囊充气后很容易堵塞上叶支气管管口，使上叶通气不良，此时应将导管退出少许。必要时可用纤维支气管镜确认导管位置是否合适。使用无套囊的气管导管时，因导管细可能隔离不佳。

2. 双腔气管导管　使用双腔气管导管时，其支气管导管部分应插入非开胸侧。插管方法：用无隆突小钩的双腔导管时，导管插入总气管后，将患儿头偏向拟插管侧的对侧，并将导管的凹侧面转向拟插入侧，向前推进，使导管前端沿管壁进入拟插入侧，直至导管不能前进为止。用钳分别夹住一侧连接管，该侧呼吸音消失，对侧呼吸音良好，表明导管前端已进入预定支气管。再夹住患侧，听健侧上叶呼吸音，如不清或明显减弱，则稍退出导管至上叶呼吸音清晰即可固定。右侧插管时务必调整导管前端椭圆形开口对准右上叶支气管（右上野呼吸音清晰），以保证右上叶有充分气体交换。

3. 支气管阻塞器导管　可以通过单腔气管导管和经纤维支气管镜放入支气管阻塞器，达到满意的肺隔离效果。这种技术常用于小儿。中空导管尖端有套囊的阻塞器具有可进行吸痰和供氧的优点。成型产品有Univent单腔管支气管阻塞器导管系统，阻塞器和单腔气管导管联为一体，缺点是通过阻塞器导管放气或胀肺需要较长的时间和外力，不能进行手术侧肺的间断通气。有引导线的Amdt支气管阻塞器是用于肺隔离的新产品，易于定位，黏膜损伤小，远端有管腔可用于吸痰和行CPAP。5F的导管可用于内径为4.5mm的单腔气管导管。肺隔离方法：先插入单腔气管导管至气管中段，将Amdt多孔连接器接于气管导管接口和通气回路的Y接头间，以进行正压通气。然后将支气管阻塞器经多孔连接器的阻塞器口插入，再将纤维支气管镜经多孔连接器的支气管镜开口插入，并使其穿过阻塞器前端的线圈，继续插入目标支气管内，当放了气的套囊进入主支气管开口以下时，退出纤维支气管镜，套囊充气阻塞全肺。将引导线拔出后，1.4mm的内腔可用于吸痰或给予CPAP。儿童单肺通气的导管大小的选择见表13-1。

表13-1　小儿单肺通气的导管大小的选择

年龄（岁）	气管导管（ID）	支气管阻塞器（F）	Univent导管	双腔管（F）
0.5~1	3.5~4.0	2		
1~2	4.0~4.5	3		
2~4	4.5~5.0	5		
4~6	5.0~5.5	5		
6~8	5.5~6.0	5	3.5	
8~10	6.0套囊	5	3.5	26
10~12	6.5套囊	5	4.5	26~28
12~14	6.5~7.0套囊	5	4.5	32
14~16	7.0套囊	5	6.0	35
16~18	7.0~8.0套囊	9	7.0	35

（五）单肺通气对呼吸的影响

单肺通气中肺内分流是决定动脉氧合的最重要因素。

正常肺血流分布右侧占55%，左侧45%，侧卧位右侧在下时占65%，上侧35%。左侧位时下侧55%，上侧45%，可见单肺时有近35%~45%的血流未经气体交换而直接回到动脉，幸而非通气侧肺萎陷后产生缺氧性肺血管收缩，增加肺血管阻力，使非通气侧分流量减少到20%~25%。同时采取增加吸入氧浓度，适当提高气道压（30cmH$_2$O左右），增加呼吸频率以增加通气量等法在大多数情况下都不致发生低氧血症。一旦发生，可向非通气侧吹入纯氧，如仍无改善，则在间断双肺通气下手术。

（六）关胸前后充分胀肺

拔管前确定双肺呼吸音和胸腔引流管通畅后，分别双侧支气管吸痰，手法通气胀肺至双肺呼吸音良好后拔管。

第二节　胸外科手术的麻醉处理

一、气管食管瘘和食管闭锁

先天性食管闭锁和气管食管瘘是严重的新生儿期消化道畸形，二者常合并出现。根据胚胎解剖发育的特点，一般分为五个类型（Gross和Ladd）（图13-1）。

图13-1　先天性食管闭锁及气管食管瘘

第Ⅰ型：食管上、下两段互不相接，各成盲端而闭锁。两段之间的距离长短不等，与气管不通，即无气管食管瘘，下端盲端多仍在膈上，胃内无气体。此型约占3.0%～9.5%。

第Ⅱ型：食管上段有瘘管与气管相通，食管下端呈盲端。两段距离较远，胃内无气体。约占0.5%～1.0%。

第Ⅲ型：食管上段为盲管，下段有瘘管与气管相通，多在气管分叉处或以上相通，胃内有气体，食管两段的距离约1～3cm，如距离超过2cm（ⅢA），在这种情况下，食管一期吻合术就相当困难；另一些病例两段的距离只有1cm左右，甚至互相紧贴着（ⅢB），此型为最多，约占85%～90%。

第Ⅳ型：食管上下段分别与气管相通，胃内有气体。此型食管上段盲端内的分泌物以及口腔的分泌物或胃液，均可流入气管，发生吸入性肺炎。此型约占0.7%～1%。

第Ⅴ型：无食管闭锁，但有瘘管与气管相通，为单纯的气管食管瘘，可呈"H"或"N"型。胃内亦有气体，亦可并发吸入性肺炎。此型约占3.6%～4.2%。

食管闭锁、气管食管瘘其病情之所以严重，死亡率较高，可以从病理生理方面来解释。以第Ⅲ型为例，由于存在着食管下段与气管之间的瘘管，呼吸道与消化道之间存在着一个交通，由于空气经气管食管瘘进入胃内，胃内压增高，结果高酸度的胃分泌物反流进入气管，使肺实质发生一种严重的化学刺激性肺炎。吸入性肺炎也是一种危险因素，由于食管上段盲袋内容量仅几毫升，婴儿不能吞咽所分泌的黏稠的唾液反流到气管，引起严重肺炎。晚期就诊的病儿，唾液丢失，且不能经口进食，则呈现脱水及酸中毒。

此外约20%～25%的患儿合并心血管畸形，约25%合并需紧急手术的其他消化道畸形。另25%～30%的患儿是早产儿，其中体重2000g以下者占15%～20%。

（一）麻醉前检查要点

（1）注意畸形类型，于胸部X线片上测量瘘管至隆突的距离。

（2）肺内感染及呼吸功能受累的严重程度。

（3）发育较差、体重少于1800g、并发肺炎的患儿死亡率高达15%～60%。

（4）有无合并心血管及其他消化道畸形。

（二）麻醉前准备

将患儿置于半卧位，每15分钟用软导管吸引食管盲袋及口咽部分泌物1次，以减少误吸。根据脱水情况适当补充液体及葡萄糖。应用抗生素，治疗肺炎，争取术前治愈。

（三）麻醉要点

选用气管内全身麻醉。术中应监测呼吸音、HR、SpO_2、$P_{ET}CO_2$、ECG、BP、体温。清醒插管最为安全，小儿反应强时亦可用静脉或吸入诱导。并用肌松药时，应视病人情况谨慎用面罩以较低正压通气，以免通过瘘管使胃胀气或（和）加重误吸。气管导管前端必须越过瘘管，插至支气管或隆突上方，然后将导管稍退出至双肺呼吸音均等。如胃部听到通气声，再将导管缓进送至声音消失。万一导管进入远端瘘管（双肺听不到呼吸音，同时出现胃胀），应将导管退出重插。已行胃造瘘者，可将胃瘘管置于水面下，加压通气时如有大量气泡涌出，表明有大量气体通过瘘管进入胃内。重新调整导管位置至合适位置，然后将导管妥善固定。吸入七氟烷或异氟烷维持麻醉，可间断静脉注入小剂量的芬太尼。新生儿气管较软，术者牵拉可使之扭折而造成呼吸道梗阻。必须提高警惕，及时提醒术者勿过度牵拉。保持自主呼吸，适当辅助通气，同时注意观察是否发生胃膨胀，如有发生，可保留自主呼吸，并小心地、小幅度地辅助呼吸直至开胸。开胸后尽量结扎瘘管，给予肌松药，并完全控制呼吸。

（四）术后处理

手术结束如患儿自主呼吸恢复满意，清醒后可拔管。但气管软化或瘘孔部管壁缺损者可发生气管塌陷，应留置导管至24～48小时后试验拔管。如塌陷仍未恢复，应重新插管留置3～7天。肺内感染严重、呼吸功能未恢复正常者，应保留导管送入ICU病房，继续吸氧或辅助呼吸。

二、先天性肺叶气肿

先天性肺叶气肿，又称为先天性大泡性肺气肿，其病因是由于支气管软骨发育障碍或缺损，病肺弹力纤维缺如，或是发育不良失去弹性。支气管由于缺乏软骨和弹力纤维，造成支气管黏膜下垂形成活瓣，病肺吸气后不能完全排出，肺内气体残留容量逐渐增加，肺叶过度充气扩张，结果远端肺泡腔不断扩大。在高压的情况下导致肺泡间隔破坏、互相融合形成大泡。

本病以新生儿和婴幼儿为多，多数在出生后4个月内发病。偶见儿童及年长儿出现大泡性肺气肿应考虑后天因素，经常伴有肺炎、慢性气管炎及肺气肿因素。主要症状是咳嗽、发热、呼吸困难，哭闹时出现发绀现象。病情进展迅速，可出现喘息，持续性发绀，很快出现呼吸窘迫而危及患儿的生命。检查见患侧胸廓饱满，呼吸运动受限，有时可见怒张的静脉网。气管向健侧移位，心尖波动亦向健侧移位，患侧肋间隙增宽，叩之鼓音。呼吸音明显减弱，有哮鸣及湿性啰音。X线影像检查见受累肺过度膨胀，透过度增强，其透光区有一定的肺纹理，周围有萎陷肺组织，纵隔移位。合并先天性心脏病的发生率可高达37%。手术治疗行肺叶切除术。

（一）麻醉前准备

术前进行全面的检查，以排除其他异常情况，如先天性心脏病等。

患儿置于半卧位，吸氧。评价患儿脱水程度，因为呼吸窘迫会增加非显性失水量。插入胃管，连续抽吸胃内容物，防止胃扩张进一步损害通气功能。如果呼吸窘迫程度严重，需抽取动脉血进行血气分析，及时纠正酸碱失衡。

（二）麻醉处理要点

七氟烷吸入诱导或静脉麻醉诱导，插入气管导管。吸入异氟烷或七氟烷维持麻醉，术中不用笑气。开胸前保留自主呼吸或小幅度的辅助通气，防止通气压力过高造成气肿，肺叶进一步膨胀造成张力性气胸，也可选择健侧肺行支气管插管。年长儿童应用双腔气管插管，或患侧支气管阻塞器，隔离患侧肺，防止患侧肺的血液、脓液流入健侧肺。开胸后给予非去极化肌松药，实施控制通气。维持低浓度的吸入麻醉，一旦完成肺叶切除，可加用笑气。

开胸后行单肺通气时，多数不致引起明显的气体交换障碍。遇有下列情况，容易发生低氧血症和（或）高碳酸症。

（1）健肺亦存在畸形或病变，术前肺功能已有减退。

（2）代谢异常增加（败血症、高热）。

（3）CO减低，氧运输不足。

（4）代偿功能受抑制。

应根据监测指标调整呼吸参数，最大限度地合理利用健肺进行通气。通气不足时，如气道压已达30cmH₂O则需减少潮气量，增加呼吸次数；若气道压不高，则增加潮气量。

通气适宜的标准是：维持$PaCO_2$在45mmHg以下，气道压不超过20～30cmH₂O，SpO_2维持在95％以上。经反复调整呼吸参数仍不能维持在正常范围者，则只能在间断双肺通气下进行手术。术毕待咳嗽反射恢复，患儿清醒，听双肺呼吸音清晰，且自主呼吸时其潮气量及其他均在正常范围，吸引呼吸道内分泌物后拔除气管插管。婴儿拔管后应置入暖箱中。

三、肺切除术

肺手术指征包括肺脓肿、支气管扩张症、肺囊肿、支气管源性囊肿、诊断性活检、肺动静脉畸形、隔离肺、肺部肿瘤和慢性肺部感染等。

（一）麻醉前检查要点

术前仔细评估患儿，询问病史，进行体格检查并且了解实验室检查结果。术前尽可能详细地评价肺功能，分析血气结果，确保患儿处于术前的最佳状态。对年长儿应解释术前呼吸锻炼的意义以及术后可能需要继续呼吸治疗，使其做好心理准备。

（二）麻醉前准备

注意肺部感染情况，使用抗生素控制感染，减少咯痰量。使用麻醉前镇静药时，对肺功能受损的患儿要减少用量，避免发生呼吸抑制。

（三）麻醉处理要点

采用全身麻醉，建立确切的静脉通路，麻醉诱导可静脉注射丙泊酚和维库溴铵，然后插入合适的气管导管。除常规监测心电图、脉搏氧饱和度、血压外，还要监测呼气末二氧化碳，动脉穿刺置管用于连续监测动脉血压和采动脉血行血气分析。估计出血量较大的手术，还应中心静脉置管用于监测中心静脉压、快速输血输液和给药，插入食管或直肠温度探头监测中心体温。

对分泌物和痰量较多的患儿、支气管扩张反复咯血的患儿应插入双腔气管导管或支气管阻塞器，防止血液、脓液流入健侧肺。麻醉维持可吸入七氟烷或异氟烷，充分供氧，维持氧饱和度在95％以上。静脉注射非去极化肌松药后控制通气，维持$PaCO_2$在35～40mmHg。摆好手术体位后再次听诊确认导管位置。术中定期进行气管导管内吸引。

单肺通气期间提高吸入氧浓度，麻醉维持使脉搏血氧饱和度在95％以上。开胸手术过程中要间歇性张肺。手术后待患儿完全清醒、反应恢复、自主呼吸满意后才能拔除气管导管。必要时，保留气管插管，送ICU继续人工通气。

（四）术后处理

术后给予镇痛治疗，胸部硬膜外应用布比卡因和芬太尼效果较理想，最长可以持续72小时，也可以行肋间神经阻滞复合静脉注射阿片类药或患儿自控镇痛。术后定期动脉血气分析评估通气是否满意。床边拍摄胸片判断是否存在气胸或肺不张。按时复查血常规，根据Hb和Hct决定是否需要输血。确认胸腔引流连接正确，引流通畅。

四、纵隔肿瘤

原发性纵隔肿瘤和囊肿来源各异，小儿纵隔原发肿瘤恶性率较高，可达20％以上。上纵隔以气管分叉为界分为前纵隔和后纵隔；下纵隔分为3个部分，心包、心脏、气管分叉所在部位为中纵隔，其前方与胸骨之间为前下纵隔，其后方和胸椎之间为后下纵隔。纵隔内器官和组织繁多，有心脏、心包、大血管、主气管、食管，还有丰富的神经、淋巴和结缔组织。因胚胎发育过程中发生异常，形成囊肿或肿瘤等就成为小儿纵隔原发性肿瘤的主要病因。因此有先天性和后天性、实质性和囊性，良性和恶性之分。小儿各种纵隔肿瘤的发病率国内文献报告不一，根据一项小儿纵隔肿瘤134例统计分析报告，占首位的是神经源性肿瘤，其他依次是胸腺源性肿瘤、畸胎类肿瘤和囊肿、淋巴血管瘤、肠原性囊肿、支气管囊肿、心包囊肿。

（一）麻醉前检查要点

术前了解气道和心血管可能存在的问题。呼吸伴有哮鸣音和（或）自觉呼吸不畅者，表明气管有轻度受压。必须采取半坐位或特殊体位方能维持呼吸或因呼吸困难不能入睡者，表明气管严重受压。头颈及上肢静脉充血，颜面及颈部皮肤呈暗红色或颈部水肿变粗者，表明有上腔静脉受压。术前CT检查和肺功能检查明确气道受侵犯的程度、心脏和大血管受肿瘤压迫的程度。肺功能检查呼出气流流速减少>50％时提示气道梗阻。

（二）麻醉前准备

纵隔巨大肿瘤有呼吸困难或端坐呼吸的患儿，必要时术前连续使用类固醇激素24～48小时可以缩小肿瘤的体积，减轻气道梗阻和心脏受压。有气道梗阻危险的患儿，术前不用镇静药物。怀疑患儿存在气道问题时，术前要准备好各种规格的气管导管、喉镜片，以及支气管镜。

（三）麻醉处理要点

已明确气管受压的患儿，应行清醒插管，确保呼吸通畅后再施行麻醉。麻醉维持吸入N_2O、七氟烷或异氟烷维持，最好保留自主呼吸。

对上腔静脉受压的患儿，诱导时须防止呛咳、激动，否则可使充血、水肿加重，甚至颅内压（intracranial pressure，ICP）升高。心脏受压及纵隔移位引起心律失常、奇脉及低血压者，麻醉后变换体位或手术操作可加重循环功能紊乱。术前采取被迫体位者,如半坐位或侧卧位,尽量在该体位下插管或适当改变头位。麻醉后变换体位如引起循环、呼吸明显改变或压迫症状加重者,应立即恢复原体位,并与外科医师协商在原体位下手术。

术中体位变化及手术操作,可使肿物对心脏及大血管的压迫突然加重。压迫上腔静脉可引起上腔血液回流受阻,出现颈面部血管怒张、口唇及甲床发绀、眼球突出;压迫心脏可引起血压(blood pressure,BP)突然下降、心律失常等,均应及时请术者解除压迫或牵拉。

术前气管明显受压者,建议术者尽可能探查受压迫部位,确定有无气管软化。必要时将气管导管退至受压迫部位以上,观察有无气管壁塌陷,以便决定术后是否需留置导管。无气管受压者,术毕呼吸及咳嗽反射恢复满意,患儿清醒即可拔除导管。有气管受压或可疑气管软化者,应试验拔管。先将导管缓慢退至压迫部位以上,观察数分钟如出现压迫症状应立即将导管重新插至原位。因气管软化决定留置气管导管者,最好改用经鼻插管,一般需留管3~7天,长者可达2周。改换经鼻插管时可稍加深麻醉,经鼻将导管送至声门附近,在喉镜明视下将经口导管拔出,立即将鼻导管插入并送至足够深度,固定好后送回病房。

(四)术后处理

术后适当的镇痛治疗。注意呼吸监测,鼻导管吸氧;复查血常规,根据Hb和Hct决定是否需要输血;床边拍摄胸片,判断患儿是否存在气胸。

(五)注意事项

1. 麻醉诱导过程中和拔管后可能发生急性气道梗阻。
2. 肺门肿块可能会压迫心脏,使心室充盈受限,引起急性低血压。
3. 术中可能发生大出血,必须维持较粗的静脉通路,随时快速输血。
4. 胸腺瘤可能合并重症肌无力。

五、重症肌无力

青少年重症肌无力为自身免疫性肌无力,通常在儿童期和青春期出现症状。可以表现全身症状,也可以局限于眼肌。容易疲劳,四肢无力和上睑下垂是其特点。反复神经刺激后肌肉复合动作电位减少,注射抗胆碱酯酶药物后肌力改善。先天性肌无力综合征为多种神经肌肉传导缺陷导致的疾病,在婴儿期或儿童期出现症状。诊断该病必须依靠一系列检查,否则容易与自身免疫性肌无力相混淆,可能伴随有甲状腺功能亢进。有胸腺增生的重症肌无力患儿,胸腺切除后症状可明显减轻。患儿出现严重的全身重症肌无力症状,且对其他治疗无效,即使没有胸腺瘤,也可考虑进行胸腺切除术。

(一)麻醉前准备

此类患儿术前均需使用抗胆碱酯酶药物治疗。抗胆碱酯酶药物溴吡斯的明可以改善症状，但可能使气道分泌物增加。血浆置换疗法或静脉注射免疫球蛋白可暂时改善症状。部分患儿对糖皮质激素和硫唑嘌呤有效。麻醉前避免强效的镇静药，禁用麻醉性镇痛药。

（二）麻醉处理要点

采用静吸复合麻醉，麻醉诱导吸入七氟烷或复合静脉注射小剂量的丙泊酚2.5mg／kg。吸入麻醉达到一定深度后，喉表面喷雾局部麻醉药，进行气管插管。患儿对于肌松药反应异常，麻醉维持通常不使用肌松药，吸入全身麻醉药就可提供满意的肌松作用。必要时可用小剂量的非去极化肌松药，但术后患儿肌松恢复不良易与肌无力混淆，或加重肌无力的症状，术中行控制通气。术后保留气管导管直至患儿完全清醒和自主呼吸恢复良好。术后数天内可发生肌无力危象或抗胆碱酯酶药物过量引起的胆碱能危象，可能导致肌张力突然恶化。最好送至ICU继续辅助呼吸。术后疼痛可限制患儿通气和咳嗽，可采用区域镇痛，如硬膜外镇痛。应用麻醉性镇痛药要非常谨慎。

六、胸廓矫形术

小儿需要手术治疗的胸廓畸形有漏斗胸、鸡胸、胸骨裂等。其中漏斗胸较常见，发病率为0.1%～0.3%，常以胸骨为中心胸壁下陷。由于胸腔前后径明显变窄，使心肺受压，心脏左移，肺活量和功能残气量均下降。常用的术式有胸骨翻转术和胸骨上举法手术。

（一）术前准备

注意了解患儿的活动能力、心肺功能受累的情况，如有肺内感染应给予抗生素治疗。辅助检查包括肺功能检查、动脉血气分析、心电图等，必要时应做心脏超声检查有心脏结构变异如二尖瓣脱垂。

（二）麻醉要点

麻醉方法以气管内全麻为主，术中行控制通气。监测体温、血压、脉搏、心音、呼吸音、气道压、SpO_2、ECG等。较大的儿童可采用全麻复合硬膜外麻醉，以便术后应用硬膜外镇痛。

（三）注意事项

术中可能发生气胸，潮气量小可能出现肺不张，失血量多为轻、中度。术后并发症有连枷胸、肺不张等。

七、脓胸纤维板剥脱术

因急性胸膜炎就诊过迟，或未能及时治疗，逐渐转入慢性期。有的因早期引流不畅，细菌毒力强，难以控制，形成了慢性脓胸。少数是因病情复杂，伴有严重的肺炎、肺脓肿、支气管胸膜瘘等不易治愈。在慢性化脓性胸膜炎，胸膜内纤维组织增生，形成广泛粘连及局限性脓腔。脓腔虽经引流，由于脓腔壁坚厚，脓腔不能缩小，感染也不能控制。脏层胸膜肥厚，上面覆盖一层纤维组织板，使肺脏不能膨胀，影响呼吸功能。壁层胸膜同样增厚，使肋间隙变窄，胸廓塌陷，脊柱侧凸和后凸。患儿为慢性病容、消瘦、贫血及低蛋白血症，严重时有下肢水肿，并有低热、无力、食欲缺乏等慢性中毒症状。咳嗽一般为干咳，伴有支气管胸膜瘘时，则有剧咳及大量痰液咳出。因呼吸功能减低，可引起气急及杵状指。

对于病程较久，脏层胸膜已显著增厚，肺脏不能扩张，则需做纤维板剥脱术，使肺膨胀，以恢复正常呼吸功能。该手术创面较广泛，出血较多，必须做好输血准备。胸廓成形术给患儿造成严重畸形，损害肺功能，不宜采用。

（一）麻醉前检查

注意有无贫血、低蛋白血症、血容量不足、低热等慢性中毒症状。呼吸、循环受累程度和有无支气管胸膜瘘及瘘的大小。

（二）麻醉要点

选用静脉或吸入麻醉诱导，亦可辅用肌松药插管。并发支气管胸膜疾病者，面罩加压给氧时供气量应适当加大。维持用药及装置无特殊要求，通常采用双肺通气。根据手术剥离纤维板的进展情况，随时将肺适当吹张，以利于术者操作和预防复张性肺水肿。有支气管胸膜瘘或剥离过程中脏层胸膜破损者，可有不同程度漏气，适当加大氧流量，可不致影响控制呼吸的实施。遇有血液或脓液进入呼吸道，应及时吸出。由于剥离面广且有炎症而导致出血量较多，应及时输血，防治休克。病程短，剥离后肺迅速膨胀者，有发生复张性肺水肿之可能。坚持合适的控制呼吸，使肺逐渐膨胀，预防缺氧。

八、胸腔镜手术

胸腔镜手术已逐渐推广到婴儿和新生儿，应用于胸部疾病的诊断和治疗，如肺活检、纵隔肿块评估、自发性气胸的治疗，以及用于动脉导管结扎术等。手术采用肋间隙进路，到达胸膜腔，人为地制造气胸，为外科操作提供良好的视野。

（一）麻醉方法

婴儿和新生儿选择吸入麻醉诱导，年长儿童选择静脉诱导。维持采用静吸复合全麻。全身麻醉诱导后需要采用单肺通气技术。体位改变后再次确认单肺通气的效果。术中吸入低浓度异氟烷或七氟烷，但不用笑气，可复合用丙泊酚、芬太尼等静脉麻醉药。除常规监测外，还应监测呼气末二氧化碳，动脉置管监测动脉血压和行血气分析。手术完成后恢复双肺通气，胀肺，确定胸腔引流管通畅。待患儿完全清醒、反应恢复、自主呼吸满意后拔除气管导管。

（二）注意事项

1. 胸腔内充CO_2气体，有助于手术操作。应注意采用低流量（1L／min）和低压

（4～6mmHg）注入。

2. 应当注意第三或第四肋间隙进路可能导致肝或脾损伤，因为手术侧膈肌会向头侧移位。建立人工气胸过程中前负荷和后负荷的改变会影响心血管功能。

3. 注入CO_2过程中，气体可能进入破损的血管引起气体栓塞。临床表现取决于栓塞的气体容量、注气的速率和患儿心血管功能。术中应加强监测，包括经食管超声心动图和心前区多普勒超声检查。气体栓塞的治疗如下。

（1）立即停止注气，解除人工气胸。

（2）置头低位，左侧卧位，使气体移至右心室顶部，减轻气体栓塞程度和恢复心血管功能。

（3）留置中心静脉置管者，可将导管送入右心室，经中心静脉导管抽出气体。

（4）维持循环功能稳定，补液增加前负荷，给予正性肌力药物增强心肌收缩力。

第十四章 眼科常见病手术麻醉

眼科手术虽较为简单，且时间短暂，但手术操作精细，全麻要求病人术中平稳、眼肌松弛、眼球固定，防止眼内压过高与眼心反射。此外，眼科手术敷料遮盖整个头颈部，手术医师处于病人头面部操作，鼻腔、口腔处在手术野边缘，而麻醉医师则距离上呼吸道较远，因此，麻醉方法的选择与上呼吸道的管理至关重要。由于大多数眼科手术只需局部麻醉即可完成，本章节主要阐述小儿常见眼科手术的麻醉处理。

第一节　斜视矫正手术病人的麻醉处理

眼肌病变的治疗手段主要为手术矫正，现今认为手术的年龄越早越好，故手术者大多为小儿，由于年龄较小，大都需全身麻醉方能完成，因此，该手术除具有小儿麻醉的特点外，还必须了解与熟悉眼心反射问题

一、病情与手术操作特点

先天性眼肌病变其眼球一般呈外斜或内斜，不同程度影响其外观与视觉，手术操作主要为眼肌牵拉、切断与缝扎，刺激较为剧烈，除少数大龄儿童可在局部麻醉下完成外，大多需全身麻醉。全麻虽能使意识消失、疼痛消除，但不能抑制术中牵拉眼肌所致的眼心反射，往往造成突发性、反射性的心律失常，如心动过缓、期前收缩、房室传导阻滞等，甚至心搏骤停。

二、麻醉处理要点

小儿大多害怕打针，哭闹着常不易离开父母进入手术室，通常由麻醉医师在入室前肌内注射咪达唑仑0.2～0.3mg／kg或氯胺酮3～5mg／kg，待其安静或入睡后再护送手术室，然后建立静脉通路，以便麻醉诱导。斜视矫正手术的麻醉既能在非气管内插管全麻下实施，也可在全麻插管下进行。既可保持自主呼吸，又可人工或机械控制通气。临床上较为常用的全身麻醉方法如下：

1. 短效全麻静脉药（丙泊酚）与麻醉性镇痛药（如芬太尼类）及中、短效肌松药（如维库溴铵、罗库溴铵）搭配，快速诱导建立气管内插管或安置喉罩，然后以丙泊酚

5~8mg／kg持续泵入麻醉维持，若稍加用2%利多卡因0.5mL球结膜下注射，术毕清醒非常迅速。

2. 若保留自主呼吸，非气管内插管者，仍以使用氯胺酮与丙泊酚复合较适宜，前者镇痛效果好，而抑制呼吸较麻醉性镇痛药（如芬太尼）明显弱，丙泊酚具有时效短、苏醒快的特点，两者结合具有互补作用。

3. 现今眼科全麻手术多主张采用喉罩通气，在维护呼吸道通畅方面，既避免了建立气管内插管的复杂性，又可防止非气管内插管可能引起的上呼吸道梗阻与呼吸抑制。

三、麻醉与术中注意事项

1. 不予配合且哭闹严重的小儿一般慎用氯胺酮肌内注射，以免哭闹状态下喉部张力增高引发喉痉挛，尤其麻醉器具准备不完善，一旦发生常使处理颇为棘手，甚至发生意外。

2. 若采用非气管内插管全麻者，由于术中敷料遮盖整个头面部，且手术医师占据小儿头颈位置，而麻醉医师则不能近距离控制口、咽腔，致使上呼吸道管理受限，一旦呼吸抑制或呼吸道梗阻，处理颇为被动，故需持续密切观察呼吸及呼吸道通畅情况，及时调整纠正。此外，眼肌手术易发生恶心、呕吐，可能与眼-胃反射有关，非气管内插管全麻很易引起胃肠内容物反流与误吸，应加强防范（抗呕吐药及氟哌利多有预防作用）。

3. 非气管内插管全麻小儿必须给予面罩吸氧，以脉搏血氧饱和度仪监测SpO_2，面罩吸氧时SpO_2一般大都在98%~100%，当SpO_2下降95%时就应予以注意，并查找相关因素，若SpO_2下降至90%，则必须停止手术操作，查找原因纠正处理。若出现呼吸抑制、口唇发绀，立即进行气管内插管辅助呼吸或面罩控制通气。

4. 术中牵拉肌肉很容易引起眼心反射，造成心率突发性骤降或心律失常，因此，术前应将阿托品备好，以便予以拮抗。此外，麻醉医师术中应提示手术医师应用2%利多卡因0.5~1.0mL局部肌肉封闭，可减轻或避免眼心反射。

5. 去极化类肌松药可能诱发恶性高热，先天性眼肌异常者（斜视病人发生恶性高热比例较高）不宜选择琥珀胆碱，以选择非去极化类肌松药维库溴铵为妥。

第二节　先天性青光眼、白内障手术病人的麻醉处理

先天性青光眼与白内障其手术治疗为主要手段，而手术年龄大多在3岁以内，此年龄段必须实施全身麻醉方可进行手术。

一、病情与手术特点

青光眼其病情特点为眼内压增高，是导致失明的主要因素；先天性白内障的特点则为晶体混浊而视物不清；两者均为眼内手术，操作非常精细，若要达到手术条件，必须避免头部活动与咳嗽，由于小儿不可能配合，因此，全身麻醉是首要条件。

二、麻醉处理要点

1. 先天性青光眼、白内障手术大多为婴幼儿，婴儿脱离父母时一般不宜哭闹，基础麻醉应在手术室内进行，以利于安全。对不愿离开父母的幼儿因哭闹、挣扎，则可引起眼内压升高，应肌内注射适量咪达唑仑，先使其安静入睡，然后护送手术室，以便开放静脉麻醉诱导。

2. 选择气管内插管或置入喉罩全麻，无论静-吸复合全麻，还是全凭静脉复合全麻，其全程务必使小儿情况平稳，以创造手术条件。采用丙泊酚与麻醉性镇痛药（如芬太尼类）及中、短效肌松药（如维库溴铵、罗库溴铵）搭配，麻醉诱导与维持既平稳，术毕苏醒又迅速。

3. 若气管内插管全麻，则应搭配肌松药，防止术中插管刺激引起呛咳，导致眼内压一过性急剧升高，甚至术中呛咳致使眼内容物从切口处突出眼外（如玻璃体与虹膜）。如选用喉罩通气，也可不用肌松药，保留自主呼吸全麻，但麻醉应达足够深度，避免体动与呛咳。

三、麻醉与术中注意事项

1. 青光眼与白内障手术均为眼球开放性操作，若术中出现恶心、呛咳、头部活动，均可导致眼内压升高，眼内压高可将眼内容物挤出眼外，严重者则引起眼球萎缩（如玻璃体流出过多），甚至永久性失明，故全麻务必达到一定深度，避免负面影响发生。

2. 琥珀胆碱具有眼内压升高作用，全麻需复合使用肌松药者，应选择中、短效非去极化类维库溴铵或罗库溴铵，使麻醉深度与肌松程度达理想要求，则能避免喉镜显露声门与气管内插管导致的刺激性反射，还可使术中麻醉维持平稳。

3. 氯胺酮可使眼内压轻度升高，青光眼手术尽量避免应用。

第十五章 泌尿外科手术的麻醉

泌尿外科手术疾病主要包括膀胱、前列腺、肾、输尿管、尿道、外生殖器及肾上腺疾病，各年龄组均可发病，但以老年人居多。常规泌尿外科手术病人的麻醉并非复杂，但肾脏疾病往往并发水、电解质紊乱以及酸碱失衡，常给麻醉处理造成一定困难。此外，临床麻醉期间应减少或避免麻醉药及麻醉方法对肾功能的影响。

第一节 前列腺手术的麻醉处理

前列腺疾病多见于60岁以上老年病人，如今采用的经尿道前列腺电切术已基本取代了经腹腔前列腺切除术，由于前者具有创伤小、出血少、安全范围大与术后恢复快等优点，也显著降低了麻醉处理的难度及风险。但随着前列腺疾病的高龄化（如75岁以上），这些病人常合并心、脑血管疾病与糖尿病等内科疾病，对麻醉与手术耐受性差，故麻醉处理需全方位考虑。

一、主要病理生理特点与临床表现

前列腺病理学表现，主要是前列腺、尿道周围移行带的腺体、结缔组织和平滑肌的增生，增生的前列腺可造成膀胱出口梗阻，其梗阻程度与前列腺增生的体积大小并不成比例，而与增生腺体的位置和形态有直接关系。如腺体向膀胱内突出，则可造成膀胱出口堵塞，从而产生膀胱内高压，有时出现尿失禁。临床上主要表现为尿频、排尿困难、尿潴留等。

二、麻醉处理要点

（一）麻醉前准备

高龄病人且合并心血管疾病、糖尿病或慢性阻塞性肺疾病者，应视全身状况决定择期手术时间，需内科治疗者，应延迟手术，待全身状况改善后再予以麻醉与手术。

（二）麻醉方法选择

1. 该手术通常情况下应采取硬膜外阻滞，其穿刺点应选择$L_{2\sim3}$或$L_{3\sim4}$，且头部方向置管。高龄病人硬膜外腔推注局麻药以分次、小剂量为宜，麻醉平面应控制在T_{10}以下为妥，尽量减少对病人生理功能的干扰，尤其对呼吸功能的抑制。如病人合并循环与呼吸功能不全，或存在椎管内阻滞禁忌者可选择全麻。

2. 由于经尿道前列腺电切术的创伤与疼痛刺激较开腹手术显著轻微，且手术体位均为截石位，若选择全麻则以喉罩置入建立人工呼吸道，以丙泊酚3~6mg／kg持续泵入，复合少量芬太尼与肌松药（如维库溴铵）则能维持满意的麻醉，术毕清醒也迅速，是较理想的全麻方法之一。

三、麻醉与术中注意事项

1. 经尿道前列腺电切术中持续灌洗液冲洗，致使渗血量常难以估计，应密切观察，合理作出评估，尤其对于贫血病人，可根据病人睑结膜是否苍白、血流动力学是否稳定判断是否输血。

2. 若持续性膀胱内低渗性灌洗液冲洗，尤其手术时间过长，可能出现大量非电解质溶液吸收体内，促使血容量剧增，左心前负荷增高，易导致左心衰竭。血液被灌洗液稀释易引起低钠血症，进而渗透压下降而致肺水肿。若水分进入脑组织，还可出现不同程度脑水肿。因此，术中应密切观察生命体征的变化，监测血红蛋白及电解质是否异常，以便及时处理。通常处理非电解质溶液吸收的方法是给予高渗盐水静脉滴注与利尿药脱水。

3. 经尿道前列腺电切术需要大剂量灌洗液持续冲洗，容易导致病人体温下降，尤其室内环境温度降低时，更易发生低体温。低温对老年病人生理影响大，易发生寒战及心律失常等并发症。若将灌洗液加温或体表予以保温则是预防措施之一，当病人发生寒战时，可静脉注射曲马多或哌替啶等对症处理。

4. 术前若前列腺癌病人出现腰腿痛，应考虑可能是癌细胞脊柱转移，最好放弃椎管内麻醉，以防止穿刺时意外性脊髓或脊神经受损。

5. 对伴有心血管与慢性阻塞性肺疾病患者，若采用硬膜外阻滞，应减少或避免辅助药的用量，防止对呼吸与循环功能的过度抑制。

6. 经开腹前列腺摘除术，手术部位较深，创伤、创面较大，因前列腺血运丰富且常与周围组织粘连，前列腺切除后短时间内可能存在大量快速失血，造成血压下降，遇此情况应及时输血、输液。

第二节　肾脏手术的麻醉处理

肾脏是机体调节水、电解质、酸碱平衡，维持内环境相对稳定的重要器官。肾脏肿瘤、肾结核、多囊肾与多发性肾结石等，大都需实施肾脏区域病灶或肾切除术，部分病人术前可能合并不同程度的肾功能减退，对此类手术病人应选择适宜的麻醉方法，既要满足手术条件，又要有效保护肾功能。

一、主要病理生理特点

肾脏疾病引起的病理性改变往往伴有不同程度的肾功能损害，以及循环系统、造血系统与代谢方面出现异常，肾功能不全者可继发高血压、贫血、低蛋白血症、尿毒症，以及水、电解质紊乱与酸碱失衡等，因此，麻醉医师应熟悉和掌握各种麻醉药对肾功能的影响，择期手术病人还应预先纠正全身状况。

二、麻醉处理要点

1. 肾脏手术类型较多，常规的肾脏手术在地、县级医疗单位仍以硬膜外阻滞为首选，通常选择$T_{9\sim10}$或$T_{10\sim11}$椎间隙为穿刺点，麻醉平面大致控制在$T_4\sim L_1$之间。若肾脏肿瘤巨大或肾脏与周围组织粘连过重，甚至累及膈肌者宜选择全麻，或全麻复合硬膜外阻滞。

2. 常规的肾脏手术虽麻醉方法并不太复杂，但应重视麻醉管理。肾脏区域手术病人大都处于侧卧位，且腰部被腰桥向上顶起，此体位降低了病人的胸肺顺应性，除令病人感觉不适外，也影响其呼吸动度、潮气量，若病人采用硬膜外阻滞，务必做好呼吸管理（面罩吸氧等），并密切实施呼吸与循环功能监测。为减轻牵拉肾脏或肾蒂的应激反应，需提前应用适量镇静、镇痛药，弥补硬膜外阻滞的不足。如选择全麻，必须气管内插管，以充分镇痛与使肌肉足够松弛来满足手术需求。至于全身麻醉方式，全凭静脉全麻或静-吸复合全麻均可，但药物的选择应以不影响肾功能为准。

三、麻醉与术中注意事项

1. 侧卧位病人

（1）手术床腰桥抬高可引起下腔静脉压迫而使血液回流不畅，致使回心血容量相对不足而血压下降，故麻醉管理期间应予以注意。

（2）膈肌不同程度受压而活动受限，使呼吸动度、潮气量受到一定影响，尤其采用硬膜外阻滞病人给予镇静、镇痛药后，更易引起通气障碍，呼吸管理至关重要。

2. 巨大肾肿瘤或肾肿瘤与周围组织粘连严重者，其手术操作较复杂，通常出血也较多，个别情况下可发生胸膜损伤而造成气胸或下腔静脉、肾动脉意外性撕裂导致大出血，应提前建立2～3条静脉通路备用（其中包含一条深部中心静脉），并做好大量输血、输液准备，必要时实施有创血流动力学监测。

3. 如硬膜外阻滞病人术中突发呛咳、胸闷及进行性呼吸急促且困难，可能是手术操作不慎损伤膈肌面胸膜而引起气胸，明确诊断后决定是否立即建立人工呼吸道（气管内插管等），以保障病人安全。

4. 肾功能不全病人行一侧肾切除，而选择全身麻醉者，除慎用依赖肾脏代谢、排泄的药物外，还应维持术中血流动力学平稳，以保障健侧肾血流与灌注量的恒定，避免肾功能进一步损害。

5. 肾癌术中癌栓脱落可导致肺梗死等严重并发症，以及可能出现原因不明的持续性低血压，甚至突发心搏骤停，应提高警惕。

第三节　膀胱全切回、结肠替代成形手术的麻醉处理

膀胱恶性肿瘤病人若全身状况较好者一般需做膀胱全切，然后做回肠或结肠成形替代膀胱术，由于该手术创伤大、时间长、出血多，手术后期有可能出现出血性休克，故麻醉处理需全方位考虑，以便保障病人安全。

一、主要病理生理特点与临床表现

膀胱恶性肿瘤以细胞分化和浸润深度为特点，上皮性肿瘤占95%以上，其中移行细胞乳头状肿瘤为多见，鳞状细胞癌、腺癌少见。膀胱恶性肿瘤病人主要临床表现为间歇性、无痛性全程肉眼血尿。该病人可能已多次反复行部分膀胱切除术，常因复发最终行膀胱全切术，多次手术病人其全身状况往往较差，术前应给予全身支持疗法，以提高麻醉与手术的耐受力。

二、麻醉处理要点

1. 该手术麻醉若采用硬膜外阻滞，一般选择双点穿刺置管法才能达到手术要求的麻醉平面，故通常以$T_{11～12}$或$T_{12}～L_1$头侧方向置管与$L_{2～3}$或$L_{3～4}$尾侧方向置管。对先期经历过1～2次硬膜外阻滞下行部分膀胱切除术的病人，若再次行膀胱全切，以选择全麻或全麻与硬膜外阻滞联合为妥，尤其后者的互补特点，可明显减少全麻药用量，又能显著减轻对病人生理功能的干扰，术后又可进行硬膜外阻滞镇痛。

2. 由于该手术创伤大、时间长，无论采取硬膜外阻滞，还是选择全麻或硬膜外阻滞加全麻，术中均应做好呼吸管理，保障机体充分氧供，防止缺氧和二氧化碳蓄积。

3. 估计出血严重者应给予动、静脉穿刺，实施有创血流动力学监测，以利于指导

术中容量管理。

三、麻醉与术中注意事项

1. 膀胱全切手术病人，术前需多次进行肠道准备，易引起术前血容量不足，加之术中创口大、体液蒸发与失血较多，可加重血容量不足，贫血与水、电解质失衡，因此，应早期予以纠正。

2. 若选择单纯硬膜外阻滞，由于该麻醉方法属区域麻醉性质，术中病人神志处于持续清醒状态，长时间固定的手术体位与不适，常使病人难以耐受。此外，手术时间长，需同步维持广泛的麻醉平面，这对老年病人生理功能影响较为显著，尤其呼吸功能的削弱。虽术中应用适宜镇静与催眠药可使病人安静、舒适、入睡，但疏忽管理则易引发意外，必须加强监测。

3. 若选择全麻与硬膜外阻滞联合麻醉，由于全麻用药相对减少，故应保障静脉全麻药或吸入全麻药的有效血药浓度，以防止术中知晓。

4. 由于手术创伤大、内脏显露时间久，体腔液体蒸发或隐性失水较多，尤其输尿阻断，尿量无法监测，术中失血或血容量评估常较困难，故术中监测中心静脉压（central venous pressure，CVP）指导输血、补液，实有必要。

5. 手术完毕待病人呼吸、循环功能稳定，全麻病人意识恢复，拔除气管内插管后仍需观察20分钟，若生命体征无异常后方可护送回病房，有条件者送至麻醉恢复室则更有保障。

第四节　肾移植手术病人的麻醉处理

对于各种终末期肾衰竭病人，以手术方式植入所需的健康肾脏替代，称为肾移植术。目前由于其手术方式与麻醉技术均已成熟，因此，肾脏移植是器官移植存活率最高的一种手术。

一、主要病理生理特点

（一）代谢障碍

肾衰竭晚期尿毒症病人已无排尿功能，则出现水中毒，严重者引起心力衰竭、脑水肿、肺水肿等。病人须实施血液透析治疗，若接受手术治疗，应严格控制输液量。

（二）电解质紊乱

肾衰竭时肾小管对钠吸收减少，频繁的透析治疗与呕吐、腹泻可致低钠血症，致使神经肌肉兴奋性降低。肾小管泌钾功能障碍及感染引起的组织蛋白分解可产生高钾血症，若血钾浓度达到6.5～8.0mmol／L以上，可发生严重心律失常，甚至心室纤颤（室颤）。

（三）酸中毒

肾小球滤过率降低则不能正常排出H^+，以及肾小管对HCO_3^-吸收障碍，则引起代谢性酸中毒。

（四）贫血

尿毒症期血红蛋白一般在80g／L以下，从而使得术中容易缺氧。

（五）低蛋白血症

病人长期恶心、呕吐，蛋白质摄入不足，可出现低蛋白血症，麻醉期间影响药物与血浆蛋白的结合。

（六）高血糖

尿毒症病人血中存在胰岛素拮抗物质，高血糖素升高则引起高血糖。

（七）肾性高血压

由于水盐排泄障碍，血浆容量增加，肾素-血管紧张素系统激活引起高血压。

二、临床主要表现

需接受肾移植术的病人其病程大都较长，经长期保守治疗无明显效果（如血尿素氮持续在35mmol／L以上，血肌酐884μmol／L以上，肌酐清除率低于5～10mL／min），并有长期的血液透析史，原则上肾功能衰竭已不可逆，病人临床主要表现为明显的贫血，低蛋白血症，水、电解质、酸碱平衡紊乱与营养不良，常合并有高血压、动脉粥样硬化，严重者可累及心脏、脑或外周血管。

三、麻醉处理要点

为使肾移植的病人能耐受麻醉与手术，大都在术前实施相关治疗，将全身状况调整至较好状态，以提高病人术中的安全性。麻醉前相关准备如下。

1. 接受肾移植术大都为慢性肾功能衰竭病人，尤其是晚期尿毒症者，其病情更为复杂，麻醉前应首先对病人全身状况作出评估，并进行ASA分级。

2. 术前通过对病人的检查与评估，麻醉医师对病情可有大致的认识，这对麻醉与手术中可能出现的问题已有了充分的估计，从而可提前制定相关防治措施。

3. 术前应常规进行透析治疗，以便纠正高血钾（5.5mmol／L以下），降低尿素氮（降至7mmol／L，）和血清肌酐浓度（低予100μmol／L），以利于实施麻醉与术中管理。

4. 晚期尿毒症病人血红蛋白低，术前应改善贫血，必要时，间断输注新鲜血液，尽量使血红蛋白提高至70g／L以上为宜。

5. 控制高血压，改善心功能，并控制感染。

6. 硬膜外阻滞穿刺点的选择

（1）一点穿刺法：其定点为$T_{12} \sim L_1$椎间隙，且向头端置管。

（2）两点穿刺法：则上点定为$T_{11 \sim 12}$椎间隙，下点则选择$L_{2 \sim 3}$或$L_{3 \sim 4}$椎间隙，上、下两定点分别向头、尾方向置管。为满足手术要求，所采用的局麻药一般为利多卡因、罗哌卡因与丁哌卡因。通常向头端置管者注入较高浓度，以达到肌肉充分松弛与镇痛完全，而向尾端方向置管者宜用较低浓度只需满足镇痛，两者结合的目的在于减少局麻药用量，防止局麻药中毒。为避免病人紧张与术中不适，可适量应用镇静、催眠药物。此外，最好经面罩持续吸氧，以提高血氧浓度，避免病人缺氧。

7. 如选择全身麻醉，一般采用静脉快速诱导，诱导药为"三合一"，即静脉全麻药（丙泊酚、硫喷妥钠、咪达唑仑等）与镇痛药（芬太尼等）以及肌松药（如阿曲库铵、罗库溴铵、维库溴铵等）。麻醉维持则以吸入麻醉药与静脉全麻药搭配，前者采用异氟烷或七氟烷为宜，后者则选择丙泊酚或咪达唑仑为好，并加用适量镇痛药，如芬太尼、哌替啶等。

8. 术中血压应维持在较高水平，以便保障移植肾的血液灌注，通常使收缩压不低于130mmHg。若因硬膜外阻滞所致的交感神经抑制而引起低血压，可先通过输液（晶体液）扩容来纠正，必要时静脉注射适量多巴胺。

9. 肾移植手术病人术中实施中心静脉监测可指导输血、输液，以加强容量控制。

10. 麻醉与手术期间应高度重视高血钾的发生，尤其对糖尿病病人或术前血钾浓度已增高者，术中应定时监测血钾浓度，并密切观察心电图有无异常，以便及时发现与处理。

11. 移植肾血管吻合开放前，需根据手术方案及时输注甲泼尼龙，血管吻合口开放后应静脉注射呋塞米100mg，并及时观察和记录肾移植后的尿量。

四、麻醉与术中注意事项

1. 肾移植禁忌证为顽固性心力衰竭、慢性呼吸衰竭、严重血管病变、全身严重感染、凝血功能紊乱、进行性肝功能不良、活动性结核病灶，以及精神病患者。

2. 尿毒症病人本身免疫力低下，加之围术期应用免疫抑制药，病人易发生各种感染，故所有麻醉操作必须严格遵守无菌技术，尤其进行椎管内穿刺时。

3. 对存在出血倾向的病人实施椎间隙穿刺过程中动作应轻柔，尽可能避免因反复穿刺导致的椎管内出血、血肿，甚至感染等。

4. 若选择硬膜外阻滞，所使用的局麻药中禁忌加入肾上腺素，以免引起肾血流量减少和严重高血压。

5. 肾衰竭病人机体呈酸性环境，对局麻药的作用时效较正常肾功能者明显缩短，故需使用较高浓度的局麻药，但必须防范或避免局麻药中毒。

6. 慢性肾功能不全病人大都伴有高血压，术中既要控制高血压，又要防止和避免发生低血压。

7. 测血压的袖带以及动、静脉留置针，不宜同透析造瘘管合用同一肢体。

8. 病人术中出现代谢性酸中毒时，可输入适量5%碳酸氢钠溶液予以纠正。

9. 病人术前一般血钾较高，术中慎用或禁用氯化钾。

10. 术毕搬运病人应轻抬轻放，防止发生循环意外。

第十六章 伴有呼吸系统疾病手术的麻醉

慢性阻塞性肺疾病是肺功能障碍最为常见原因之一，主要包括：支气管哮喘、慢性支气管炎、肺气肿及支气管扩张等。上述疾病虽发病机制有所不同，但有共同的病理生理特点是小气道狭窄，呼吸道阻力增高，致使通气／血流比值（ventilation／perfusion ratio，V／Q）失调，从而影响和干扰肺通气与肺换气功能。若给合并上述疾病手术病人实施麻醉，往往管理难度较大，并威胁麻醉安全，故是麻醉医师非常关注的问题。

第一节 呼吸系统疾病的特点

临床麻醉中常遇伴有呼吸系统疾病者，为保障患有呼吸系统疾病的病人麻醉与手术安全，麻醉医师需首先了解与熟悉相关呼吸系统疾病的病理生理。

一、主要病理生理与临床表现

慢性阻塞性肺疾病是呼吸道通气受阻与伴有高反应性为特征的疾病，如慢性支气管炎与肺气肿等，其主要病理特点为小气道阻塞性病变。

（一）慢性支气管炎

慢性支气管炎是指气管、支气管黏膜及其周围组织的慢性非特异性炎症。由于炎症反复发作，引起小气管壁炎性细胞浸润、充血、水肿与纤维增生，以致管壁增厚、小呼吸道管腔狭窄。气流阻塞的另一原因则是支气管与细支气管痉挛收缩。若病变继续发展，可形成肺组织结构的破坏，进而发生阻塞性肺气肿。

临床表现：慢性支气管炎常在寒冷季节发病，以咳嗽、咳痰，痰液黏稠时不易咳出，并伴喘息为主要特征。急性呼吸道感染期间症状可迅速加剧，痰量增多，并为黄色脓性。长期发作病例可有肺气肿表现，常有气急，且不能平卧，并出现呼吸困难。

（二）肺气肿

肺气肿是指终末细支气管远端过度膨胀，同时伴有小气道壁的破坏，临床上以逐渐加重的呼吸困难为特征。早期病变局限于细小呼吸道，随病情发展，肺组织弹性减退，肺泡持续弥漫性扩大（可形成肺大泡），从而导致肺回缩力降低。主要病理改变是通气功能障碍，通气／血流比例失调，以及毛细血管床损害，气体弥散面积减少致使换气功能发生障碍，最终可出现呼吸衰竭。

临床表现：肺气肿病人大都有多年咳嗽、咳痰史，常伴有气急症状。若说话、穿衣、洗脸时出现气急，则提示肺气肿相当严重。

（三）支气管哮喘

支气管哮喘是一种以嗜酸性粒细胞、肥大细胞等多种炎性细胞参与的呼吸道慢性炎症与呼吸道高反应性为特征的疾病。通常为抗原性物质刺激而引起广泛性支气管黏膜水肿、下呼吸道分泌物增多，从而导致小呼吸道狭窄。支气管哮喘有明显的家族性与高敏反应。

临床表现：病人自觉胸闷、气急，反复发作性呼气困难，发作时双肺可闻及高调哮鸣音，其音调越强提示支气管痉挛越重，危重病人呼吸音显著减弱，甚至无哮鸣音，呈"寂静"肺改变，严重哮喘可危及生命。

二、呼吸系统疾病与麻醉的关系

慢性阻塞性肺疾病其支气管炎性反应、黏膜水肿与分泌物增多，必然引起肺内小呼吸道狭窄、呼吸道阻力升高与通气功能障碍，从而导致机体不同程度的缺氧与二氧化碳蓄积，严重病人临床实施麻醉非常棘手。因此，从病人安全角度着想务必全方位考虑如下所述。

1. 重视手术前访视与麻醉前评估。

2. 做好完善的麻醉前准备。

3. 选择适宜的麻醉方法与相关用药，术中持续监测SpO_2与$P_{ET}CO_2$，做好呼吸管理。

4. 手术完毕，麻醉恢复期间调控呼吸功能的顺应性，必要时仍需给予呼吸支持。

第二节　合并呼吸系统疾患病人的麻醉处理

合并呼吸系统疾患病人其麻醉难度在于如何尽量防止与避免已经受损的肺功能不再继续遭受麻醉及手术的影响或干扰，这就需要肺功能与呼吸道通畅的理想维护，麻醉方法与麻醉用药的合理选择，围术期完善的麻醉管理与呼吸调控，方能最大限度地降低病人呼吸系统疾病进一步加重及其他并发症的发生。

一、麻醉前评估与准备

（一）麻醉前访视

询问病史是麻醉前访视内容之一，通过咨询病人或家属可了解呼吸功能及用药治疗情况，以便心中有数，制定合理的麻醉方案。

1. 呼吸道情况

（1）病人是否长年咳嗽，如冬季病情加重可提示为慢性支气管炎；若夜间咳嗽较频繁，则说明可能继发肺气肿；如活动后咳嗽较频，往往反映呼吸道应激性增高。

（2）咳出的痰液为脓性，常合并急性感染，而哮喘发作时痰液多为白色泡沫样。

（3）痰中带血常见于慢性支气管炎病人，大量咯鲜血多为支气管扩张。

（4）吸烟史越长、吸烟量越大，其呼吸道分泌物也相对越多，且痰液黏稠则不易排出，致使呼吸道阻力增大，故术前禁烟至关重要。

（5）患慢性阻塞性肺疾病者大都存在不同程度呼吸困难，若病人活动时加重，提示病情严重。

2. 临床表现

（1）病人体态呈桶状胸，且肋间饱满者常为肺气肿典型特征，其双肺听诊呼吸音呈弥漫性减弱。

（2）若听诊出现干、湿啰音常为气管、支气管炎症。

（3）哮鸣音则为支气管痉挛。

（4）肺气肿、慢性支气管炎与支气管哮喘则提示阻塞性通气功能障碍。

（5）如病人肥胖、妊娠或胸廓脊柱侧弯，往往同时伴有限制性通气功能障碍。

3. 肺功能检查　对呼吸系统疾病的诊断，病情严重程度的评估与耐受麻醉、手术的能力，以及预后有着重要意义，务必实施肺功能检查。

（二）麻醉前准备

1. 停止吸烟　戒烟时间至少两周，戒烟越长，降低碳氧血红蛋白则越明显。

2. 控制呼吸道感染　可减少呼吸道分泌物，并能显著降低术后肺部并发症。

3. 麻醉前用药　应尽量选择对呼吸干扰轻微的药物，尤其麻醉性镇痛药应慎用或不用，避免发生中枢性呼吸抑制。抗胆碱类药可减少呼吸道分泌物，有松弛气管、支气管平滑肌作用，但也能引起呼吸道内分泌物黏稠而不易被咳出或吸出，从而容易造成细支气管阻塞或肺不张，故需斟酌应用。

二、麻醉方法的选择及麻醉要点

由于麻醉方法与麻醉药物均可不同程度地影响或干扰呼吸功能，因此，麻醉方法与麻醉用药的选择显得尤为重要。

（一）麻醉方法选择

临床上就麻醉方法而言大致有以下四大类。

（1）局部麻醉。

（2）区域阻滞。

（3）椎管内阻滞，又分硬膜外与蛛网膜下腔阻滞。

（4）全身麻醉，又分气管内插管与非插管。

就其对呼吸功能的影响，一般而言，理论上随上述排列而递增。但即使选择对呼吸功能干扰微弱的麻醉方法，若轻视麻醉与呼吸管理，同样适得其反。

（二）麻醉用药选择

1. 静脉全麻药

（1）丙泊酚虽注射速度过快抑制呼吸，但合并呼吸系统疾患病人若选择全身麻醉，必须建立人工呼吸道（气管内插管或安置喉罩），故呼吸抑制并非是缺点，而且由于丙泊酚代谢快、苏醒迅速，有利于术后呼吸功能的恢复。

（2）同等剂量咪达唑仑其呼吸抑制作用强于地西泮，尤其对于呼吸系统疾患病人抑制持续时间也长，不宜应用于合并呼吸系统疾患病人的麻醉维持。

（3）氯胺酮能舒张支气管平滑肌，适用于慢性阻塞性肺疾病病人，但成人应用后麻醉恢复期易出现精神症状。

（4）依托咪酯对呼吸功能影响轻微。

2. 吸入全麻药　临床上所使用的吸入全麻药大都可用于合并呼吸系统疾患病人，只是该类药物能阻止气管、支气管壁纤毛摆动，易致肺内分泌物蓄积，若以吸入全麻药为主时则应注意术后呼吸道分泌物的清除。

3. 麻醉性镇痛药　阿片类药物作用于中枢神经可产生呼吸抑制，术前用药与术毕气管内插管拔除后不宜选用，一旦疏于管理，可引起不测。

4. 肌松药　全身麻醉一般临床上大都选择中、短效类肌松药，以利于术后自主呼吸及早恢复。而琥珀胆碱与阿曲库铵有轻微的组胺释放作用，用于合并呼吸系统疾患病人可能诱发支气管痉挛，故予以提示。

三、麻醉管理与术中注意事项

合并呼吸系统疾患病人与麻醉的矛盾在于：前者呼吸功能下降、通气出现障碍，后者则抑制呼吸，易引起呼吸道不畅或梗阻，这就需要合理处理好两者之间的关系。

1. 局部麻醉几乎对呼吸功能无影响，尤其低浓度药物的应用。但仰卧位实施头颈部手术操作，病人膈肌上移，肺容量减少，若肥胖腹部膨大者更甚，加之多层敷料覆盖颜面部，病人短时间内可自感胸闷、憋气，如无面罩供氧吸入，易引起低氧血症与二氧化碳蓄积的发生。

2. 椎管内阻滞对呼吸功能的干扰主要来自麻醉平面过高所致的呼吸肌麻痹，此外，仰卧体位其膈肌向头侧移位，胸廓与肺的顺应性降低，更容易加重通气不足，甚至呼吸停止。故除应采取小剂量、低浓度局麻药外，还务必面罩给氧吸入，并将手术台调节为头高足低位，以及不用或少用镇静、镇痛药。

3. 全身麻醉建立人工呼吸道后（气管内插管或安置喉罩）则能保障呼吸道通畅，给氧通气充分，无论来自麻醉性镇痛药所致的中枢性呼吸抑制，还是肌松药造成的外周性呼吸肌麻痹，均能通过呼吸管理来保障，故术中不存在呼吸抑制或呼吸停止风险。但麻醉后期或手术完毕之前应停止使用对呼吸有影响的药物，以利于病人术后自主呼吸及早恢复。

4. 加强术中监测，尤其呼吸功能监测，包括SpO_2与$P_{ET}CO_2$，以及血气分析等，以便发现异常，及早处理。

5. 术毕根据全身状况与呼吸功能有无异常，决定是否拔除气管内插管。对于呼吸系统疾患病人，即使拔管后也应常规面罩吸氧，以提高机体氧储备，缓解手术创伤所致呼吸肌无力而引起的供需失衡。

6. 严重呼吸系统疾患病人，术后其呼吸功能不可能短时间内恢复自身需要，术毕应转运麻醉恢复室，甚至ICU继续给予呼吸支持与相关治疗。

7. 术后创伤疼痛可直接影响呼吸功能，尤其胸腔与腹部手术病人，故术后镇痛十分必要。但选择何种镇痛方法则需全面衡量，一般认为采用硬膜外镇痛较以阿片类药物为主的静脉镇痛相对安全，因为后者主要存在中枢性呼吸抑制作用，对于呼吸功能不全病人尤其应注意，以不用或小剂量应用为妥。硬膜外镇痛应采用低浓度、较长时效局麻药则是适宜方法之一（如罗哌卡因），有利于病人咳嗽、排痰，减少呼吸系统并发症。

第十七章 危重症患者系统功能评估与监测

危重症患者的系统功能评估与监测是指应用评估技术与监测手段，针对危重症患者心血管系统、呼吸系统、神经系统、消化系统、泌尿系统等状况进行动态评估，以便及时有效地反映患者全身功能状态、精神心理反应与疾病严重程度，及时发现病情变化与预测转归等。

第一节　危重症患者的评估

对危重症患者的护理评估通常包含病情危重程度评估、潜在并发症评估、治疗护理效果评估、护理风险评估等方面。由于危重症患者病情复杂、变化快，涉及多个系统，故临床上除传统的评估方法外，常借助评估工具来提高评估的准确性。本节主要介绍目前ICU常用的护理评估工具。

一、病情危重程度的评估

目前针对危重症患者病情危重程度的评估工具有很多，如急性生理与慢性健康评分Ⅱ（acute physiology and chronic health evaluationⅡ，APACHE-Ⅱ）、治疗干预评分系统（therapeutic intervention scormg system，TISS）、改良早期预警评分（modified early warning score，MEWS）等。APACHE-Ⅱ是危重症患者病情危重程度分级的评估工具，由急性生理评分（acute physiology score，APS）（表17-1）、慢性健康状况评分（chronic health score，CHS）（表17-2）及年龄评分（表17-3）三部分组成，评分范围为0~71分，得分越高，患者病情危重程度越重。APACHE-Ⅱ评估指标客观，适用于动态观察患者病情发展。

二、意识障碍的评估

ICU患者常因各种原因存在不同程度的意识障碍，意识改变往往提示患者病情发生了变化，医护人员需要对患者的意识状态进行评估。现主要针对ICU常见的昏迷及谵妄两种意识障碍评估方法进行介绍。

表17-1 急性生理评分（APS）

监测指标	异常升高值				0分	异常降低值			
	4分	3分	2分	1分	0分	1分	2分	3分	4分
肛温（℃）	≥41	39.0~40.9		38.5~38.9	36.0~38.4	34.0~35.9	32.0~33.9	30.0~31.9	≤29.9
MAP（mmHg）	≥160	130~159	110~129		70~109		50~69		≤49
HR（次/分）	≥180	140~179	110~139		70~109		55~69	40~54	≤39
RR（次/分）	≥50	35~49		25~34	12~24	10~11	6~9		≤5
PaO_2（mmHg）（$FiO_2 < 0.5$）					>70	61~70		55~60	<55
（A–a）DO_2（mmHg）（$FiO_2 > 0.5$）	≥500	350~499	200~349		<200				
pH	≥7.7	7.60~7.69		7.50~7.59	7.33~7.49		7.25~7.32	7.15~7.24	<7.15
HCO_3^-（mmol/L）	≥52	41.0~51.9		32.0~40.9	22.0~31.9		18.0~21.9	15.0~17.9	<15
Na^+（mmol/L）	≥180	160~179	155~159	150~154	130~149		120~129	111~119	≤110
K^+（mmol/L）	≥7	6.0~6.9		5.5~5.9	3.5~5.4	3.0~3.4	2.5~2.9		<2.5
Cr（mg/dL）	≥3.5	2.0~3.4	1.5~1.9		0.6~1.4		<0.6		
Hct（%）	≥60		50~59.9	46~49.9	30~45.9		20~29.9		<20
WBC（$×10^9$/L）	≥40		20~39.9	15~19.9	3~14.9		1~2.9		<1
GCS评分					分值等于15减去实际GCS分值				

注：当$FiO_2 < 0.5$时用$PaCO_2$，当$FiO_2 \geqslant 0.5$时用（A–a）DO_2；（A–a）DO_2（mmHg）=（$713 × FiO_2$）–（$PaO_2 / 0.8777$）–PaO_2

表17-2 慢性健康状况评分（CHS）

慢性健康评估要点	无器官衰竭	常规手术前存在器官衰竭或免疫抑制	急诊手术前或不能手术但存在器官衰竭或免疫抑制
分数	0	2	5

注：只有当患者存在以下慢性病时才进行CHS评分：①肝硬化及明确的门静脉高压；②美国纽约心脏病学会心功能Ⅳ级；③慢性阻塞性、梗阻性或血管性肺疾病导致活动重度受限；④接受长期透析治疗；⑤因治疗影响机体对感染的抵抗力。

表17-3　年龄评分

年龄（岁）	≤44	45~54	55~64	65~74	≥75
分数	0	2	3	5	6

（一）昏迷的评估

ICU最常使用的昏迷评估方法为格拉斯哥昏迷评分（Glasgow coma scale，GCS）（表17-4）。其评估内容包括运动反应、语言反应与睁眼反应，通过三方面的完成状况来判断患者的昏迷程度。总分为15分，分值越高，提示意识状态越好。13~14分为轻度障碍，9~12分为中度障碍，3~8分为重度障碍（昏迷状态）。

表17-4　格拉斯哥昏迷评分法（GCS）

睁眼反应	得分	语言反应	得分	运动反应	得分
自主睁眼	4	正常交谈	5	遵嘱运动	6
呼唤睁眼	3	回答错误	4	刺痛定位	5
刺痛睁眼	2	胡言乱语	3	刺痛躲避	4
刺痛无反应	1	只能发声	2	刺痛屈曲	3
		不能发声	1	刺痛伸直	2
				刺痛无反应	1

（二）谵妄的评估

目前ICU常用的谵妄评估量表为ICU意识模糊评估法（confusion assessment method for the ICU，CAM-ICU），CAM-ICU是ICU成年患者谵妄监测最有效和可靠的评估工具（表17-5）。

表17-5 ICU意识模糊评估表（CAM-ICU）

CAM-ICU	
特征1：意识状态急性改变或波动	阳性标准
患者的意识状态是否与其基线状况不同？或在过去的24小时内，患者的意识状态是否有任何波动？表现为镇静量表（如RASS）、GCS或既往谵妄评估得分的波动。	任何问题答案为"是"
特征2：注意力障碍	
数字法检查注意力	
指导语：跟患者说："我要给您读10个数字，任何时候当您听到数字'8'，就捏一下我的手表示。"然后用正常的语调朗读下列数字，每个数字间隔3秒。	错误数>2
6859838847	
当读到数字"8"患者没有捏手或读到其他数字时患者做出捏手动作，均计为错误。	
特征3：意识水平改变	
如果RASS的实际得分不是0分（清醒且平静）为阳性。	RASS不为"0"
特征4：思维混乱	
是非题	
（1）石头是否能浮在水面上？	
（2）海里是否有鱼？	
（3）1斤是否比2斤重？	
（4）您是否能用榔头钉钉子？	
当患者回答错误时记录错误的个数	错误总数>1
执行指令	
跟患者说："伸出这几根手指"（检查者在患者面前伸出2根手指），然后说："现在用另一只手伸出同样多的手指"（这次检查者不做示范）。	
如果患者只有一只手能动，第二个指令改为要求患者"再增加一个手指"。如果患者不能成功执行全部指令，记录1个错误。	
CAM-ICU总体评估：特征1和特征2同时为阳性，再加上特征3或特征4其中一项为阳性即为CAM-ICU阳性	
符合标准：阳性（谵妄存在）；不符合标准：阴性（谵妄不存在）	

三、疼痛的评估

疼痛评估是疼痛管理的第一步，患者的主诉是疼痛评估的"金标准"。通过患者主诉进行的疼痛评估方法有脸谱法、数字评分法等。ICU患者由于意识障碍或镇静等原因，不能对疼痛进行主观表达，可用重症监护疼痛观察工具（critical care pain observation toll，CPOT）（表17–6）来进行疼痛评估。该量表对气管插管和非气管插管患者均适用，共有4个测量条目，前3个条目两类患者共用；第4个条目，对于气管插管患者观察其通气依从性，对于非气管插管患者观察其发声。每个条目计分为0~2分，总分为0（无痛）~8分（最痛）。分值越高，患者的疼痛程度越高。

表17–6 重症监护疼痛观察工具（CPOT）

指标	条目	描述	得分
面部表情	放松、自然	无肌肉紧张表现	0
	表情紧张	皱眉、眉毛下垂、眼窝紧缩、轻微的面肌收缩，或其他改变（如侵入性操作中眯眼或流泪）	1
	脸部扭曲、表情痛苦	出现上述所有面部运动，并有眼睑紧闭（可以表现出张口或紧咬气管插管）	2
身体活动	没有活动或正常体位	根本不动或正常体位	0
	防卫活动	缓慢、小心的活动，触摸或摩擦痛处，通过活动寻求关注	1
	躁动不安	拔管，试图坐起，肢体乱动／翻滚，不听指令，攻击医务人员，试图爬离床	2
肌肉紧张度	放松	被动运动时无抵抗	0
	紧张、僵硬	被动运动时有抵抗	1
	非常紧张或僵硬	强烈抵抗，无法完成被动运动	2
机械通气顺应性（插管患者）或发声（无插管患者）	耐受呼吸机或活动	无报警，通气顺畅	0
	咳嗽但可耐受	咳嗽，可触发报警但自动停止报警	1
	人机对抗	不同步：人机对抗，频繁引起报警	2
	言语正常或不发声	说话音调正常或不发声	0
	叹息，呻吟	叹息，呻吟	1
	喊叫，哭泣	喊叫，哭泣	2

四、营养风险的评估

对入住ICU且预计摄入营养不足的患者应进行营养风险评估。常用的营养风险评估工具有营养风险评分（nutritional risk screening，NRS-2002）及危重症营养风险评分（NUTRIC评分）。

NUTRIC评分（表17-7）是目前最佳的危重症患者营养评分系统。当NUTRIC评分≥5分时，说明患者存在营养风险。

表17-7危重症营养风险评分（NUTRIC评分）

参数	范围	评分值
年龄（岁）	<50	0
	50 ~ 74	1
	≥75	2
APACHE Ⅱ 评分（分）	<15	0
	15 ~ 19	1
	20 ~ 27	2
	≥ 28	3
SOFA评分（分）	<6	0
	6 ~ 9	1
	≥10	2
引发器官功能不全（个）	0 ~ 1	0
	≥2	1
入ICU前的住院天数（天）	0	0
	≥1	1
白细胞介素-6（IF -6）（pg／mL）	<400	0
	≥400	1

五、镇静的评估

合理的镇静治疗能改善机械通气患者的舒适度和人-机同步性，提高特殊疾病的诊断和治疗效果。通过镇静程度的评估掌握患者的镇静状态，指导镇静药物的调整，实现最佳的镇静目标。目前ICU常用的镇静评估工具有Ramsay评分、Richmond烦躁-镇静评分（Richmond agitation sedation scale，RASS）等。RASS（表17-8）是目前评估ICU成年患者镇静深度最可靠的评估工具。 RASS的评分范围为-5 ~ +4分，最佳镇静目标为-2~0分，即浅镇静。

表17-8 Richmond烦躁-镇静评分（RASS）

分 数		状态描述
+4	有攻击性	有暴力行为
+3	非常躁动	试着拔除呼吸管、鼻胃管或静脉点滴
+2	躁动焦虑	身体激烈移动，无法配合呼吸机
+1	不安焦虑	焦虑紧张，但身体只有轻微的移动
0	清醒平静	清醒自然状态
-1	昏昏欲睡	没有完全清醒，唤醒后可维持清醒状态超过10s
-2	轻度镇静	没有完全清醒，唤醒后无法维持清醒状态超过10s
-3	中度镇静	对声音有反应
-4	重度镇静	对身体刺激有反应
-5	昏迷	对声音及身体刺激都没有反应

六、护理风险的评估

重症患者由于病情复杂多变，涉及的护理风险评估工具很多，本节主要介绍深静脉血栓和压疮两项风险评估工具。

（一）深静脉血栓风险的评估

近年来，深静脉血栓发病率呈逐年上升趋势，发生后往往给患者带来严重后果，已经成为患者术后猝死的重要原因之一。静脉血栓栓塞症（venous thromboembolism，VTE）风险评估工具为患者的VTE危险分层提供评估标准。针对不同危险分层采取不同预防措施，不仅能够降低VTE发生率，并且可减少资源浪费。目前，我国普遍使用的是VTE风险评估（Caprini模型）及预防方案（表17-9）。

表17-9 VTE风险评估（Caprini模型）及预防方案

高危评分	病 史	实验室检查	手 术
5分／项	脑卒中（1个月内）		选择性下肢关节置换术
	急性脊髓损伤（瘫痪）（1个月内）		髋关节、骨盆或下肢骨折
	多发性创伤（1个月内）		大手术（超过3小时）*
3分／项	年龄≥75（岁）	抗心磷脂抗体阳性	
	浅静脉、深静脉血栓或肺栓塞病史	蛋白C阳性	大手术持续2~3小时*
	血栓家族史	蛋白S阳性	

高危评分	病　史	实验室检查	手　术
3分／项	肝素引起的血小板减少 现患恶性肿瘤或化疗 未列出的先天或后天血栓形成	狼疮抗凝物阳性 血清同型半胱氨酸酶升高	
2分／项	年龄60～74（岁） 既往恶性肿瘤		关节镜手术（>60min）* 腹腔镜手术（>60min）* 大手术（＜60min）* 计划小手术 近期大手术（1～3个月）
1分／项	年龄40～59（岁） 肥胖（BMI>25kg／m²） 口服避孕药或激素替代治疗 妊娠期或者产后（1个月内） 原因不明的死胎史，复发性自然流产（≥3次），有毒血症或发育受限 原因早产 卧床的内科患者 炎症性肠病史 下肢水肿 静脉曲张 严重的肺部疾病、含肺炎（1个月内） 肺功能异常（慢性阻塞性肺疾病） 急性心肌梗死（1个月内） 充血性心力衰竭（1个月内） 败血症（1个月内） 输血（1个月内） 其他高危因素		下肢石膏或肢具固定 中心静脉置管

注：①每个危险因素的权重取决于引起血栓事件的可能性。如癌症的评分是3分，卧床的评分是1分，前者比后者更容易引起血栓。②只能选择一个手术因素。③干预方案：0～1分：低危，尽早活动+物理预防；2分：中危，药物预防+物理预防；3～4分：高危，药物预防+物理预防；≥5分：极高危，药物预防+物理预防，不能单用物理预防；>9分：有肺栓塞危险；>11分：有易栓症危险

（二）压疮风险评估

评估患者压疮风险是预防压疮的关键，常采用评估工具对压疮发生的相关因素进行量化，筛选高危人群。目前ICU常用的压疮风险评估工具有：Braden量表、Cubbin和Jackson量表、Norton量表、Waterlow压疮危险因素评估表。

Waterlow压疮危险因素评估表（表17-10）对危重症患者的压疮风险评估特异性最高，适用于危重症患者的压疮风险评估。当评分>10分，则说明患者存在压疮风险，应采取压疮预防措施。

表17-10　Waterlow压疮危险因素评估表

体重指数BMI		皮肤类型		性别和年龄		营养状况评估工具		
中等（BMI=20~24.9）	0	健康	0	男	1	A：近期体重下降		B：体重下降评分
高于中等（BMI=25~29.9）	1	薄如纸	1	女	2	是 到B		0.5~5kg　=1
肥胖（BMI≥30）	2	干燥	1	14~49岁	1	否 到C		5.1~10kg　=2
		水肿	1	50~64岁	2	不确定到C并计2分		10.1~15kg　=3
低于中等（BMI≤20）	3	潮湿	2	65~74岁	3	C-患者进食少或食欲差		>15kg　=4
		颜色异常	2	75~80岁	4	否=0 是=1		不确定　=2
		破溃	3	>81岁	5			

失禁		运动能力		特殊因素				
完全控制/导尿	0	完全	0	组织营养状况		神经系统缺陷	大手术或创伤	
偶尔失禁	1	躁动不安	1	恶病质	8	糖尿病　4~6	骨/脊柱手术	5
大/小便失禁	2	冷漠的	2	多器官衰竭	8	运动/感觉异常　4~6	手术时间>2小时	5
		限制的	3	单器官衰竭	5			
大小便失禁	3	卧床	4	外周血管病	5	截瘫　4~6	手术时间>6小时	8
		轮椅	5	贫血（Hb<80g/L）	2			

评分结果	吸烟	1
总分10~15分：危险	药物	
总分15~20分：高度危险		
总分>20分：非常危险	长期应用细胞毒性药物/大剂量类固醇、抗生素	4

第二节　心血管系统功能监测

心血管系统功能监测（function monitoring ofcardiovascular system）反映心血管系统的功能状况，包括心脏、血管、血液、组织氧的供应与消耗及心脏电生理等方面的功能指标，为临床危重症患者的病情观察、救治与护理工作提供重要依据。

一、无创监测

无创监测（nomnvasive monitoring）是应用非机械性损伤的方法来获得各种心血管系统的功能指标，使用安全方便，并发症少，目前已被广泛应用于各种急危重症或生命体征不平稳的患者。

（一）无创血流动力学监测

血流动力学监测（hemodynamic monitoring）是指根据物理学定律，结合病理和生理学概念，对循环系统中血液运动的规律进行定量、动态、连续的测量和分析，得到的数据不仅为危重症患者提供诊断资料，而且能及时反映患者的治疗效果，从而使患者得到及时、正确而合理的救治。常用的无创血流动力学监测有无创动脉血压监测与无创心排血量监测。

1. 无创动脉血压监测　手动测压法不能连续监测动脉血压及设定报警限，且可因听诊等因素而产生误差，在急危重症患者监测中并不适宜。目前，在急诊与ICU广泛应用的是自动测压法。自动测压法分为：

（1）自动间断测压法：又称自动无创伤性测压（automated noninvasive blood pressure，ANIBP或NIBP），是临床应用最为广泛的一种动脉血压监测方法，主要采用振荡技术，通过充气泵定时地使袖带充气和放气来测定血压，能自动定时显示出收缩压、舒张压、平均动脉压和脉率，且当血压超过预设的报警上限或低于报警下限时能自动报警，其对伪差的检出较可靠，如肢体抖动时袖带充气即暂停，继而自动重新开始进行充气测压。

（2）自动连续测压法：主要是通过红外线、微型压力换能器或光度测量传感器等实现对瞬时血压的测量，可以反映每个心动周期动脉血压的变化，但因需要与标准的NIBP法校对，因而尚未在临床得到广泛应用。

2. 无创心排血量监测　心排血量（cardiac output，CO）是指一侧心室每分钟射出的血液总量。正常人左右心室的射血量基本相等。CO是反映心脏泵血功能的重要指标，对评价心功能、补液与药物治疗均具有重要意义。依据测压原理可分为：

（1）胸腔生物阻抗法（thoraac electrical bioimpedance，TEB）：采用生物电阻抗技

术测量每个心动周期胸腔电阻抗值的变化，其改变主要与心脏、大血管血流的容积密切相关。通过公式计算可以得出CO值。该方法操作简单，使用安全，可长时间连续监测，但其抗干扰能力较差，易受患者呼吸、心律失常、血流动力学不稳定等因素影响，有时测量误差较大，很难进行鉴别，因而在一定程度上限制了其在临床的广泛应用。

（2）多普勒心排血量监测：通过多普勒超声技术测量红细胞的移动速度来计算主动脉血流，进而计算出CO，实现连续性的CO监测。根据超声探头放置位置不同可分为经食管和经气管两种途径。此法测定CO的前提是升主动脉与降主动脉的血流分配比例恒定。为保证测量的准确性，探头的声波方向与血流方向的夹角不能超过20°，对探头的放置位置要求较高，躁动及不合作的患者不适宜采用此法。此外，有严重出血倾向及气管或食管疾病患者亦不适合。

（二）心电图监测

心电图（electrocardiography，ECG）监测是各种危重症患者的常规监测手段。

1. 心电图监测的意义

（1）持续观察心电活动。

（2）持续监测心率、心律变化，监测有无心律失常。

（3）观察心电波形变化，诊断心肌损害、心肌缺血及电解质紊乱。

（4）监测药物对心脏的影响，并作为指导用药的依据。

（5）判断起搏器的功能。

2. 心电图监测的分类

（1）12导联或18导联心电图：是用心电图机进行描记而获得的即时心电图，12导联心电图包括3个标准肢体导联，即Ⅰ、Ⅱ和Ⅲ导联；3个加压肢体导联，即aVR、aVL和aVF导联；6个胸导联，即V_1、V_2、V_3、V_4、V_5、V_6导联。18导联心电图是在12导联心电图基础上增加了6个胸导联，即V_{3R}、V_{4R}、V_{5R}、V_7、V_8、V_9导联。

（2）动态心电图：可进行24～48小时的动态心电图监测，常用于心律失常及心肌缺血患者，尤其是无症状性心肌缺血的诊断与评估。但由于心电异常只能通过回顾性分析，不能反映出即时的心电图变化，因此，不能用于危重症患者连续、实时的心电图监测。

（3）心电示波监测：是通过心电监护仪连续、动态反映心电图的变化，对及时发现心电图异常起非常重要的作用，是ICU最常用的心电图监测方法。由多台床旁心电监护仪、计算机、打印机及心电图分析仪等构成心电监护系统。

3. 标准心电导联电极放置位置

（1）标准肢体导联：属于双电极导联，Ⅰ导联为左上肢（＋），右上肢（－）；Ⅱ导联为左下肢（＋），右上肢（－）；Ⅲ导联为左下肢（＋），左上肢（－）。

（2）加压肢体导联：属于单极导联，aVR、aVL与aVF导联探查电极分别置于右腕部、左腕部及左足部。

（3）胸导联：属于单极导联，导联V_1电极置放于胸骨右缘第4肋间，V_2置放于胸骨左缘第4肋间，V_4置放于左侧锁骨中线与第5肋间相交处，V_3导联电极位于V_2与V_4的中点，V_5位于左侧腋前线与V_4同一水平，V_6位于左腋中线与V_4、V_5同一水平，V_7位于左腋后线与第5肋间相交处，V_8位于左肩胛线与第5肋间相交处，V_9位于第5肋间同水平脊柱左缘，V_{4R}位于右锁骨中线与第5肋间相交处，V_{3R}在V_1与V_{4R}的中点，V_{5R}位于右腋后线与第5肋间相交处。

4. 监护仪导联电极放置位置　相对于标准心电图导联而言，监护导联是一种模拟的、综合的导联形式。常用的心电监护仪有3个电极、4个电极和5个电极三种类型。每种监护仪器都标有电极放置示意图，可具体参照执行。常用的综合监护导联：

（1）综合Ⅰ导联：左锁骨中点下缘（+），右锁骨中点下缘（−），无关电极置于剑突右侧，其心电图波形近似标准Ⅰ导联。

（2）综合Ⅱ导联：左腋前线第4肋间（+），右锁骨中点下缘（−），无关电极置于剑突右侧，其心电图振幅较大，波形近似V_5导联。

（3）综合Ⅲ导联：左腋前线第5肋间（+），左锁骨中点下缘（−），无关电极置于剑突右侧，其心电图波形近似于标准Ⅲ导联。

（4）改良的胸导联（CM导联）：为双电极导联，是临床监护中常选用的导联连接方法。正极置于胸导联（$V_1 \sim V_6$）位置，负极置于胸骨上缘或右锁骨附近。CM_5、CM_6因其不影响手术切口消毒，成为手术患者监护的理想导联选择，同时也是监测左心室壁心肌缺血的理想监护导联。除上述的导联外，还有食管心电图导联、气管心电图导联、心内心电图导联、希氏束心电图导联等方法。新型心电监护仪安置7个胸部电极，可获得与标准12导联心电图极为近似的心电图曲线。

二、有创监测

有创血流动力学监测（invasive hemodynamic monitoring）是指经体表插入导管或监测探头至心脏或血管腔内，以精准测定心血管系统的各项生理功能，操作相对复杂，有发生并发症的危险，临床应用时需掌握好适应证。

（一）有创动脉血压监测

有创动脉血压监测（invasive arterial blood pressure monitoring）是动脉穿刺置管后通过压力测量仪进行实时的动脉内测压，能够准确反映每个心动周期动脉收缩压、舒张压和平均动脉压的变化数值与波形，是一种常用的有创血流动力学监测方法，其抗干扰能力较无创动脉血压监测好，测量结果可靠，尤其适于严重低血压、休克、周围血管收缩或痉挛等患者的动脉血压监测。

1. 测压途径　桡动脉因其表浅、易于固定及穿刺成功率高而成为首选途径，但穿刺前需做Allen实验以判断尺动脉的循环是否良好，若Allen实验阳性则不宜选用桡动脉穿刺。除桡动脉外还可选择肱动脉、腋动脉、尺动脉、足背动脉或股动脉途径。

2. 测压方法

（1）测压器材与仪器准备：包括动脉穿刺针、换能器、测压管道系统、肝素稀释液、加压袋及压力测量仪或多功能监测仪等。

（2）动脉穿刺置管与测压：动脉穿刺成功后连接已经排气及肝素化的测压管道系统，并通过换能器与压力测量仪相连（图17-1），即可显示出动脉压的波形与数值。测压前应对压力测量仪进行校零，换能器应置于第4肋间腋中线水平，位置相当于右心房水平。

图17-1　测压系统示意图

3. 并发症的防治　最常见的并发症是血栓形成或栓塞，严重时可引起肢体缺血、坏死。除此之外，还可能发生出血、感染和动静脉瘘等。预防并发症的措施有：选择的动脉穿刺针不宜太粗，操作时注意严格无菌技术，尽可能减少动脉损伤；穿刺置管时间不宜过长，一般不超过7天；定时用肝素稀释液加压冲洗测压管道系统。

（二）中心静脉压监测

中心静脉压（central venous pressure，CVP）监测是指监测胸腔内上、下腔静脉的压力，严格地说是指腔静脉与右心房交界处的压力，反映右心收缩前负荷，主要适用于各种严重创伤、休克、急性循环衰竭等危重症患者的监测。

1. 正常值　5 ~ 12cmH$_2$O（0.49 ~ 1.18kPa）。

2. 临床意义　小于5cmH$_2$O表示右心房充盈不良或血容量不足；大于10cmH$_2$O表示心功能不全；15 ~ 20cmH$_2$O表示右心功能不良或血容量超负荷。CVP监测对了解循环血量和右心功能具有十分重要的意义，可作为指导临床治疗的重要参考。但当患者出现左心功能不全时，单纯监测CVP则失去意义。

3. 测压途径　常用的途径有右颈内静脉、锁骨下静脉、颈外静脉和股静脉等。

4. 测压方法

（1）测压器材与仪器准备：包括中心静脉穿刺用物、压力测量仪或多功能监测仪，也可用简易的测压装置（图17-2）。

图17-2　简易的CVP测压方法

（2）中心静脉穿刺置管与测压：中心静脉穿刺后静脉导管通过三通一端与测压装置连接进行测压，另一端可连接静脉输液。注意换能器或简易测压装置的零点应置于第4肋间腋中线水平。

5. 并发症的防治　熟悉解剖结构及严格遵守操作规程可避免出现气栓、血栓、气胸、血胸、神经损伤等并发症；穿刺时注意无菌操作，置管期间加强观察与护理，以减少感染；穿刺时若误入动脉应局部压迫止血，防止发生出血和血肿。

（1）Swan-Ganz导管监测：又称漂浮导管监测或肺动脉压监测（pulmonary arterial pressure monitoring），是能够提供较多生理参数的循环系统监测方法。左心室舒张末压（left ventricular end diastolic pressure，LVEDP）代表左心室收缩前负荷，但直接测量较为困难，而中心静脉穿刺置入Swan-Ganz导管，监测肺动脉楔压（pulmonary arterial wedge pressure，PAWP）可间接反映左心功能状况。利用原理是心室舒张期末，主动脉瓣和肺动脉瓣均关闭，而二尖瓣开放，在肺动脉瓣与主动脉瓣间可视为一个密闭的液体腔，如血管阻力正常，则LVEDP≈左心房压（left atrial pressure，LAP）≈肺动脉舒张压（pulmonary artery diastolic pressure，PADP）≈PAWP，除测量PAWP外，还可测得右心房压（right atrial pressure，RAP）、右心室压（right ventricular pressure，RVP）和PAP（肺动脉压）等参数指标，并可采用热稀释法进行有创心排血量（cardiac output，CO）

监测。

（2）脉搏指示连续心排血量（pulse-indicated continuous cardiac output, PiCCO）监测：是一种微创血流动力学监测技术，通过动脉穿刺置管和中心静脉穿刺置管，使用PiCCO监测仪，利用经肺温度稀释法与动脉搏动曲线分析技术结合对心排血量进行连续测量，并监测胸腔内血容量、血管外肺水、脉搏连续心排血量、每搏量及动脉压力等指标。与Swan-Ganz导管监测相比，PiCCO无需置管到肺动脉及肺小动脉，可以减少Swan-Ganz导管的一系列并发症，能够更准确地反映心脏前负荷和肺水肿类型。

第三节　呼吸系统功能监测

呼吸系统功能监测的主要目的是对患者的呼吸运动、呼吸容量状态、呼吸力学、呼出气体分析及动脉血气分析等方面进行评估，了解危重症患者通气与换气功能的动态变化，便于病情观察和调整治疗方案及对呼吸治疗的有效性做出合理评价等。

一、呼吸运动监测

（一）呼吸频率

呼吸频率（respiratory rate，RR）是指每分钟的呼吸次数，反映患者通气功能及呼吸中枢的兴奋性，是呼吸功能监测中最简单、最基本的监测项目。正常成人RR为10~18次／分，小儿随年龄减小而增快，8岁儿童约为18次／分，1岁为20次／分，新生儿为40次／分左右，如成人 RR<6次／分或>35次／分均提示呼吸功能障碍。

（二）呼吸幅度

一般男性及儿童以腹式呼吸为主，女性以胸式呼吸为主。正常胸式呼吸时两侧胸廓同时起伏，幅度一致。呼吸幅度可以大致反映潮气量的大小。胸式呼吸不对称时常提示一侧胸腔积液、气胸、血胸或肺不张等；胸式呼吸增强常因腹部病变或疼痛限制膈肌运动而引起；胸式呼吸减弱或消失可见于两侧胸部均有损伤或病变，亦可见于高位截瘫或肌松剂作用所致；胸式呼吸与腹式呼吸不能同步常提示有肋间肌麻痹。

（三）呼吸节律

正常呼吸节律自然而均匀。观察呼吸节律的变化可及时发现异常呼吸类型，提示病变部位，如伴有喘鸣和呼气延长的呼吸状态，多由慢性阻塞性肺疾病所致；呼吸频率快、潮气量小、无气道狭窄和阻塞却有呼吸急促表现，可见于肺、胸廓限制性通气障碍、急性呼吸窘迫综合征、心脏疾病和其他心肺以外疾病。

（四）呼吸周期的吸呼比率

吸呼比是一个呼吸周期中吸气时间与呼气时间之比。正常吸呼比为1：（1.5～2.0），吸呼比的变化反映肺的通气与换气功能。可通过直接目测或使用人工呼吸机（非控制呼吸时）呼吸活瓣的运动情况进行评估，精确测量时需通过呼吸功能监测仪来测定。

（五）常见的异常呼吸类型

1. 哮喘性呼吸　发生在哮喘、肺气肿及其他喉部以下有阻塞者，其呼气时间较吸气时间明显延长，并有哮鸣。心源性哮喘是哮喘性呼吸困难的一种，以左心室病变引起者为多，表现为阵发性端坐呼吸，呼吸困难常在夜间及劳累后出现，可持续数分钟到数小时之久。

2. 紧促式呼吸　呼吸运动浅促而带有弹性，多见于胸膜炎、胸腔肿瘤、肋骨骨折、胸背部剧烈扭伤，颈胸椎疾病引起疼痛者。

3. 深浅不规则呼吸　常以深浅不规则的方式进行呼吸，多见于周围循环衰竭、脑膜炎或各种因素引起的意识丧失。

4. 叹息式呼吸　呼吸呈叹息状，多见于神经质、过度疲劳等患者，有时亦可见于周围循环衰竭者。

5. 蝉鸣样呼吸　因会厌部发生部分阻塞，空气吸入发生困难使患者在吸气时发生高音调啼鸣声，吸气时患者的肋间及上腹部软组织内陷。

6. 鼾音呼吸　在患者呼吸期间可闻及大水泡音，主要是上呼吸道有大量分泌物潴留，当空气进出气管时形成。多见于昏迷或咳嗽反射无力者。

7. 点头式呼吸　因胸锁乳突肌收缩所致，在吸气时下颏向上移动，而在呼气时下颏重返原位，类似点头样，多见于垂危患者。

8. 潮式呼吸　是一种交替出现的阵发性的急促深呼吸及此后出现的一段呼吸暂停。

二、呼吸容量监测

（一）潮气量（V_T）

潮气量（tidal volume，V_T）是平静呼吸时一次吸入或呼出的气体量。V_T可用肺功能监测仪或肺量仪直接测定，是呼吸容量中最常用的测定项目之一。正常值为8～12mL／kg，平均约为10mL／kg，男性略大于女性。V_T反映人体静息状态下的通气功能，在使用人工呼吸机时还可通过测定吸气与呼气V_T的差值反映出呼吸管道的漏气状况。

（二）分钟通气量（MV或V_E）

分钟通气量（minute ventilation，MV或V_E）是静息状态下每分钟呼出或吸入的气体量，是肺通气功能最常用的测定指标之一。$V_E=V_T \times RR$。正常值为6～8L／min，成人$V_E>10～12L／min$常提示通气过度，$V_E<3～4L／min$则提示通气不足。

（三）生理无效腔容积（V_D）

生理无效腔容积（volume ofphysiological dead space，V_D）是解剖无效腔与肺泡无效腔的容积之和。解剖无效腔（anatomical dead space）指从口、鼻、气管到细支气管之间的呼吸道所占空间；肺泡无效腔（alveolar dead space）是指肺泡中未参与气体交换的空间。健康人平卧时解剖无效腔与生理无效腔容积近似相等，疾病时生理无效腔容积可增大。V_D／V_T的比值反映通气的效率，正常值为0.20~0.35，主要用于评价无效腔对患者通气功能的影响，可帮助寻找无效腔增加的原因。

（四）肺泡通气量（V_A）

肺泡通气量（alveolar ventilation，V_A）是静息状态下每分钟吸入气量中能到达肺泡进行气体交换的有效通气量。$V_A=（V_T-V_D）×RR$。正常值为4.2L／min，它反映真正的气体交换量。

三、呼气末二氧化碳监测

呼气末二氧化碳（end-tidalcarbon dioxide，$ETCO_2$）监测包括呼气末二氧化碳分压（pressure of end-tidal CO_2，$P_{ET}CO_2$）、呼气末二氧化碳浓度（concentration of end tidal CO_2，$C_{ET}CO_2$）、呼出气体二氧化碳波形及其趋势图监测，属于无创监测，可反映肺通气功能状态和计算二氧化碳的产生量，另外，也可反映循环功能、肺血流情况等。$P_{ET}CO_2$监测现已成为临床常用的监测方法，在手术室、ICU和急诊科均有广泛的应用，可用于监测气管插管的位置是否正确、自主呼吸是否恢复、机械通气时参数设置是否合理及心肺复苏是否有效等。

（一）$P_{ET}CO_2$监测的原理

根据红外线光谱原理、质谱原理或分光原理来测定呼气末部分气体中的CO_2分压，其中红外线光谱法应用最广泛，主要利用CO_2能吸收波长为4.3μm的红外线，使红外线光束量衰减，其衰减程度与CO_2浓度成正比。

（二）$P_{ET}CO_2$监测的临床意义

1. 判断通气功能　$P_{ET}CO_2$正常值是35~45mmHg，无明显心肺疾病的患者，$P_{ET}CO_2$高低常与动脉血二氧化碳分压（partial pressure of carbon dioxide in arterial blood，$PaCO_2$）数值相近，因此，可以根据$P_{ET}CO_2$的监测结果来判断患者的通气功能状况，并可据此调节通气量，避免通气过度或通气不足。

2. 反映循环功能　低血压、低血容量、休克及心力衰竭时，随着肺血流量减少$P_{ET}CO_2$也降低，呼吸心跳停止时$P_{ET}CO_2$迅速降为零，复苏后逐步回升。

3. 判断人工气道的位置与通畅情况　通过$P_{ET}CO_2$监测可以帮助判断气管插管是否在气管内及判断气管-食管导管（esophageal tracheal combitube，ETC）的正确位置。气管插管移位误入食管时$P_{ET}CO_2$会突然降低接近于零；ETC双腔导管中随呼吸$P_{ET}CO_2$有明显变化的应为气管腔开口。另外，通过$P_{ET}CO_2$监测可了解气管与气管内导管的通畅情况，当发生阻塞时，$P_{ET}CO_2$与气道压力均升高。

四、脉搏血氧饱和度监测

脉搏血氧饱和度（pulse oxygen saturation，SpO_2）监测是通过动脉脉搏波动分析来测定血液在一定氧分压下氧合血红蛋白占全部血红蛋白的百分比，属于无创监测。

（一）SpO_2监测原理

血红蛋白具有光吸收的特性，但氧合血红蛋白与游离血红蛋白吸收不同波长的光线，利用分光光度计比色的原理，可以测得随着动脉搏动血液中氧合血红蛋白对不同波长光线的吸收光量，从而间接了解患者SpO_2的高低，判断氧供情况。

（二）SpO_2监测方法

小儿监测时多采用耳夹法，成人多用指夹法，如果患者指甲较厚或末梢循环较差时应选用耳夹法。

（三）SpO_2监测的临床意义

SpO_2的正常值为96%～100%，临床上SpO_2与动脉血氧饱和度（oxygen saturation in arterial blood，arterial oxygen saturation，SaO_2）有显著的相关性，常用于监测呼吸暂停、发绀和缺氧的严重程度。SpO_2<90%时常提示有低氧血症。但一氧化碳中毒时由于碳氧血红蛋白与氧合血红蛋白的吸收光谱非常近似，可能会因正常的SpO_2监测结果而掩盖严重的低氧血症，因此，一氧化碳中毒时不能以SpO_2监测结果来判断是否存在低氧血症。

经皮CO_2分压监测是呼气末CO_2监测以外对CO_2分压进行监测的一种无创方法，主要是通过运用固态CO_2电极或结合O_2电极测定渗逸到皮肤表面的CO_2来预测$PaCO_2$，该方法不受肺部疾病的影响。存在的主要缺点：①可能导致皮肤烫伤；②当通气突然改变时，测得的CO_2分压变化较$P_{ET}CO_2$有较长的滞后；③经皮CO_2分压监测技术复杂且价格昂贵，因而，在临床的应用受到一定限制。

五、呼吸力学监测

呼吸力学监测包括与呼吸相关的压力、阻力、顺应性及呼吸做功等参数的监测，是诊断与确定呼吸治疗的重要手段。

（一）呼吸压力监测

1. 经肺压　是指气道开口压与胸膜腔压之间的差值，反映了在相应的肺容量时需要克服肺的阻力大小，也是产生相应的肺容量变化消耗于肺的驱动压力。胸膜腔压力一般通过食管气囊导管法测量食管中下三分之一交界处的压力。

2. 经胸壁压　是指胸膜腔压与体表压力的差值，反映了在相应的容量时胸廓的阻力，也是产生相应的胸廓容量变化所需消耗的驱动力。当呼吸肌肉完全放松时，由于体表压力为标准大气压（参照零点），胸膜腔压能反映出经胸壁压。

3. 经呼吸系统压　是指呼吸运动过程中所需要克服的整体压力，是经肺压与经胸壁压的总和。

4. 气道压　是指气道开口处的压力。在呼吸运动的动态变化过程中，常用峰压、平台压与平均气道压等指标来描述气道压力变化，是机械通气时最常用的监测指标。

（1）峰压：是整个呼吸周期中气道内压力的最高值，在吸气末测定，正常值为 $9 \sim 16cmH_2O$。

（2）平台压：是指吸气后屏气时的压力，正常值为 $5 \sim 13cmH_2O$。

（3）平均气道压：是指连续多个呼吸周期中气道内压力的平均值，它反映了对循环功能的影响程度。平均气道压越高，对循环的抑制就越重。一般平均气道压小于 $7cmH_2O$ 时对循环功能无明显影响。

5. 最大吸气压力　是反映呼吸肌吸气力量的指标，正常男性 $< -75cmH_2O$，女性 $<-50cmH_2O$。

6. 最大呼气压力　是反映呼吸肌呼气力量的指标，正常男性 $>100cmH_2O$，女性 $>80cmH_2O$。

7. 呼气末正压（positive end-expiratory pressure，PEEP）　正常情况下呼气末肺容量处于功能残气量时，肺和胸壁的弹性回缩力大小相等，而力的方向相反。因此，呼吸系统的弹性回缩压为零，肺泡压也为零。但病理情况下，呼气末肺容量可高于功能残气量，使呼吸系统的静态弹性回缩压与肺泡压均升高，会产生内源性PEEP，机械通气时还可以人为地设置外源性PEEP。

（二）气道阻力监测

气道阻力监测是指气流通过气道进出肺泡所消耗的压力，用单位流量所需的压力差来表示，通常分为：

1. 吸气阻力　正常值为 $5 \sim 15cmH_2O /$ （L·sec）。

计算公式：吸气阻力=（峰压-平台压）/吸气末流量。

2. 呼气阻力　正常值为 $3 \sim 12cmH_2O /$ （L·sec）。

计算公式：呼气阻力=（平台压-呼气早期压）/呼气早期流量。

（三）顺应性监测

顺应性是指单位压力改变所产生的容量变化，是反映弹性回缩力大小的指标，根据测量方法不同可分为：

1. 静态顺应性（static compliance，Cst）　是指在呼吸周期中阻断气流的条件下测得的顺应性，正常值 $100mL / cmH_2O$，计算公式：Cst=潮气量/（平台压-P_{PEEP}）。

2. 动态顺应性（dynamic compliance，Cdyn）　是指在呼吸周期中不阻断气流的条件下通过寻找吸气末与呼气末的零流量点而测得的顺应性，正常值 $50 \sim 800mL /$

cmH_2O，其结果不仅与呼吸系统的弹性有关，还受气道阻力影响，故Cdyn<Cst，计算公式：Cdyn=潮气量／（峰压$-P_{PEEP}$）。

六、动脉血气分析监测

动脉血气分析反映肺泡与肺循环之间的气体交换情况，是危重症患者呼吸功能监测的常用指标之一。

（一）动脉血氧分压（arterial partial pressure of oxygen，PaO_2）

PaO_2是指溶解在血浆中的氧产生的压力。正常人PaO_2约为80～100mmHg，并随着年龄的增加而下降。血氧分压与组织供氧有直接关系，氧向组织释放主要取决于PaO_2的高低，弥散动力是二者的氧分压差。因此，在临床上主要用PaO_2衡量有无缺氧及缺氧的程度。$PaO_2$60～80mmHg提示轻度缺氧，$PaO_2$40～60mmHg提示中度缺氧，$PaO_2$20～40mmHg提示重度缺氧。此外，PaO_2还作为诊断呼吸衰竭的重要指标和诊断酸碱失衡的间接指标，具有重要的临床意义。

（二）SaO_2

SaO_2是指血红蛋白被氧饱和的程度，以百分比表示，即血红蛋白的氧含量与氧容量之比乘以100%。正常值为96%～100%。血氧饱和度与血红蛋白的多少没有关系，而与血红蛋白和氧的结合能力有关。氧与血红蛋白的结合与氧分压有关，受温度、CO_2分压、H^+浓度等影响，也与血红蛋白的功能状态有关，如碳氧血红蛋白、变性血红蛋白就不再具有携氧能力。

（三）动脉血氧含量（oxygen content in arterial blood，CTO_2）

CTO_2是指100mL动脉血中所含氧的量，除了溶解于动脉血中的氧量以外，还包括与血红蛋白结合的氧量。1g血红蛋白完全与氧结合，可结合氧1.34mL。CTO_2正常值为16～20mL／dL。CTO_2与氧分压之间存在一定的关系，但是当血氧分压超过100mmHg时，随氧分压的增高血红蛋白的携氧量将不再继续增加，而呈平行的比例关系。

（四）$PaCO_2$

$PaCO_2$是指溶解在动脉血中的CO_2所产生的压力，是反映通气状态和酸碱平衡的重要指标。正常值为35～45mmHg。$PaCO_2$降低表示肺泡通气过度；$PaCO_2$增高表示肺泡通气不足，出现高碳酸血症。$PaCO_2$增高是诊断Ⅱ型呼吸衰竭必备的条件。

（五）二氧化碳总量（total plasma carbon dioxide content，TCO_2）

TCO_2是指存在于血浆中一切形式CO_2的总和。正常值为28～35mmol／L。一般在$PaCO_2$增高时TCO_2增高；而血中HCO_3^-增高时TCO_2亦增高。

第四节　神经系统功能监测

对危重症患者，尤其是颅脑损伤或颅脑疾病患者，监测神经系统功能非常重要，一般为避免单一指标的局限性，常需结合临床表现、神经系统检查、仪器监测结果进行综合分析，做出及时有效的判断。

一、神经系统体征动态监测

神经系统的体征主要包括意识状态、眼部体征、神经反射、肌张力及运动功能等。

1. 意识状态　是神经系统功能监测时最常用、最简单、最直观的观察项目，可直接反映大脑皮层及其联络系统的功能状况。正常人意识清醒，当神经系统损伤或发生病变时，将可能引发意识障碍。一般将意识障碍分为嗜睡、昏睡、浅昏迷与深昏迷四个级别。

2. 眼部体征　主要观察瞳孔变化及眼球位置的变化。正常人瞳孔等大同圆，对光反射灵敏。一侧瞳孔散大，常提示可能发生脑疝。瞳孔对光反射的灵敏程度与昏迷程度成反比。观察眼球位置时应注意有无斜视、偏视或自发性眼颤。通过观察眼球的运动情况可以进一步帮助判断脑干的功能状况。

3. 神经反射　主要包括正常的生理性反射及异常的病理性反射两部分。生理性反射的减弱或消失及病理性反射的出现均提示神经系统功能发生改变。通过检查神经反射可以帮助判断疾病的性质、严重程度及预后。

4. 体位与肌张力　去大脑强直时四肢可呈现伸展体位，有时可呈角弓反张姿势。两侧大脑皮层受累时可见去皮质强直状态。肌张力的变化在一定程度上可反映出病情的转归。

5. 运动功能　主要观察患者的自主活动能力，判断是否存在瘫痪及瘫痪的类型。

二、颅内压监测

颅内压（intracranial pressure，ICP）是指颅内容物对颅腔壁产生的压力。ICP监测是诊断颅内高压最迅速、客观与准确的方法，同时，也是观察危重症患者病情变化、指导临床治疗与预后判断等的重要手段。

（一）监测方法

1. 脑室内测压　在无菌条件下进行颅骨钻孔，将头端多孔的硅胶管插入侧脑室，经三通管连接传感器和监护仪进行ICP监测。

主要优点是：

（1）测压准确可靠。

（2）可经导管放出适量脑脊液以降低ICP。

（3）可经导管取少量脑脊液进行化验检查或注入药物。

（4）根据脑室容量压力反应了解脑室的顺应性。

缺点是：

（1）当颅内病变使中线移位或脑室塌陷时穿刺难度较大。

（2）有颅内感染的危险，一般置管不超过一周。

2. 脑膜下测压　在无菌条件下颅骨钻孔，打开硬膜，拧入特制的中空螺栓与蛛网膜紧贴，螺栓内注入液体，外接监护仪进行ICP监测。

优点：可多处选择测压点，不穿透脑组织。

缺点：硬膜开放增加了感染的机会，并且影响因素较多，不易保证测压的准确性。

3. 硬膜外测压　是将传感器直接置于硬膜与颅骨之间进行ICP监测的方法。该法保持了硬膜的完整性，颅内感染的机会较少，可用于长期监测。通常此法测压的结果较脑室内测压略高2～3mmHg。

（二）ICP分级

ICP超过15mmHg称为颅内压增高。一般将ICP分为四级：

<15mmHg为正常ICP；

15～20mmHg时为ICP轻度升高；

21～40mmHg时为ICP中度升高；

>40mmHg为ICP重度升高。

（三）影响ICP的因素

1. $PaCO_2$　下降时导致pH值上升，脑血流和脑血容量减少，ICP下降；增高时pH值下降，脑血流和脑血容量增加，ICP升高。

2. PaO_2　在60～300mmHg范围内波动时，脑血流量和ICP基本不变。当PaO_2低于50mmHg时，脑血流量明显增加，ICP增高。但当低氧血症持续时间较长，形成脑水肿时，即使PaO_2改善，ICP也不能很快恢复。

3. 血压　平均动脉压在50～150mmHg波动时，由于脑血管的自动调节机制，ICP可维持不变，超过一定的限度，ICP将随血压的升高或降低而呈平行改变。

4. CVP　升高可使静脉回流障碍，ICP升高。反之，CVP降低，ICP降低。

5. 其他　使脑血流增加的药物可导致ICP增高；渗透性利尿药使脑细胞脱水，可起到降低ICP的作用；体温每下降1℃，ICP可降低5.5%～6.7%。

三、脑电图监测

（一）脑电图波形

脑电图（electroencephalography，EEG）显示的是脑细胞群自发而有节律的生物电活动，是皮质锥体细胞群及其树突突触后电位的总和。正常人的脑电图波形根据振幅和频率不同可分为四类：

（1）α波：频率为8～13Hz，振幅平均为25～75μV，是成人安静闭眼时的主要脑电波，睁眼时α波减弱或消失。

（2）β波：频率为18～30Hz，振幅平均为25μV，情绪紧张、激动和服用巴比妥类药时增加。

（3）θ波：频率为4～7Hz，振幅平均为20～50μV，见于浅睡眠时。

（4）δ波：频率低于4Hz，振幅小于75μV，见于麻醉和深睡眠状态。

（二）在危重症监护中的应用

1. 脑缺血、缺氧的监测　EEG对脑缺血、缺氧十分敏感。缺血、缺氧早期，出现短阵的EEG快波，当脑血流继续减少，EEG波幅开始逐渐降低，频率逐渐减慢，最后呈等电位线。

2. 昏迷患者的监测　EEG是昏迷患者脑功能监测的重要指标，可协助判断病情及预后。昏迷时EEG一般常呈现δ波，若恢复到θ波或α波，表明病情有所改善；反之，若病情恶化，δ波将逐渐转为平坦波形。

四、脑血流监测

脑是对缺血、缺氧十分敏感的器官，脑血流供应状况对维持脑功能极为重要。脑的某些病理状态，如ICP增高，直接影响脑的血液供应。因此，脑血流的监测有重要的临床意义。常用的脑血流监测方法主要有经颅多普勒超声、激光多普勒流量计、正电子发射断层扫描及同位素清除法等。

五、脑氧供需平衡监测

ICP、脑电图、脑血流的监测可间接反映脑的供氧情况，而脑氧供需平衡监测更为直接地反映脑的供氧情况，它主要是进行脑氧饱和度测定。监测方法有两种：

（1）颈内静脉血氧饱和度监测，主要反映整个脑组织的氧供需平衡状况；

（2）近红外线脑氧饱和度监测，主要反映局部脑组织氧供需平衡状况。

第五节　泌尿系统功能监测

泌尿系统功能监测是危重症患者系统功能监测的一项重要内容，临床上主要通过尿液监测及血液生化指标监测来反映患者的病情状态与病程进展状况。

一、尿液监测

（一）尿量

尿量是反映机体重要脏器血液灌注状态的敏感指标之一。尿量异常是肾功能改变最直接和最常见的指标。24小时尿量<400mL为少尿，<100mL为无尿，>2500mL为多尿。危重症患者病情变化快，观察每小时尿量的变化更具意义。正常成年人每小时尿量>0.5 ~ 1.0mL / kg体重，当每小时尿量<17mL时即为少尿。

（二）尿比重

危重症患者肾功能不全时最常见于肾小管受损，因此，与尿量相比，测量尿比重有时更有意义，临床常结合24小时尿量综合判断和分析患者的血容量及肾脏的浓缩功能。尿比重的正常值为1.001 ~ 1.025，尿比重>1.025为高比重尿，提示尿液浓缩，肾脏本身功能尚好；尿比重<1.001为低比重尿，提示肾脏浓缩功能降低，见于肾功能不全恢复期、尿崩症、利尿药治疗后、慢性肾炎及肾小管浓缩功能障碍等情况。

（三）尿渗透压

测量的意义同尿比重，主要用于评估患者的血容量及肾脏的浓缩功能。临床上血、尿渗透压常同时监测，计算两者的比值，用以反映肾小管的浓缩功能。尿渗透压的正常值为600 ~ 1000mOsm / kg·H_2O，血渗透压的正常值为280 ~ 310mOsm / kg·H_2O，尿 / 血渗透压的比值为（3.0 ~ 4.5）：1。急性肾衰时尿渗透压接近于血浆渗透压，两者的比值降低，可小于1.1。

（四）尿常规检查

尿常规主要检查尿中是否出现红、白细胞，管型及蛋白等，可有助于评估患者泌尿系统感染或肾损害情况。

二、血液生化监测

（一）血肌酐（serum creatinine，Scr）

血中肌酐来自外源性和内源性两种。外源性肌酐是肉类食物在体内代谢后的产物；内源性肌酐是体内肌肉组织代谢的产物。在肉类食物摄入量及身体的肌肉代谢稳定的情况下，肌酐的生成比较恒定。肌酐由肾小球滤过而排出体外。全血肌酐的正常值是88.4～176.8μmol／L，肌酐浓度升高可反映肾小球的滤过率降低。肾功能不全时血清肌酐水平明显增高。

（二）血尿素氮（blood urea nitrogen，BUN）

BUN是体内蛋白质的代谢产物，正常情况经肾小球滤过而随尿液排出体外。成人BUN的正常值为3.2～7.1mmol／L。BUN增加程度与肾功能损害程度成正比，通过BUN的检测可有助于诊断肾功能不全，尤其对尿毒症的诊断更有价值。肾前性和肾后性因素引起尿量减少或尿闭时可使BUN增高，体内蛋白质分解过多时也可引起BUN增高。

（三）内生肌酐清除率（endogenous creatinine clearance rate，Ccr）

Ccr是反映肾小球滤过功能的重要指标。正常成人Ccr的正常值为80～120mL／min。当Ccr降低至正常值的80%以下时提示肾小球滤过功能减退，如Ccr降至51～70mL／min为轻度，降至31～50mL／min为中度，降至30mL／min为重度。多数急性和慢性肾小球肾炎患者可发生Ccr降低。

第六节　消化系统功能监测

消化系统功能监测主要包括肝功能监测与胃肠功能监测。肝脏与胃肠功能障碍时会引发机体环境与全身功能状态的改变。因此，危重症患者消化系统功能状态的监测不容忽视。

一、肝功能监测

肝脏是人体重要的代谢器官，除涉及营养物质代谢外，还排泄胆红素，通过体内氧化、还原、分解、结合等反应实现解毒，同时参与生成主要凝血与纤溶因子等。肝功能监测是重症监护的基本内容之一。

（一）临床症状监测

1. 精神症状与意识状态监测　肝功能失代偿时因代谢异常引发肝性脑病，患者会有精神症状及意识障碍的表现。监测精神症状与意识状态成为监测肝功能的一项简单而方便内容。

2. 黄疸监测　黄疸是肝功能障碍的主要表现之一，具有症状出现早、进展快等特点。

（二）实验室检查指标监测

1. 血清酶学监测　当肝脏功能受损时，某些酶从肝细胞或细胞器内逸出并进入血液中，导致所检测血清相应的酶水平升高，故监测血清酶学的变化对于了解和评估肝功能具有重要的临床价值。常用的血清酶学监测指标主要有丙氨酸氨基转移酶（alanine aminotransferase，ALT）、天门冬氨酸氨基转移酶（aspartate transaminase，AST）及碱性磷酸酶（alkaline phosphatase，ALP）等；前两项指标升高是肝细胞损伤的敏感标识，后两项指标升高主要见于肝内、外胆汁淤积。

2. 血清胆红素监测　高胆红素血症主要反映肝代谢功能障碍，与血清总胆红素（serum total bilirubin，STB）升高直接相关，常见于肝细胞损伤及胆汁淤积等。血清总胆红素的正常范围为$3.4 \sim 17.1 \mu mol / L$。肝细胞性黄疸时直接胆红素增加占30%以上，多伴有转氨酶升高；梗阻性黄疸时总胆红素可高达$510 \mu mol / L$以上，其中直接胆红素增加占35%以上，甚至可达60%，尿中胆红素呈阳性，伴有碱性磷酸酶及γ-谷氨酰转移酶明显升高。

3. 血氨监测　体内蛋白质代谢产生具有毒性的氨，肝脏能够将氨代谢为尿素，经肾脏排泄。血氨正常值为$18 \sim 72 \mu mol / L$，肝代谢功能严重受损时，血氨升高，易引发肝性脑病。

4. 凝血功能监测　肝功能受损时检查凝血功能异常的常用指标有凝血酶原时间（prothrombin tim，PT）及国际标准化比值（international normalized ratio，INR）、活化部分凝血酶原时间（activated partial prothrombin time，APTT）、凝血酶时间（thrombin time，TT）及纤维蛋白原（fibrinogen，FIB）等，临床上PT的延长及INR升高可反映肝脏合成功能减低。

5. 血清蛋白监测　血清总蛋白（total protein，TP）主要包括人血白蛋白（serum albumin，ALB）与血清球蛋白（serum globulin，GLB）。血清总蛋白的正常值是$60 \sim 80g / L$；人血白蛋白的正常值是$40 \sim 50g / L$。人血白蛋白的含量与正常功能肝细胞的数量成正相关，亦可反映肝脏合成功能，白蛋白进行性下降时预后不佳。人血白蛋白主要参与形成血浆胶体渗透压，低于28g/L时肝硬化患者可出现腹腔积液。

二、胃肠黏膜内pH监测

胃肠道缺血引起胃肠黏膜屏障受损是胃肠功能障碍发生的重要启动因素，常是多器官功能障碍综合征（multiple organ dysfunction syndrome，MODS）早期表现之一。胃肠黏膜内pH（intramucosal pH，pHi）能够早期敏感反映MODS发生过程中胃肠黏膜缺氧及患者病情的变化情况，成为判断危重症患者复苏的一项重要监测指标。

（一）监测方法

1. 直接法　采用pH微电极直接进行监测，是一种有创性的精确监测方法，但操作过程复杂，因而在临床应用较少。

2. 间接法

（1）生理盐水张力法：通过置入特殊的葡萄糖盐水导管至胃腔，向其前端半透膜球囊内注入一定量的生理盐水，30~90分钟后抽出囊内生理盐水，弃去前1.5mL无效腔内液体，保留余下的2.5mL作血气分析，同时抽取动脉血进行血气分析，利用Henderson-Hasselbalch公式：pHi值=6.1+log（HCO_3^-／PCO_2×0.03×k），可以计算出pHi。公式中0.03为CO_2解离常数，k为不同平衡时间对应的校正系数。

（2）空气张力法：将胃黏膜CO_2张力计插入胃腔并连接至胃张力监测仪，通过对张力仪气囊内空气进行自动采样，可直接测出PCO_2，同样要求抽取动脉血进行血气分析，利用Henderson- Hasselbalch公式计算出pHi。

（二）pHi监测的临床意义

pHi值的正常范围为7.35~7.45。

1. 休克患者器官灌注状态评估　当机体遭受创伤、失血及感染等因素发生休克后，组织细胞氧供应不足，ATP的合成小于其分解而产生大量的H^+，存在于胃黏膜内，引起pHi值下降，严重时可引发胃肠功能障碍直至并发MODS。组织细胞缺氧程度越严重，pHi值下降越明显。因此，pHi监测提供了部分器官组织氧合充分与否的判定依据。胃肠道是休克时缺血发生最早、最明显的脏器，同时也是复苏后逆转最晚的脏器。休克早期单纯从临床表现与全身性的氧输送指标等常难以发现局部或隐藏的器官低灌注状态。通过pHi监测能够早期预警，指导治疗，纠正缺血缺氧状态，预防MODS发生。

2. 危重症患者预后评估　pHi监测被认为是更为敏感和可靠评估危重症患者预后的重要指标之一。全身监测指标已完全恢复正常，而pHi仍低的状态称为"隐性代偿性休克"，是导致胃肠黏膜屏障受损害，造成细菌和内毒素移位，进而诱发严重的脓毒症和MODS的主要原因。通过对循环衰竭的危重症患者的研究表明，pHi低值患者较pHi正常者的死亡率明显增高。纠正pHi可以改善复苏的预后，因此，监测复苏患者pHi的变化，并及时纠正pHi具有重要临床意义。